一位医学博士后的基层行医笔记

四十来岁的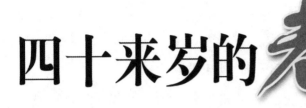

陈守强　巩雪　赵庆 编著

9

U0222681

山东城市出版传媒集团·济南出版社

图书在版编目（CIP）数据

四十来岁的老中医 .9, 一位医学博士后的基层行医
笔记 / 陈守强，巩雪，赵庆编著 . -- 济南 : 济南出
版社 , 2023.6
ISBN 978-7-5488-4397-9

Ⅰ . ①四… Ⅱ . ①陈… ②巩… ③赵… Ⅲ . ①中医学
－普及读物 Ⅳ . ① R2-49

中国版本图书馆 CIP 数据核字（2022）第 253409 号

四十来岁的老中医9
——一位医学博士后的基层行医笔记

出 版 人	田俊林
策　　划	郭　锐
责任编辑	侯建辉
封面设计	侯文英　谭　正
出版发行	济南出版社
地　　址	山东省济南市二环南路 1 号（250002）
编辑热线	0531-82056181
印　　刷	天津雅泽印刷有限公司
版　　次	2023年6月第1版
印　　次	2024 年 1 月第 2 次印刷
成品尺寸	170 mm × 240 mm　16 开
印　　张	18.75
字　　数	337 千
定　　价	68.00 元

目 录

一、基层医疗是难题，中医是个好对策

基层看病一直是我国的难题，虽然近年来国家实施了很多措施，去改善这一情况，但是一直收效甚微。在农村，由于受经济条件的制约，"小病挨，大病拖，重病才往医院抬"的情况司空见惯，因病致困返贫现象严重。这与农民的生活习惯有关，他们一直都是小病忍，等到疾病严重的时候，身边的乡镇医院已经无能为力，只能把他们转送到大医院去治疗。在新农村合作医疗规定中，外出到高级别医院就诊报销比例相对较低，自己需要承担更多医疗费用。所以，农村医疗问题一直都没有真正得到解决。

如何解决这一问题呢？只有在得大病之前，给予干预，才能更好地去解决，要想在大病前进行干预，就必须充分考虑患者实际情况。

习近平总书记深刻指出：没有全民健康，就没有全面小康。《健康中国2030 规划纲要》强调："健康是促进人的全面发展的必然要求，是经济社会发展的基础条件，是国家富强、民族振兴的重要标志，也是广大人民群众的共同追求。"

美好生活的基础便是拥有健康的身体素质，拥有健康的体魄一方面在于自身饮食、运动的调整，另一方面就在于提高对疾病的预防、控制和治理能力。

（一）基层医疗概念

在国内，基层医疗卫生服务的公认定义为，以满足居民基本医疗卫生服务需求为目的，以居民日常生活的乡村或社区为主要服务范围，以条件较好的基层医疗卫生服务机构为主体，融"预防、医疗、保健、康复、计生服务、健康教育和促进"为一体的方便有效的医疗卫生服务。

它包括城市基层医疗卫生服务中心、乡镇卫生院、村卫生室等离老百姓最近的医疗机构。城市基层医疗卫生服务中心以街道办事处所辖范围设置，是城市基层医疗的主体，城市基层医疗卫生服务站是对服务中心的补充，一般设在街道办事处难以覆盖的范围。乡镇卫生院以县或乡为单位设置，其兼具卫生行政与医疗预防双重功能，包括所辖地区卫技人员的培训、医疗预防的开展、卫生活动的领导等。村卫生室以村为单位设置，一般只提供最常见的感冒药等。

（二）基层医疗存在问题

医疗服务发展初期，基层医疗、二级医疗、三级医疗处于同等地位，但随着时代发展，我国医疗服务体系逐渐发展为"倒三角"模式，基层医疗所拥有的医疗资源比重偏低，二级医疗机构与三级医疗机构占据大部分医疗资源，医疗资源配置不平衡，继而引发一系列医疗问题。健康中国战略下，政府在区域规划理论下，可以出台相关政策并加大对基层医疗资源配置的重视程度。社会在多元供给理论下，应该多方出力，共同加大基层医疗资源配置力度。在政府与社会的合力作用下，合理配置医疗资源，来实现医疗资源的可及性，提高医疗资源的有效性，夯实医疗资源基层配置，最终呈现出"正三角"的良性资源分配状态，为实现健康中国提供基本的医疗服务保障。

1. 人才匮乏

第一，基层医疗机构全科医生总量不足。全科医生是基层首诊的核心，是基层医疗的服务供给主体。《国务院关于建立全科医生制度的指导意见》规定，我国要在 2020 年初步建立全科医生制度，初步实现每万名城乡居民配有 2—3 名全科医生。截至 2017 年底，我国基层医疗卫生机构拥有全科医生 19.48 万人，总人数稳定增长，每万人全科医生数也达到 1.82 人，但其占执业医师的比例仅为 5.75%，而国际上这一比例居于 30%—60% 之间，其间差距显而易见。《2018 中国卫生健康统计年鉴》显示，2017 年二三级医院的卫生技术人员总数为基层医疗机构的 18.23 倍，基层医疗卫生机构的医护人员总量不足，难以满足基本的医疗服务需求，无法提供足够的医疗服务。

第二，基层医疗机构医务人员总体素质不高。从 2017 年医护人员在整个医疗服务体系上的分布来看，职业医师主要分布在二、三级医院，基层医疗机构的医护人员占比仅为 8.66%，不到二、三级医院的五分之一；注册护士则主要集中在二级医院，占比高达 78.22%，其次是基层医疗机构，最后是三级医院。可见，我国职业医师在医疗服务体系中的分布并不均衡，基层医疗机构医务人员力量薄弱。从各级医疗机构中医务人员学历构成来看，基层医疗机构医务人员的大专学历占比约为 40%，本科生占比约为 25%，研究生占比不足 1%；

二、三级医院中医护人员的本科学历接近 50%，研究生学历接近 25%，基层医疗机构与医院医护人员的学历水平有较大的差距。

2. 设备简陋

大型医疗设备仍然集中于大医院，与三级医院相比，基层医疗机构无设备优势，基层医疗机构的医疗资源依然较为匮乏。多年来基层医疗机构的经济运营不佳，大部分设备处于陈旧和老化状态，无条件更新和维护。设备落后得不到就医患者的认可，满足不了患者的心理需求，医务人员也缺乏工作自信，影响为患者服务的同时也阻碍医改的发展。

3. 资金匮乏

第一，全国医疗资金资源总体不足。从世界医疗范围看，我国是拥有 14 亿人口的大国，人口数量占世界总人口数的 22%，但我国医疗费用却只占世界医疗总费用的 2%，医疗费用支出与我国人口大国的地位严重不匹配。从一国医疗总费用来看，2015 年美国医疗总费用占 GDP 的比例为 16.8%，英国医疗总费用占 GDP 的比例为 9.9%，而我国卫生费用占 GDP 的比例仅为 5.3%。基层人民很多家庭会再次因"因病致贫""因病返贫"，而这也正是健康中国战略要解决的问题之一。

4. 观念固化

群众在过去数十年中形成了对基层医疗机构的刻板印象，医疗设备差、医务水平低、卫生环境糟糕等。此种印象在短期内很难改变，加上人们保健意识增强，健康知晓率却没有同步增强，群众无论大病小病都更倾向于选择大医院就诊，人们去大医院就诊的就医模式根深蒂固。胡金伟等通过对山东省 1500 户居民进行入户调查，当居民自感病情较轻与较重时，分别有 45%、87.3% 的比率选择县级及以上医院进行诊治。这一调查结果显示，人们更信任大医院的诊疗水平与服务质量，更青睐于县级及以上医院。

群众对大医院医生的信任都出现危机，那么其对基层医务人员的专业水平更是颇有顾虑。近年来，因医患信任矛盾引发的医患冲突数量不断增长，我国医药卫生科技工作者状况调查显示，全国 270 家各级医院中医务人员遭受过威胁辱骂、暴力殴打的占 73.33%，院长遭受过围攻、威胁的占 59.63%，医院内发生过摆花圈等事件的占 61.48%。因医患信任危机引发的医患矛盾，已经不单单是医疗领域的问题，正逐渐转变为一个复杂的社会问题，亟待政府出台相关措施加以引导，缓解紧张的医患关系。

以上问题能否得到解决，在一定程度上决定了能否合理调整我国医疗资源配置，能否完善我国医疗服务体系，这是能否实现建设健康中国的关键节点与基本途径。实现我国医疗资源配置的结构性调整，是实现基本公共卫生服务均等化的基本要求，是开辟习近平新时代中国特色社会主义卫生与健康发展道路的正确落脚点，是国家为人民提供长期性、系统性医疗保障的内涵要求。

（三）解决措施

1. 提高社区基层医生的能力和水平

建议鼓励大医院医生深入基层出诊、查房，采用互联网技术为基层提供同质化的影像学、化验检查等，这是短时间内提高基层医疗服务能力、水平，取得患者信任的有效途径。结合国务院《关于改革完善全科医生培养与使用激励机制的意见》，建立适当的制约机制，让患者先到基层就医，逐渐带动和增强基层医务人员的医疗诊疗能力。虽然基层乡镇卫生院相对于城市医院条件较为艰苦，但基层卫生服务的水平不能低。因此，提升基层医护水平的道德水平与服务意识，发扬救死扶伤、无私奉献的伟大精神，开展思想建设、精神建设、作风建设活动，重视对基层医护人员的人文素质培养，提升医护人员服务力，就显得尤为重要。

2. 争取群众信任

积极营造居民对社区卫生服务机构的信任环境，使患者愿意走进社区卫生服务机构看病；确保有限的家庭医生签约服务能优先覆盖老年人、孕产妇、儿童、残疾人、慢性疾病患者等重点人群。构建医患沟通渠道。民众对基层医务人员不信任的根源在于医疗服务具有信息不对称性，加强医患沟通是重塑医患信任的重要方法也是必然方法。基层医护人员在诊治的过程中必须以通俗的语言向患者告知病情起因、病情发展程度、可选的诊疗方法及利弊、需进行的检查及检查目的、医疗费用等信息，扩大患者的"知情面"，并在治疗过程中充分采纳病人的意见。由此，构建出医患间的有效沟通渠道，以减少医患纠纷，增进医患相互理解。

3. 完善基层医务人员的绩效考核激励机制

改革现有的薪酬制度，调动其工作积极性。一方面要解决三级医院医务人员下沉基层医疗机构后的待遇问题；另一方面要提高原有基层医务人员的工资待遇及津贴、补贴，制定科学的晋升机制，让医务人员在基层具备良好的职业发展前景。城市大医院与基层医疗间医疗资源配置不平衡，基层医疗发展面临极大的挑战。只有加强基层医疗卫生资源的供给，逐渐充实基层医疗卫生机构的人力、物力、财力资源，政府从全局上把控医疗资源配置结构调整，才能真正保证医疗保障的公平性，实现健康中国的宏伟战略目标。

（四）中医优势

中医中药是我国几千年来防病治病的法宝，是我国卫生事业的重要组成部分，是几千年的伟大创造和临床实践的成果。中医药服务，尤其在基层乡镇，深受广大人民群众的信任和认可。几株草，一根针，一双手，中医凭借简便、廉价的特色，以及千年临床实践证明的行之有效技术，在基层乡镇的卫生体系中发挥着极其重要的作用。实践证明，在医药缺乏的基层乡镇，切实发挥中医特色与优势，推进乡镇卫生院中医建设，是解决基层群众"看病难、看病贵"难题的绝佳出路。

1. 明确发展中医特色的指导思想

基层社区的硬件环境无法与综合性大医院相比，因此更应该找准自己的定位，充分运用中医特色优势，可以在一定程度上减少当今综合医院过度依赖仪器设备的弊端，弥补人文在医疗过程中的缺失，在互动式诊疗的过程中得以实现患者的利益最大化，特别是对危重病和慢性病患者起到较大情感支持和精神慰藉。同时利用专业知识，有预见性地对特殊体质和萌发疾病征兆的病人采取必要的保健措施、饮食疗法和心理疗法，可以最大限度降低疾病发生后带来的一系列健康和经济损害。

当前，基层中医医院数量不断下降，中医特色日趋淡化，生存发展困难。基层中医医院急需亮出中医招牌，采取多种措施，内强素质，外树形象，发展中医特色并将其转化为中医优势，通过为患者提供多样化的医疗选择和高水平的医疗服务，突破目前困境，为自身发展开发新的经济增长点，为中医药的发展做出历史性的贡献。

2. 加强中医药知识推广

中医药作为中华民族传统文化的杰出代表，深深扎根于群众之中，特别是在信息相对封闭的乡镇地区，他们对中医药的认知大于西药，了解常见中草药的功效并加以使用，即所谓的偏方。然而，他们对多种中草药共同使用的功效只是存在于单纯的揣测上，造成乱用药、错用药的结果，使病情非但没有缓解反而加重。所以，乡镇卫生院宣传部有必要以多种形式将中草药的相关知识加以普及，如开宣讲会和培训课、发宣传单、粘贴宣传海报、建设宣传栏等，让中医中药走进乡镇，走入村户。

3. 人才培养

中医的特色与优势依靠优秀的基层医护人员实现，而优秀的人才，则来自一个优秀的人才培养体系。制定政策吸引人才、以师带徒、西学中、返聘优秀人才、留任优秀人才等,将以上措施实施起来,建立完善健全的人才培养体系,一代带一代,切实解决。与此同时,在当地乡村学校,注重中医人才的培养和熏陶,鼓励人才走出去,将所学的知识带回来。只有完善中医药人才培养体系,发掘出一批中医理论、实践水平过硬的人才,才能发挥出中医的特色与优势,更好地服务于人民群众。

4. 提升硬件

基层乡镇缺少药品,中药房建设尚未完善。基层卫生院的中药制剂品单一,主要是中药饮片和配方颗粒。其中,中药饮片在多雨季节难以保存,极易霉变生虫,中药颗粒又价格太高。为改善现状,基层卫生院可引进精装中药饮片以及中药免煎颗粒。

根据《乡镇卫生院中医科基本标准》规定,乡镇卫生院中医科硬件设施应满足以下要求。①基本设备:诊断床、听诊器、血压计、温度计、治疗推车、冰箱、计算机等。②中医设备:针灸器具、火罐、电针仪、艾灸仪、智能通络治疗仪、颈腰椎牵引设备、中药熏蒸设备、TDP神灯、中药雾化吸入等设备。③设置中医康复治疗室,应配备针灸治疗床、推拿治疗床等设备。④根据专科业务工作需要,配备相应的专科诊疗设备。⑤中药房设备:中药饮片柜(药斗)、药架(药品柜)、调剂台、药戥、电子秤、小型粉碎机、小型切片机、小型炒药机、消毒锅、标准筛、煎药机、包装机、冷藏柜。

5. 确立中医药优势疾病谱

基层中医院要想在激烈的医疗市场中生存和发展,就必须认真贯彻执行党的十七大"扶持中医药和民族医药事业发展"的要求,坚持特色,发挥优势,规范管理,科学发展,改变中医药发展滞后、服务领域萎缩、特色优势淡化的局面,通过为患者提供多样化的医疗选择和高水平的医疗服务,为自身发展开发新的经济增长点,为中医药的发展做出历史性的贡献。

二、脱发问题年轻化，科技进步责任大

医案 李某，男，三十三岁。

主诉：头后部正中脱发已有 1 月余。刻下症见头部脱发，形如钱币，直径 2 cm 左右，伴有左手不自主颤动，时感发麻，头晕耳鸣，精神不振。舌红少苔，脉细沉。

辨证：《内经》："诸风掉眩，皆属于肝。"患者左手不自主颤动，知其病在肝。肾，其华在发，肾精充足，则头发茂盛。患者头部脱发，故知肾亦有异常。加上舌红少苔，脉沉细，知阴不足，综合辨为肝肾阴虚证。

诊断：脱发（肾阴亏虚）。以滋阴补肾为治则，给予治疗，整方如下：

制附子 30 g^{（先煎）}	肉桂 15 g	山药 15 g	山萸肉 12 g
熟地 20 g	泽泻 30 g	茯苓 30 g	牡丹皮 30 g
补骨脂 15 g	鹿角胶 15 g	菟丝子 15 g	天麻 15 g
地龙 6 g	羌活 20 g	桑枝 60 g	炙甘草 9 g

15 剂，日 1 剂，水煎服 400 mL，分早晚两次空腹温服。

二诊：患者服药 15 剂后，左手已不颤动，精神较前改善，舌红少苔，脉沉细。上方加旱莲草、女贞子各 15 g，继服 15 剂。

三诊：患者服药 15 剂后，脱发区毳毛生成，舌红，苔薄白，脉沉，效不更方，继服 15 剂。

脱发是指头发脱落，它包括正常脱发和病理性脱发。正常脱发指处于退行期及休止期的毛发脱落，由于进入退行期与新进入生长期的毛发不断处于动态平衡，故能维持正常数量的头发。病理性脱发指头发异常或过度脱落，临床上常见的有两种类型，即斑秃和脂溢性脱发。斑秃皮损多为局限性斑片状秃发。此患者属于斑秃。《诸病源候论》曰："人有风邪在于头，有偏虚处，则发秃落，肌肉枯死。或如钱大，或如指大，发不生，亦不痒，故谓之鬼舐头。"

《黄帝内经》云："血气盛则肾气强，肾气强则骨髓充养，故发黑；血气虚则肾气弱，肾气弱则骨髓枯竭，故发白而脱落。"中医学认为"发为肾之候""发为血之余"，头发的生长与脱落，润泽与枯槁，与肝血肾精的盛衰有密切的关系：精盛血旺，则头发润泽茂盛；精虚血少，则头发枯槁脱落。因此治疗上，一般以补肾为主。此方以六味地黄丸为基础方，加补骨脂、菟丝子补肾填精，加制附子、肉桂温补肾阳，使阴随阳升，肾中精华上达头部，营养发根。因患者左手时感发麻，表明经络不通，故加羌活、桑枝通经活络。左手颤抖，属肝风内动，加用天麻、地龙以息风止痉。并嘱其不要熬夜，晚十一点前尽量入睡。

因科技进步，各种电脑、平板、手机等电子产品的普及，让人们开始频繁熬夜，有人玩游戏到深夜甚至通宵，当下开心一宿，却不知无形中对自己的身体造成伤害，是一种"饮鸩止渴"的做法。有的人可能觉得晚上没睡，白天补一觉就可以了，其实这种效果是不一样的。就像是春天你没有去播种，想着夏天去补上，虽然你付出了同样的劳动，但是到了秋天，别人体验丰收喜悦时，你却空空落泪。记得小学时候写作文，总是写某某有一头乌黑的头发，现在没有了乌黑，却换来了脱发，不仅影响了个人的身体健康，同时带来了形象困扰。要想有一个好的身体和一头乌黑的头发，就必须有所克制，少熬夜，顺应天地之规律，起居有常。

三、胃炎谁说是小事，害了自己方后悔

病案一　李某，男，六十五岁。

主诉：胃脘部胀痛不适 1 月余，加重 2 天。刻下症见胃部疼痛，腹胀不适，饭后症状加重，无反酸恶心，面容消瘦，睡眠欠佳，平日易感冒，二便正常。既往有冠心病史 5 年余，慢性胃炎病史 2 年余。舌暗红，苔白腻，脉弱。

辨证：脾阳受困，运化失司，水湿内停，故见胃脘部痞胀、疼痛；脾阳受困，饭后无力运化水谷，故饭后症状加重；脾失健运，影响胃之和降，胃气上逆，扰其心神，故睡眠欠佳。辨为脾阳亏虚证。

诊断：痞证（脾阳亏虚）。以宁心消痞、健脾除湿为治则，给予宁心消痞方加减治疗，整方如下：

黄芪 30 g	麦冬 15 g	五味子 3 g	川芎 15 g
丹参 20 g	半夏 9 g	陈皮 15 g	焦三仙各 30 g
乌贼骨 30 g	木香 15 g	砂仁 6 g	连翘 15 g
生甘草 6 g	珍珠母 60 g	厚朴 15 g	槟榔 12 g
苍术 15 g	白蔻仁 30 g(后入)	藿香 15 g	佩兰 12 g
防风 20 g	石菖蒲 15 g	远志 12 g	益智仁 15 g

7 剂，日 1 剂，水煎服 400 mL，分早晚两次空腹温服。

二诊：患者服药 7 剂后，胃痛减轻，痞满亦除，睡眠有所改善，舌暗红，苔白，脉弱。上方继服 7 剂。

三诊：患者服药 7 剂后，胃部偶有疼痛，舌红，苔薄白，脉缓。上方去连翘、防风，继服 7 剂。

医案二　贾某，女，七十三岁。

主诉：胃脘部胀痛二十余年，加重 5 天。刻下症见胃胀，时有打嗝，睡眠可，大便干燥，小便正常。既往有冠心病史。舌暗红，苔黄厚腻，脉弦。

辨证：胃气壅滞，无形邪热壅聚气分，灼烧津液，炼液为痰，阻滞中焦气机,脾胃升降失常,故见胃胀,时有嗝气。辨为胃气壅滞,痰热内阻证,舌暗红、苔黄厚腻、脉弦亦为佐证。

诊断:痞证(胃气壅滞,痰热内阻)。以补土和胃、清热化痰为治疗原则,给予宁心消痞方加减治疗,整方如下:

黄芪 30 g	麦冬 15 g	五味子 3 g	川芎 15 g
丹参 20 g	半夏 9 g	陈皮 15 g	焦三仙各 30 g
乌贼骨 30 g	木香 15 g	砂仁 6 g	连翘 15 g
生甘草 6 g	珍珠母 45 g	代赭石 30 g	旋覆花 20 g^(包)
枳实 30 g	白芍 30 g	大黄 20 g	黄连 15 g

　　　　　　7 剂,日 1 剂,水煎服 400 mL,分早晚两次空腹温服。

此方以宁心消痞方为底方,益气滋阴,行气消痞,另加入珍珠母重镇安神,代赭石、旋覆花降气和胃,枳实、白芍消痞于中。黄连苦而性滞,寒而气燥,与大黄均为寒药。大黄走而不守,黄连守而不走,一燥一润,一通一塞。二者配伍既清热又破结,相得益彰。

二诊:患者服药 7 剂后,胃胀减轻,嗝气已除,舌暗红,苔黄腻,脉弦。上方去代赭石、旋覆花,嘱继服 7 剂。

医案三　朱某,女,六十四岁。

主诉:胃部胀满不适 20 余天,加重 2 天。刻下症见胃部胀满不适,烧心、嗝气 20 余天,伴有憋气,双下肢酸软乏力,纳食欠佳,睡眠差,二便正常。舌暗红,苔白腻,脉弱。

辨证:痰浊阻滞,脾失健运,气机不和,则见胃部痞闷不舒、纳食欠佳;痰浊上犯于心,则见失眠;痰湿停于胸肺,则见憋气。辨为痰湿阻滞证,苔白腻为佐证。

诊断:痞满(痰湿阻滞)。以疏肝和脾为治则,给予宁心消痞方加减治疗,整方如下:

黄芪 30 g	麦冬 15 g	五味子 3 g	川芎 15 g
丹参 20 g	半夏 9 g	陈皮 15 g	焦三仙各 30 g
乌贼骨 30 g	木香 15 g	砂仁 6 g	连翘 15 g
生甘草 6 g	珍珠母 45 g	厚朴 20 g	代赭石 30 g
旋覆花 30 g^(包)	桂枝 20 g	杜仲 20 g	牛膝 15 g
枳壳 20 g	苏梗 20 g		

　　　　　　7 剂,日 1 剂,水煎服 400 mL,分早晚两次空腹温服。

肝脾不和,气机上逆,则出现嗝气;气机运行不畅,肝木克脾,脾运化失司，精气不布，则下肢酸软发冷。以宁心消痞方为底方，益气滋阴，行气消痞，另加入珍珠母重镇安神，厚朴温中除胀，代赭石、旋覆花降气和胃，桂枝祛风散寒、温通经络，杜仲、牛膝补肝肾、强筋骨，枳壳、苏梗调畅气机。

痞证是中医的名词术语，是以心下痞塞，胸膈胀满，触之无形，按之柔软，压之无痛为主要症状的病证。其多发于心下部位，固有心下痞之说。《伤寒论》说："满而不痛者，此为痞。"《伤寒贯珠集》说："痞者，满而不实之谓也。"痞证取《易经》"否"卦之象，"天地不交，万物不通"，"否"即为闭塞之义。患者脾胃虚弱，痰湿困脾，脾失健运，气机不和，故见腹胀。

宁心消痞方是陈守强老师的自拟方。老师在心内科发现，很多心血管病患者伴有胃脘部胀满不适、恶心等痞满症状，故提出"心痞证"概念。并将其分为两型，以心血管疾病为主，以痞满为次，属于"心痞证Ⅰ型"；以痞满为主，以心血管病症状为次，属于"心痞证Ⅱ型"。宁心消痞方以黄芪、麦冬、半夏为君药，益气健脾、滋养胃阴；川芎、丹参、焦三仙为臣药，活血行气、消食导滞；五味子、木香、砂仁、陈皮、连翘、乌贼骨为佐药，疏肝理气、制酸止痛；生甘草为使，调和诸药。

胃炎是胃黏膜炎症的统称，可分为急性和慢性两类。主要表现为上腹不适、疼痛、厌食、恶心、呕吐等。因大部分人症状比较轻，容易忽视，特别是年轻上班族，吃东西不注意，不分寒热温凉，从而让胃病成为常态。脾胃为后天之本，只有脾胃好了，吃进去的食物才会转换成自身的营养和能量。因此，重视健康，要未病先防脾胃病。

《丹溪心法》谓："与其救疗于有疾之后，不若摄养于无疾之先。"与其在得病之后治疗，花了高额的费用不说，自己还受罪，不如在没生病之前，就开始自我保健，防止疾病的发生。

四、失眠痛苦谁能解，还需身心一并调

医案一　刘某，女，四十岁。

主诉：失眠7年余。刻下症见失眠，每晚入睡时间2—3小时，伴有头晕、颈部不适、腹部胀满，平日脾气急躁，纳食可，二便正常。既往有胆囊炎病史5年余。舌暗红，苔薄黄，脉弦数。

辨证：患者平日脾气急躁，脉弦数，知肝火旺盛，肝藏魂，心舍神，肝郁化火，上扰心神，故见失眠；肝郁则气滞，气滞则脾胃气机升降失司，故见腹部胀满。辨为肝火扰心证。

诊断：不寐（肝火扰心）。以疏肝泻火、镇心安神为治则，给予宁心安眠方加减治疗，整方如下：

黄芪30g	麦冬15g	五味子3g	川芎20g
丹参20g	山栀20g	柴胡9g	炒枣仁30g
茯神30g	石菖蒲15g	远志15g	紫石英30g
木香9g	生甘草6g	厚朴15g	茵陈12g
羌活15g	葛根30g	珍珠母60g	乌贼骨30g
焦三仙各30g	连翘20g		

7剂，日1剂，水煎服400mL，分早晚两次空腹温服。

二诊：患者服药7剂后，睡眠时间延长，每晚可睡4小时左右，头晕已去，腹部胀满减轻，仍感颈椎不适，舌暗红，苔薄黄，脉弦数。上方改葛根为45g，加升麻15g，继服7剂。

后电话随访，患者服药7剂后，睡眠时间可到5—6小时，颈椎不适亦有好转，对服药效果甚是满意。

方中参黄芪、麦冬、五味子、川芎、丹参活血化瘀，滋阴安神为君药。炒枣仁、茯神、紫石英重镇宁心安神为臣药。柴胡、木香、山栀、石菖蒲、远志疏肝泄热，交通心肾为佐药。生甘草调和诸药为使药。此方针对患者失眠多年，另加入珍珠母重镇安神；针对腹胀，加入厚朴温中除胀；既往有胆囊炎病史，给予茵陈、栀子泄热，利湿；加羌活、葛根疏通颈部经络；加乌贼骨、焦三仙，保护胃黏膜，消食化积；加连翘稍清胃热。

医案二　王某，女，四十四岁。

主诉：眠差 5 年。刻下症见入睡困难，时有头痛，头发枯燥，颈部不适，腰部隐约疼痛，纳食可，二便正常。舌暗红，苔薄白，脉弱。

辨证：肾阴不足，心火不能涵养，故出现失眠；患者肾阴不足，出现腰部隐约疼痛；日久气血推动无力，阻于头部，则见头痛，阻于颈部，则见颈部不适；《素问.六节脏象论》："肾者……其华在发。"肾阴不足，不能上荣头发，则见头发枯燥。辨为心肾不交，瘀阻经络证。

诊断：不寐（心肾不交，瘀阻经络）。以清心火、滋肾阴、交通心肾为治则，给予宁心安眠方加减治疗，整方如下：

黄芪 30 g	麦冬 15 g	五味子 3 g	川芎 15 g
丹参 20 g	栀子 20 g	柴胡 9 g	炒枣仁 30 g
茯神 30 g	石菖蒲 15 g	远志 15 g	紫石英 30 g
木香 9 g	生甘草 6 g	珍珠母 60 g	羌活 20 g
葛根 30 g	白蒺藜 20 g	蔓荆子 20 g	杜仲 20 g
肉桂 20 g	制附子 30 g ^{（先煎）}	泽泻 15 g	阿胶 50 g

上方药量×10，制作膏方，服用 15 天。

方中黄芪、麦冬、五味子、川芎、丹参活血化瘀，滋阴安神为君药。炒枣仁、茯神、紫石英，重镇宁心安神为臣药。柴胡、木香、山栀、石菖蒲、远志疏肝泄热，交通心肾为佐药。生甘草调和诸药为使药。另加入珍珠母重镇安神，羌活、葛根疏通颈部经络，白蒺藜、蔓荆子清利头目，杜仲、肉桂、制附子温补肾阳，缓解腰部疼痛，加泽泻预防滞涩，加阿胶收膏。

医案三　吴某，女，四十三岁。

主诉：失眠 2 年余，加重 3 天。刻下症见入睡困难，眼部干涩，耳鸣，大便干燥，纳食可，小便正常。舌红，苔黄，脉数。

辨证：肾水亏虚，不能上济于心，心火炽盛，不能下交于肾，则见入睡困难；肝肾同源，肝肾阴虚，肝开窍于目，肝阴不能上荣双目，则见眼部干涩；肾开窍于耳，肾阴不足，则见耳鸣；阴虚不能濡养肠道，则见大便干燥。辨为肾水亏虚，心肾不交证，舌红、苔黄、脉数亦为佐证。

诊断：失眠（肾水亏虚，心肾不交证）。以滋补肾阴、交通心肾为治则，给予治疗，整方如下：

黄芪 30 g	麦冬 15 g	五味子 3 g	川芎 15 g
丹参 20 g	郁金 24 g	香附 15 g	玫瑰花 9 g
琥珀粉 2 g^(冲服)	炒枣仁 30 g	紫石英 30 g	木香 9 g
生甘草 6 g	珍珠母 30 g	瓜蒌 30 g	酒大黄 25 g
杏仁 12 g	桔梗 15 g	白芍 30 g	元胡 12 g

7 剂，日 1 剂，水煎服 400 mL，分早晚两次空腹温服。

此方以宁心解郁方为底方，行气解郁，另加珍珠母重镇安神，瓜蒌、酒大黄润肠通便，杏仁、桔梗宣通肺气，白芍缓急止痛，元胡行气止痛。

《灵枢·口问》曰："卫气昼日行于阳，夜半则行于阴。阴者主夜，夜者卧……阳气尽阴气盛，则目瞑；阴气尽而阳气盛，则寤矣。"《灵枢·大惑论》曰："卫气不得入于阴，常留于阳。留于阳则阳气满，阳气满则阳跷盛，不得入于阴则阴气虚，故目不瞑矣。"可见卫气的正常运行是正常睡眠的必要因素。

失眠不仅是一个睡眠生理紊乱，同时还是一个心理紊乱过程。中医药治疗失眠手段丰富，针灸、推拿等疗效明显，副作用少，在帮助失眠患者消除不适症状、戒除镇静催眠药（安眠药）依赖和恢复正常睡眠功能等方面，具有独特优势。除此以外，还需要帮助患者分析和解决心理问题，才能真正做到缩短疗程，提高疗效，标本兼治。对于失眠发作的诱因问诊越详细、越明确，其治疗思路就越清晰，治疗疗效就越明显。

五、痛经女士痛苦多，月月疼痛何时了

医案一　房某，女，三十五岁。

主诉：痛经半年余，加重 2 天。刻下症见腹痛，伴有腰痛，月经量少，无血块，纳食可，睡眠调，二便正常。舌红，苔黄，脉弱。

辨证：经水为血所化生，血随气行，气顺气畅，方可经行畅通。气血亏虚，气血运行不畅，导致气血不通，"不通则痛"；月经量少、脉弱均为气血亏虚之表现。辨为气血亏虚证。

诊断：痛经（气血亏虚）。以补气活血为治则，给予四物汤加减治疗，整方如下：

川芎 15 g	白芍 30 g	当归 20 g	生地 15 g
益母草 30 g	泽兰 15 g	干姜 9 g	炒小茴 15 g
独活 20 g	桂枝 20 g	连翘 30 g	焦三仙各 20 g
乌贼骨 30 g	生甘草 15 g		

7 剂，日 1 剂，水煎服 400 mL，分早晚两次空腹温服。

此方以四物汤为底方，补血活血，另加益母草、泽兰活血调经，干姜、炒小茴温补下元，独活、桂枝通经活络，乌贼骨、连翘、焦三仙顾胃气，清胃热，生甘草调和诸药。

医案二　李某，女，二十岁。

主诉：月经期间小腹疼痛。患者自诉月经期间腹痛难忍，得温痛减，血色黑暗，面色苍白，纳食可，睡眠调，二便正常。舌淡红，苔薄白，脉弱。

辨证：患者面色苍白，得温痛减，知有寒邪，冲任虚寒，阳气不得流通，血凝气滞，经行不畅，故见腹痛，辨为冲任虚寒证。

诊断：痛经（冲任虚寒）。以温经散寒为治则，给予温经汤加减治疗，整方如下：

吴茱萸 9 g	桂枝 6 g	川芎 6 g	当归 6 g

白芍6g	牡丹皮6g	生姜6g	半夏6g
甘草6g	人参6g	麦冬9g	阿胶6g

7剂，日1剂，水煎服400 mL，分早晚两次空腹温服。

二诊：患者服药7剂后，面色较前红润，舌红，苔薄白，脉弱。效不更方，嘱患者在下次月经前七天时继服7剂。

后电话随访，患者服药7剂后，经期小腹疼痛明显减轻，嘱其平日注意保暖，上方继服7剂。

痛经是指经期或经行前后，出现周期性小腹疼痛，或痛引腰骶，有时伴有头晕或恶心呕吐，严重者可见面色苍白、出冷汗、手足厥冷、剧痛昏倒等现象。青春期女性约有50%发生痛经。痛经分为原发性痛经和继发性痛经。原发性痛经又称功能性痛经，是指生殖器官无器质性病变者。继发性痛经是指由于盆腔器质性疾病引发的痛经，如子宫内膜异位症、子宫腺肌病、子宫肌瘤、子宫内膜息肉、子宫颈粘连、盆腔炎症或宫颈狭窄等。上述患者属于原发性痛经。

温经汤出自《金匮要略》妇人杂病篇，主要功效为温经散寒，祛瘀养血。冲为血海，任主胞胎，二脉皆起于胞宫，循行于少腹，与经、产关系密切。冲任虚寒，血凝气滞，经脉不畅，则致痛经。方中吴茱萸、桂枝温经散寒，通利血脉，其中吴茱萸功擅散寒止痛，桂枝长于温通血脉，共为君药。当归、川芎活血祛瘀，养血调经；丹皮既助诸药活血散瘀，又能清血分虚热，共为臣药。阿胶甘平，养血止血，滋阴润燥；白芍酸苦微寒，养血敛阴，柔肝止痛；麦冬甘苦微寒，养阴清热。三药合用，养血调肝，滋阴润燥，且清虚热，并制吴茱萸、桂枝之温燥。人参、甘草益气健脾，以资生化之源，阳生阴长，气旺血充。半夏、生姜辛开散结，通降胃气，以助祛瘀调经。其中生姜又能温胃气以助生化，且能助吴茱萸、桂枝以温经散寒，以上7味均为佐药。甘草尚能调和诸药，兼为使药。诸药合用，共奏温经散寒、养血祛瘀之功。本方的配伍特点是温清补消并用，但以温经补养为主；二是大量温补药与少量寒凉药配伍，能使全方温而不燥、刚柔相济，以成温养化瘀之剂。

痛经女性，若长时间不好，在经期来临之前，常常会有焦虑紧张心理，进而加重痛经症状，形成恶性循环，影响其生活、学习及工作。因此，患有痛经不可掉以轻心，要及时治疗。

六、过敏可用过敏煎，小方同样除问题

医案一　赵某，女，五十二岁。

主诉：全身瘙痒半年余。刻下症见周身瘙痒，时感头痛、头胀、头重如裹，平日服用扑尔敏、西替利嗪抗过敏药物，饮食可，睡眠欠佳，二便正常。舌红，苔黄厚，脉濡缓。

辨证：风邪袭表，邪气与卫气搏击于肌肤，故见皮肤瘙痒；风为阳邪，其性开泄，善行而数变，故周身瘙痒；头重如裹，知有湿邪；风夹湿邪，阻遏气机与清阳，缠绵难愈，故病程日久。辨为风湿侵袭证。

诊断：过敏（风湿侵袭）。以清热祛风为治则，给予过敏煎加减治疗，整方如下：

生地 15 g	赤芍 20 g	荆芥 15 g	防风 20 g
丹皮 20 g	栀子 20 g	蝉蜕 12 g	僵蚕 15 g
银柴胡 30 g	地骨皮 20 g	乌梅 30 g	五味子 9 g
土茯苓 30 g	白鲜皮 30 g	羌活 20 g	生甘草 15 g

7 剂，日 1 剂，水煎服 400 mL，分早晚两次空腹温服。

嘱其注意环境卫生，被褥要经常进行清洗日晒。

二诊：患者服药 7 剂后，头痛已去，周身瘙痒减轻，夜已能入寐，舌红，苔黄厚，脉濡缓。效不更方，继服 7 剂。

三诊：患者服药 7 剂后，瘙痒痊愈 70%，睡眠亦正常，舌红，苔黄，脉缓。虑苦寒败胃，上方加焦三仙各 15g、白术 15g，继续 7 剂。

此方以过敏煎为底方，疏风散邪，另加用生地、赤芍、栀子、丹皮清热凉血，加荆芥、僵蚕加强祛风作用。《本草纲目》云僵蚕："散风痰结核、瘰疬、头风、风虫齿痛、皮肤风疮、丹毒作痒……一切金疮，疔肿风痔。"加用蝉蜕以皮走皮，加地骨皮凉血除蒸，加羌活、白鲜皮祛风除湿。《本草原始》："白鲜皮，入肺经，故能去风，入小肠经，故能去湿，夫风湿既除，则血气自活而热亦去。"加土茯苓祛湿热，解毒凉血。

医案二 孙某，女，七十六岁。

主诉：周身瘙痒。患者既往有湿疹病史4年余，周身瘙痒，后背及双下肢瘙痒症状明显，伴有腹部胀满，平素怕冷，纳食调，睡眠可，二便正常。舌暗红，苔白腻，脉弱。

辨证：脾胃健运才能正常运化水湿，使湿有出路，邪不留恋。反之脾气亏虚，或饮食失节，伤及脾脏，使脾失健运，水湿内停，蕴于肌肤，浸淫不止，导致湿疮反复；湿邪蕴久，郁而化热，则皮损红肿、瘙痒难忍。辨为脾虚湿盛，风邪侵袭证。

诊断：湿疹（脾虚湿盛，风邪侵袭）。以疏风散邪、健脾除湿为治则，给予过敏煎加减治疗，整方如下：

银柴胡 15 g	地骨皮 15 g	防风 20 g	乌梅 30 g
五味子 12 g	白芍 30 g	元胡 15 g	川楝子 15 g
青皮 12 g	柴胡 9 g	升麻 6 g	石斛 30 g
菊花 12 g	苍术 15 g	白术 15 g	炙甘草 6 g

15剂，水煎服400 mL，日1剂，分早晚两次空腹温服。

此方以过敏煎为底方，疏风散邪，另加入地骨皮凉血除蒸，白芍、元胡柔肝止痛，川楝子、青皮疏肝破气，柴胡、升麻升举阳气，石斛滋阴益胃，菊花清热解毒，苍术、白术健脾除湿。

两则医案都运用了当代中医大家祝谌予的经验方——过敏煎，过敏煎由防风、银柴胡、乌梅、五味子、甘草各10克组成，组方简单，药味平淡，但立方巧妙严谨。四味主药组合，有收有散，有补有泄，有升有降，阴阳并调。有一歌诀可以便于记忆：

过敏银胡草与梅，防风五味一方随；

荨麻疹瘢因于敏，喘咳鼻炎力可催。

过敏煎临床运用可随症加减：如过敏性荨麻疹属于风寒者，加桂枝、麻黄、升麻、荆芥；风热者加菊花、蝉衣、银花、薄荷；血热者加丹皮、紫草、白茅根；热毒内盛加连翘、银花、甘草、蒲公英、紫花地丁、板蓝根。过敏性哮喘，常加莱菔子、白芥子、苏子、葶苈子、杏仁。过敏性紫癜，常加藕节炭、血余炭、荆芥炭、茜草根、旱莲草、仙鹤草。过敏性鼻炎，常加白芷、菖蒲、辛夷、菊花、细辛、生地、苍耳子、葛根。冷空气过敏症，加桂枝、白芍、生姜等。

七、腮腺炎有后遗症，男孩若有及时治

医案 李某，男，十二岁。

主诉：左侧腮肿大 5 日。刻下症见左侧腮腺部位肿大、色赤、疼痛 5 日，咀嚼困难，伴有恶寒、小便黄、大便秘结。舌质红，苔黄，脉数。

辨证：火为阳邪，其性炎上，故见腮腺部肿大；肿部色赤、小便黄、大便秘结，亦说明其体内有火热之毒。辨为热毒内蕴，舌红、苔黄、脉数亦为佐证。

诊断：痄腮（热毒内蕴）。以清热解毒为治则，给予五味消毒饮加减治疗，整方如下：

金银花 15 g	野菊花 6 g	蒲公英 6 g	紫花地丁 6 g
天葵子 6 g	柴胡 9 g	黄芩 6 g	黄连 6 g
连翘 6 g	升麻 6 g	板蓝根 9 g	玄参 15 g
生甘草 6 g			

7 剂，日 1 剂，水煎服 400 mL，加入白酒 20 mL，分早晚两次空腹温服。

二诊：患者服药 7 剂后，左腮腺部位疼痛减轻，恶寒已除，舌质红，苔黄，脉数。效不更方，继服 7 剂。

三诊：患者服药 7 剂后，左腮腺部疼痛已除，饮食基本不再受限，舌质红，苔黄，脉数。效不更方，上方继服 7 剂。

此方运用了《医宗金鉴》中的五味消毒饮。方中金银花清热解毒，消散痈肿；紫花地丁、蒲公英、野菊花、天葵子清热解毒，凉血消肿散结；少加白酒以通血脉，有利于痈肿疔毒消散。全方共奏清热解毒、散结消肿之功。

流行性腮腺炎，俗称痄腮，是由腮腺炎病毒引起的急性、全身性感染。初病时可有发热、头痛、咽痛。腮腺肿大以耳垂为中心，向前、后、下扩大，边缘不清，触之疼痛，有弹性感。常一侧先肿大，2—3 天后对侧亦出现肿大。腮腺管口可见红肿，或同时有颌下腺肿大。可并发脑膜脑炎、睾丸炎、卵巢炎、胰腺炎等。对于流行性腮腺炎的治疗，现代西医学对此病还没有特效药物，一般以疫苗免疫和抗病毒治疗为主，但中医中药疗效较为明显，古今医家对该病的治疗积累了丰富的经验。

八、高血压为常见病，危害程度知多少

医案一　刘某，男，六十五岁。

主诉：头晕 3 天。刻下症见头晕、乏力，活动后有心慌现象，双下肢浮肿，纳食可，睡眠欠佳，二便正常。既往高血压病史 3 年余，最高达 180/120 mmHg，平日服用利血平、丹参片等药物。舌暗红，苔黄厚腻，脉弱。

辨证：年过半百，肝肾阴亏，阴不制阳，肝阳升发太过，血随气逆，冲扰于头，故见头晕；亢阳扰动心神，则见心慌。辨为肝阳上亢证。

诊断：眩晕（肝阳上亢）。以平肝潜阳为治则，给予眩晕 1 号方加减治疗，整方如下：

钩藤 45 g（后入）	黄连 12 g	黄芩 15 g	泽泻 20 g
川芎 30 g	丹参 20 g	羌活 15 g	野葛根 30 g
木香 9 g	生甘草 6 g	珍珠母 45 g	茯苓 30 g
牛膝 20 g	白及 15 g	沙参 15 g	麦冬 15 g
石菖蒲 15 g	远志 12 g		

7 剂，日 1 剂，水煎服 400 mL，分早晚两次空腹温服。

嘱其每日监测血压两次，若出现血压过低，则减用利血平剂量。

后电话随访：患者服药 7 剂后，心慌已除，血压稳定，平日仍服用利血平等药物。

医案二　许某，女，六十六岁。

主诉：眩晕 1 年余，加重 2 天。刻下症见眩晕，时感心慌，伴有口干，饮食可，睡眠欠佳，易惊醒，二便正常。既往高血压病病史 5 年余，测血压：150/100 mmHg。舌暗红，苔黄，脉细弱。

辨证：肝肾阴虚，肝阳上扰，故见眩晕；肝肾阴虚，水不济火，心火内动，扰动心神，故感心慌；阴虚则火旺，故口干。辨为阴虚阳亢，瘀阻心脉证。

诊断：眩晕（阴虚阳亢，瘀阻心脉）。以平肝潜阳、活血通脉为治则，给予眩晕1号方加减治疗，整方如下：

钩藤 45 g（后入）	黄连 12 g	黄芩 15 g	泽泻 20 g
川芎 30 g	丹参 20 g	羌活 15 g	野葛根 30 g
木香 9 g	生甘草 6 g	珍珠母 45 g	石斛 30 g
天花粉 30 g	焦三仙各 30 g	连翘 30 g	生地 15 g
玄参 15 g	麦冬 15 g		

7剂，日1剂，水煎服400 mL，分早晚两次空腹温服。

此方以眩晕1号为底方，平肝潜阳，另加珍珠母重镇安神，石斛、天花粉滋阴清热，焦三仙、连翘顾护胃气，生地、玄参、麦冬滋阴清热。

眩晕1号方是陈守强老师的自拟方。方中钩藤、黄连为君药，黄芩、泽泻、川芎、丹参、羌活、野葛根为臣药，木香为使药，生甘草为佐药。钩藤味甘，性凉，功能为清热平肝，息风止痉，入肝经，可清肝热，平肝阳，用治肝火上炎或肝阳上亢之头痛、眩晕等症。黄连味苦，性寒，功效有清热燥湿，泻火解毒，长于清中焦湿热。黄芩味苦，性寒，归肺、胆、脾、大肠、小肠经，功效为清热燥湿，泻火解毒，长于清中上焦湿热。泽泻甘寒，归肾、膀胱经，功可利水渗湿，泄热，可清膀胱之热，泄下焦虚火。川芎，味辛，性温，归肝、胆、心包经，功效活血行气，祛风止痛。本品辛散温通，既能活血化瘀，又能行气止痛，为"血中气药"。丹参，味苦，性微寒，归心、心包、肝经，可活血调经，祛瘀止痛。本品善于通行血脉，祛瘀止痛，广泛用于各种瘀血病证。"治风先治血，血行风自灭"，故用行气活血药推动血行，增强平肝之效。羌活味辛、苦，性温，归膀胱、肾经，功效为散表寒，祛风湿，利关节，止痛。野葛根味甘、平，无毒，具有清热排毒、解痉镇痛、升阳解肌的功效。以上六味药为臣药，可助君药清肝泻火，解毒除湿，又可行气活血，气行则血行。木香为佐药，味辛、苦，性温，归脾、胃、胆、大肠、三焦经，芳香行散，功效行气止痛，健脾消食，可辅佐臣药畅通气机。生甘草为使药，味甘，性平，归脾、胃、心、肺经，气和性缓，既可补脾益气，又能缓急止痛，且可调和诸药。综观全方，集清肝泻火、平肝潜阳、祛湿解毒、行气活血诸药于一体，标本兼治。

高血压病为现代医学病名。它的诊断以血压测值为标准，是一种以动脉血管收缩压和（或）舒张压增高，常伴有心、脑、肾和视网膜等器官功能性或器质性改变为特征的全身性疾病。高血压病是一种常见的心血管疾病，不仅发病率高，而且常伴有心、脑、肾等重要脏器的损害，导致脑卒中、冠心病、肾功能不全等并发症，严重危害着人们的健康和生命。

在基层，几乎每个人都听过高血压病的大名，可是对于它的危害，人们似乎还不是那么清楚，因此，有许多人在血压高了的时候吃一片降压药，血压降下来了，就停药。殊不知，这种吃吃停停的做法，百害而无一利。基层大多数人缺乏应有的自我保健知识，不注意定期监测血压，虽然很多人患有高血压，但是对于高血压的真正危害却并无太多了解，不够重视，使得高血压得不到及时有效的控制，心、脑、肾三个重要的生命器官就会受到致命性打击。高血压的危害不容小觑，如果高血压得不到有效控制，就会进一步引发下列疾病：

（1）脑血管疾病

高血压病的直接并发症主要是脑血管病，尤其是脑出血。一组 312 例住院的原发性高血压患者经 15 年到 18 年长期随访，由于心、脑、肾并发症死亡 97 例，占全部死因的 74.6%。在 596 例老年人高血压前瞻性 27 个月随访观察研究中，心、脑血管病累积发生率为 68.79%，脑血管病累积发生率为 36.91%。研究表明，血压越高，并发症的发生率也越高。

（2）肾脏病

长期高血压可导致肾小动脉硬化。肾功能减退时，可引起夜尿、多尿，且尿中含蛋白、管型及红细胞。尿浓缩功能低下，酚红排泄及尿素廓清障碍。出现氮质血症及尿毒症。

（3）猝死

猝死是临床上最为紧急的状态。它表现为忽然发生呼吸、心跳停滞，意识丧失，并常于 1 小时内死亡。高血压因左心室负荷增加，而致左室肥厚，易患心律失常、冠心病，是猝死的高危因素。冠心病猝死数约占全部心血管病猝死的 90%。

（4）多种病变

高血压还可导致心、脑、肾和血管多种病变，发生左心室肥厚、充血性心力衰竭、主动脉夹层、慢性肾功能衰竭等严重威胁生命与健康的并发症。

近年来，随着现代医学研究的深入，发现高血压病的防治不再是单纯降压的问题，更重要的是预防和逆转靶器官的损害，降低心脑血管并发症的发病率和致死率。

九、食管反流口中酸，治疗还需肝入手

医案 樊某，女，二十五岁。

主诉：呃逆 2 天。患者自诉呃逆，清晨有胃中食物上返现象，伴有烧心、反酸，心烦易怒，手臂酸痛，周身不适，纳食可，睡眠调，二便正常。舌红，苔黄厚腻，脉弦滑。

辨证：患者有反酸现象，《素问·至真要大论》曰："诸呕吐酸，暴注下迫，皆属于热。"《证治汇补·吞酸》曰："大凡积滞中焦，久郁成热，则木从火化，因而作酸者，酸之热也。"故辨为肝气犯胃证。

诊断：呃逆（肝气犯胃）。给予降逆和胃，清热疏肝为治则，给予旋覆代赭汤合左金丸加减治疗，整方如下：

旋覆花 9 g	代赭石 6 g	生姜 15 g	半夏 9 g
人参 6 g	甘草 9 g	大枣 4 枚	黄连 12 g
吴茱萸 10 g	柴胡 15 g	白芍 15 g	

7 剂，日 1 剂，水煎服 400 mL，分早晚两次空腹温服。

二诊：患者服药 7 剂后，诸症皆有所减轻，舌仍见红色，苔薄黄，脉滑。上方去旋覆花、代赭石，加砂仁 3 g、陈皮 9 g，继服 7 剂。

此方是旋覆代赭汤与左金丸的合方，另加入柴胡疏肝解郁，白芍柔肝缓急。旋覆代赭汤降逆化痰，益气和胃，用于治疗心下痞硬，噫气不除，或反胃呕逆，吐涎沫，舌淡苔白滑，脉弦而虚。方中旋覆花下气消痰，降逆止噫，是为君药。代赭石质重而沉降，善镇冲逆，但味苦气寒，故用量稍小为臣药。生姜用量重，一为和胃降逆以增止呕之效，二为宣散水气以助祛痰之功，三可制约代赭石的寒凉之性，使其镇降气逆而不伐胃。半夏祛痰散结，降逆和胃，并为臣药。人参、炙甘草、大枣益脾胃，补气虚，扶助已伤之中气，为佐使之用。诸药配合，共成降逆化痰、益气和胃之剂。左金丸主要作用是泻火，疏肝，和胃，止痛，用于肝火犯胃，脘胁疼痛，口苦嘈杂，呕吐酸水。

呃逆是指胃气上逆动膈，以气逆上冲，喉间呃呃连声，声短而频，难以自制为主要表现的病证。《内经》无呃逆之名，其记载的"哕"即指本病，如《素问·宣明五气》说："胃为气逆，为哕，为恐。"该书已认识本病的病机为胃气上逆，还认识到呃逆发病与寒气及胃、肺有关，如《灵枢·口问》说："谷入于胃，胃气上注于肺，今有故寒气与新谷气，俱还入于胃，新故相乱，真邪相攻，气并相逆，复出于胃，故为哕。"如宋代陈无择在《三因极一病证方论·哕逆论证》中说："大率胃实即噫，胃虚则哕，此由胃中虚，膈上热，故哕。"指出呃逆与膈相关。清代李用粹《证治汇补·呃逆》对本病系统地提出治疗法则："治当降气化痰和胃为主，随其所感而用药。气逆者，疏导之；食停者，消化之；痰滞者，涌吐之；热郁者，清下之；血瘀者，破导之；若汗吐下后，服凉药过多者，当温补；阴火上冲者，当平补；虚而夹热者，当凉补。"此法则至今仍有一定指导意义。呃逆一证，总由胃气上逆动膈而成，故治疗以理气和胃、降逆止呃为基本治法，选用柿蒂、丁香、制半夏、竹茹、旋覆花等。肺气宣通有助胃气和降，故宣通肺气也是胃气得以和降的保证，遣方时可加入桔梗、枇杷叶、杏仁之品。然临床施治，更应辨证求因，针对不同病因病机而治。因寒邪蕴蓄者，当温中散寒；因燥热内盛者，当清其燥热；因气郁痰阻者，当理气开郁除痰；因脾胃虚弱者，当补其脾胃。若由饮食不当所致者，当调其饮食，宜进清淡、易消化食物，忌食生冷、辛辣，避免饥饱失常；由外邪所致者，当注意起居有常，避免外邪侵袭；由情志不遂所致者，当畅其情志，避免过喜、暴怒等精神刺激；由久病体虚所致者，当扶正补虚，同时积极治疗原发病。

十、生活习惯若不改，华佗在世亦无功

健康是生活的一部分，没有了健康，工作效率会降低，甚至无法工作。要想有一个健康的身体，不是靠医生，而是靠自己平时的注意，养成好的生活习惯。不要贪吃，遇到自己喜爱的就不顾一切地去吃，明明知道吃了凉的会不舒服，却还是忍不住去吃，喝酒的人都已经喝出酒精肝了，还是继续喝，到最后，医生也帮不了你的时候，后悔已晚。早知如此，何必当初？为了一时的快乐，却把自己的幸福生活给断送掉了。要想自己能够活得长久，活得有质量，就必须养成一定的好习惯。

1. 按时吃饭，每餐吃八分饱

有的人早上起得晚，就空着肚子去上班，到了中午就开始大吃，吃得胃都胀大一圈，其实，这都是在对自己的胃进行严酷考验，容易造成一些胃部疾病。就像是让你从极热的天，突然进入极寒冷的天气中，你的机体没有反应过来，没有给你一个适应的过程，这样就容易感冒。中医讲，"饮食自倍，肠胃乃伤"。吃得过多，对胃部是一个负担，因为消化食物本身需要阳气，你若自身消化不掉这么多的食物，就会在你胃中停滞，阻滞气机，进而引发一系列的不适，例如头晕、乏力、腹部胀满等。

2. 不要乱吃水果，乱喝饮料

市面上的饮料，种类琳琅满目，冠上各种养生保健的名义，可是喝了之后，你的身体真的变健康了吗？且不说里边各种色素、添加剂，我们每个人的体质不同，有的属寒性体质，有的属热性体质，若是不分寒热，随便买来就喝，喝错了，岂不是雪上加霜？《金匮要略》中指出："所食之味，有与病相宜，有与身为害，若得宜则益体，害则成疾。"若是不喜欢喝白开水，可根据自己的体质，去选择一款适合自己的茶叶，喝茶亦可调理健康。若属于寒性体质，可以喝红茶或是黑茶；若是属于热性体质，可以喝点绿茶、菊花茶等。

3. 按时休息，不要熬夜

所谓的熬夜，是指晚上十一点了还不入睡。若是到了十二点，阳气开始上升，你会变得更不容易入睡。假如你现在还在熬夜，那么请你停下来吧，那是在消耗你的肾精。熬夜就等于是服用慢性毒药，让你无形中给自己减少寿命。不要认为熬了夜，第二天不上班，补个觉就可以，该睡的时候没有睡，过了睡眠时间再去改，那是得不到同等效果的。如同你春天没有播种，等到夏天，你去地里播下种子，同样付出了劳动，可是到了秋天，人家在收益着果实的时候，你只能欲哭无泪。中医是一个时间医学，讲究五运六气、春夏秋冬、子午流注……

老祖宗一向讲天时，地利，人和。过了天时，做事情只能是事倍功半。

4. 定时运动，培养毅力

现在需要坐办公室的工作越来越普遍，从另一种角度来说，人体四肢活动过少也越来越普遍，别看农民每日在田地里劳作，但他们一般很长寿，这与运动是分不开的。我们要运五脏、动四肢。如果每日深呼吸十分钟，气沉丹田，清除体内垃圾，吐故纳新，可使我们减轻焦虑，呼吸更加通畅。人在用意念控制呼吸的时候，能让自我放松，让五脏六腑得到一种爱抚，这也是近年来瑜伽、太极拳等运动很受欢迎的原因。

十一、感冒遗留咳嗽症，麻杏石甘合二陈

医案 刘某，女，六岁。

主诉：咳嗽 1 月余，加重 3 天。刻下症见咳嗽、咳痰，痰黄量少难咳，憋喘难耐，纳食可，睡眠调，二便正常。服用多种止咳药物，效果欠佳。舌红，苔黄厚腻，脉滑。

辨证：咳嗽时间已有月余，知为内伤咳嗽，患者咳痰，痰色为黄，故辨为痰热郁肺证，舌红、苔黄厚腻亦为佐证。

诊断：咳嗽（痰热郁肺）。以清热化痰为治则，给予麻杏石甘汤合二陈汤加减治疗，整方如下：

麻黄 9 g	桂枝 6 g	杏仁 12 g	炙甘草 3 g
半夏 15 g	橘红 15 g	茯苓 9 g	生姜 12 g
乌梅 9 g			

7 剂，日 1 剂，水煎服 400 mL，分早晚两次空腹温服。

二诊：患者服药 7 剂后，咳嗽减轻，痰较前易排出，舌红，苔薄黄。上方加紫菀 15 g、百部 15 g、荆芥 9 g，继服 7 剂。

此方是麻杏石甘汤与二陈汤的合方。麻杏石甘汤出自《伤寒论》，可辛凉宣泄，清肺平喘。方中麻黄辛苦温，发汗解表，宣肺平喘；石膏辛甘寒，清热泻火而生津，两药相配，既能宣肺，又能泄热；杏仁苦温，宣降肺气，止咳平喘，助麻黄、石膏清肺泄热；炙甘草甘平，补脾益气，祛痰止咳，防止石膏大寒伤胃，且能调和石膏、麻黄之寒温。现代药理研究表明，麻黄中以麻黄碱含量最高，其可直接作用于支气管平滑肌上的 α、β 受体，发挥拟肾上腺素作用，从而解除支气管痉挛，松弛支气管平滑肌。二陈汤源于宋代《太平惠民和剂局方》，主要功效是燥湿化痰，理气和中。

十二、遗精若因肾气虚，金锁固涩最和宜

医案　庞某，男，二十一岁。

主诉：遗精半年余，加重3天。自诉两三天遗精一次，伴有尿频，易汗出，口干，头晕目眩，腰膝酸软，睡眠欠佳，常感神疲乏力、四肢困倦，劳则加重，纳食可，小便正常。舌质淡，苔白滑，脉细沉。

辨证：肾气亏虚，不能固摄精液，故见遗精；肾气亏虚，不能推动血液运行，腰膝失养，则见腰膝酸软；肾气亏虚，固摄无权，膀胱失约，则小便频数、夜尿多；肾虚不能摄精，屡屡泄精，则头晕目眩、神疲乏力。辨为肾气不固证。

诊断：遗精（肾气不固）。以补肾固涩为治则，给予金锁固精丸加减治疗，整方如下：

沙苑子 12 g	芡实 12 g	煅龙骨 30 g	煅牡蛎 30 g
莲须 9 g	莲子 9 g	金樱子 30 g	刺猬皮 12 g
五味子 9 g	菟丝子 9 g	熟地 30 g	山萸肉 15 g

7剂，日1剂，水煎服400 mL，分早晚两次空腹温服。

二诊：诉服药后，头晕、乏力、四肢困倦症状消失，夜间仍尿频，睡眠欠佳。上方加肉桂15 g、锁阳15 g，继服7剂，加强温肾之力。

三诊：患者自诉服药后效果明显，尿频减轻，每晚入睡可达5小时以上，周身较前有力。嘱上方继服7剂，平素加服右归丸巩固治疗。

此方以金锁固精丸为基础方固肾涩精，方中龙骨、牡蛎既能收敛浮阳，又有收湿固涩作用，另加入金樱子、刺猬皮固精缩尿，五味子、菟丝子收敛固涩，补肾宁心，熟地、山萸肉补肝肾，涩精气。

遗精是男科的常见病、多发病之一，是以不因性生活而精液频发遗泄为主症的一种疾病。成年未婚男子每月遗精一两次是一种正常的生理现象，不必治疗。如果在有规则的性生活时还经常遗精或遗精频繁，每周遗精2次以上，且

伴有头昏、乏力、腰酸等症，则属病理现象。"肾精"作为生命的物质基础，其盛衰对身体健康有重大影响。《素问·六节藏象论》谓："肾者，主蛰，封藏之本，精之处也。"遗精不仅责之于肾，肝气疏泄正常可使肾气闭藏而开合有度，肾气闭藏又可制约肝之疏泄太过，也可助其疏泄不及；脾气主升，有统摄作用，若脾气下陷，可致精关不固；心主神志，调节情志，勿使淫欲太过而致相火妄动，下扰精室。《景岳全书·杂证谟·遗精》："盖精之藏制虽在肾，而精之主宰则在心，故精之蓄泄无非听命于心。"诸脏协同作用，维持着排精功能的正常进行。治遗精之法，凡心火盛者，当清心降火；相火盛者，当壮水滋阴；气陷者，当升举；滑泄者，当固涩；湿热相乘者，当分利；虚寒冷利者，当温补；下元元阳不足、精气两虚者，当专培根本。

十三、关节疼痛风寒湿，祛风散寒兼活血

医案 陈某，女，五十二岁。

主诉：膝关节疼痛数年，加重 3 天。刻下症见膝关节严重变形、肿大，阴雨天气疼痛加重，一碰即痛，睡眠欠佳。舌红，苔黄厚腻，脉弦。

辨证：阴雨天疼痛加重，知有寒邪，寒邪兼夹风湿，留滞经脉，闭阻气血，故见关节疼痛。辨为寒湿凝滞证。

诊断：痹证（寒湿凝滞）。以祛湿散寒为治则，给予独活寄生汤加减治疗，整方如下：

独活 15 g	桑寄生 20 g	生地 30 g	防风 10 g
秦艽 15 g	当归 10 g	党参 30 g	细辛 5 g
牛膝 20 g	肉桂 6 g	甘草 10 g	杜仲 15 g
白芍 30 g	川芎 10 g	茯苓 15 g	

7 剂，日 1 剂，水煎服 400 mL，分早晚两次空腹温服。

二诊：关节疼痛明显减轻，在长久坐位后，起身时感疼痛不适，睡眠仍欠佳。上方加威灵仙 12 g、千年健 15 g、珍珠母 30 g，继服 7 剂。

三诊：患者自诉可膝关节疼痛已除，仍睡眠欠佳。上方加酸枣仁 30 g、知母 12 g、黄柏 9 g，继续 7 剂。

《素问·痹论》指出："风、寒、湿三气杂至，合而为痹也。其风气胜者为行痹，寒气胜者为痛痹，湿气胜者为着痹也。"王肯堂《证治准绳》对膝关节肿大者称为"鹤膝风"。《医宗必读·痹》阐明"治风先治血，血行风自灭"的治则。此处运用的独活寄生汤出自《千金要方》，方中独活、防风、秦艽除湿祛风，通络行痹，牛膝、杜仲、桑寄生补肝肾、兼祛风湿、强筋骨；当归、地黄、白芍养血和血，荣筋濡骨；细辛发散阴经风寒，搜利筋骨风湿；党参、茯苓、甘草补益正气；川芎、肉桂温通血脉。诸药合用，使风湿得祛，寒邪得除，气血得充，肝肾得补，故能治疗肝肾亏损，气血不足，软骨老化，复感风寒湿热所致骨性关节炎。

十四、口腔溃疡反复发，阴阳寒热需辨清

医案 刘某，女，四十三岁。

主诉：口腔溃疡反复发作，加重 2 天。刻下症见口腔溃疡，舌边有白色溃疡，感疼痛，头晕耳鸣，心悸健忘，失眠多梦，腰膝酸软，曾服用西瓜霜、华素片等药物，效果欠佳。舌红，苔黄，脉细数。

辨证：肾阴亏虚，以致心肾不交，虚火上炎，故口舌生疮。辨为阴虚火旺证。

诊断：口腔溃疡（阴虚火旺）。以滋阴降火为治则，给予知柏地黄汤加减治疗，整方如下：

熟地黄 24 g	山茱萸 12 g	干山药 12 g	泽泻 9 g
茯苓 9 g	丹皮 9 g	知母 24 g	黄柏 24 g
淡竹叶 6 g	栀子 6 g		

7 剂，日 1 剂，水煎服 400 mL，分早晚两次空腹温服。

嘱禁食辛辣油腻。

二诊：疼痛明显减轻，溃疡面积缩小，凹陷变平坦，假膜变薄，周围充血水肿显著消退，舌质稍红，苔薄微黄。上方加当归 15 g，山药加至 30 g，继服 7 剂。

三诊：患者症状完全消失，溃疡愈合。

此方以知柏地黄汤加味。知柏地黄汤出自《医宗金鉴》，主要功效是滋阴降火。方中重用熟地黄滋阴补肾，填精益髓，为君药。山茱萸补养肝肾，并能涩精，取"肝肾同源"之意；山药补益脾阴，亦能固肾，共为臣药。三药配合，肾肝脾三阴并补。虽为"三补"，但熟地黄用量是山萸肉与山药之和，故仍以补肾为主。泽泻利湿而泄肾浊，并能减熟地黄之滋腻；茯苓淡渗脾湿，并助山药之健运，与泽泻共泻肾浊，助真阴得复其位；丹皮清泄虚热，并制山萸肉之温涩，三药称为"三泻"。知母、黄柏滋阴降火，均为佐药。另加淡竹叶、栀子

清心经之热。

口腔溃疡居于祖国医学"口疮""口疳"范畴。祖国医学认为，口为脾之外窍，咽为肺之门户，舌为心之苗；舌尖属心肺，舌中属脾胃，舌根属肾，两旁属肝胆；上唇属大肠，下唇属脾，两腮（颊）、牙服属胃。可见口腔与各脏腑均有密切联系，故口腔溃疡的发生与脏腑的病变有一定的关系。祖国医学对口腔溃疡分虚火实火亦早有记载。如《医宗金鉴》云："此证名曰口疮，有虚火实火之分，虚火者，色淡红，满口白斑微点，甚者陷露龟纹，脉虚不渴，此因思虑太过，多醒少睡，以致心肾不交，虚火上炎……实火者，色艳红，满口烂斑，甚者腮舌俱肿，脉实，口干，此因过食膏粱厚味，醇酒炙膊，以致心脾实火妄动。"《素问·气交变大论》曰："岁金不及，炎火乃行……民病口疮，甚则心痛。"可见火热在复发性口腔溃疡发病中占据重要地位。实证多与心脾蕴热，热盛化火，循经上攻于口所致；虚证由于肾阴亏损，虚火上炎而成。清代名医齐秉慧在《齐氏医案·口疮》中进一步提出："口疮，上焦实热，中焦虚寒，下焦阴火，各经传变所致，当分辨阴阳、虚实、寒热而治之。"

十五、眩晕疾病原因多，辨清病机再施药

医案一　李某，女，六十五岁。

主诉：头晕3月余。患者3月前开始出现头晕，伴有心慌、气短、胸闷症状，乏力嗜睡，面色苍白，颈椎僵硬不适。舌暗红，苔黄，脉滑。

辨证：脾主运化，为气血生化之源，患者脾虚不运，则气血生化无源，导致气血亏虚。血虚则不能上荣头目，脑海失于滋养，出现头晕、面色苍白、少气乏力等症状；土虚木乘，肝脾不和，气血推动无力，日久生瘀，阻滞经络，则出现颈椎僵硬。辨为肝脾不和，脾虚不运证。

诊断：眩晕（肝脾不和，脾虚不运）。以平肝潜阳、健脾益气为治则，给予眩晕2号方加减治疗，整方如下：

钩藤45g^(后入)	川芎30g	丹参20g	羌活15g
野葛根30g	鸡血藤30g	苏木20g	地龙15g
桑枝20g	木香9g	生甘草6g	元胡20g
苏梗20g	肉桂15g	杜仲12g	牛膝15g
焦三仙各30g	连翘15g	珍珠母60g	阿胶50g

上方药量×10，制作膏方，服用15天。

方中钩藤味甘苦，性微寒，清热平肝；川芎，味辛，性温，活血行气，祛风止痛，为"血中之气药"；丹参祛瘀止痛，善于通行血脉，广泛用于各种血瘀证。三者共为君药。羌活味辛、苦，性温，祛风通络。野葛根味甘、平，解痉镇痛。鸡血藤味苦、微甘，行血补血，舒筋活络，为治疗血脉不畅、经络不和证的常用药。苏木为活血疗伤药，味甘、咸、辛，性平，功可活血疗伤，祛瘀通经，为诸多瘀滞证的常用药。地龙咸寒，性走窜，善于通行经络，常与黄芪、当归同用，治疗气血瘀滞诸证。桑枝苦、平，归肝经，可祛风湿而善达四肢经络。以上共为臣药，既可助君药活血化瘀，逐瘀通经，又可温通经脉，使气血达于四肢。木香为佐药，行气止痛，健脾消食。生甘草为使药，补脾益气，缓急止

痛，调和诸药。另加入元胡行气活血，苏梗行气宽中，肉桂补火助阳，引火归元，杜仲、牛膝补肝肾，强筋骨，焦三仙、连翘顾护胃气，珍珠母重镇安神，阿胶收膏。

医案二　王某，男，五十一岁。

主诉：头晕1周。刻下症见眩晕不适，头目胀痛，口苦，遇烦劳郁怒而加重，颜面潮红，急躁易怒，胃部胀痛不适，既往有高血压病史，血糖偏高，饮食可，睡眠调，二便正常。舌暗红，苔白腻，脉弦滑。

辨证：水不涵木，肝阳上亢，则见眩晕不适、头目胀痛、颜面潮红；患者肝气疏泄太过，则见急躁易怒；气有余便是火，肝火上炎，则见口苦；肝气犯胃，则见胃部胀痛不适。辨为肝阳上亢，肝胃不和证，脉弦滑亦为佐证。

诊断：眩晕（肝阳上亢，肝胃不和）。以平肝潜阳、清热祛痰为治则，给予眩晕1号方加减治疗，整方如下：

钩藤 45 g (后入)	黄连 12 g	黄芩 15 g	泽泻 20 g
川芎 30 g	丹参 20 g	野葛根 30 g	木香 9 g
生甘草 6 g	焦三仙各 30 g	羌活 30 g	独活 20 g
郁金 30 g	香附 15 g	玫瑰花 15 g	荷叶 20 g
苦参 9 g			

15剂，日1剂，水煎服400 mL，分早晚两次空腹温服。

电话随访，患者服药后症状明显改善。

患者因平素急躁易怒，忧郁恼怒太过，肝失条达，肝气郁结，气郁化火，肝阴耗伤，风阳易动，上扰头目，发为眩晕。故选用眩晕1号方加减治疗，另加独活与羌活，通络止痛，黄柏清热燥湿，郁金、香附、玫瑰花行气解郁，调畅气机，荷叶健脾祛湿兼理气，焦三仙健脾消食，理气和胃。

医案三　孙某，女，七十岁。

自诉：头晕5年余，加重2天。刻下症见头晕、头胀、憋喘，遇烦劳郁怒则加重，右肩、右下肢疼痛，饮食可，睡眠调，二便正常。既往有高血压病史10年余，最高达 190/90 mmHg。舌红，苔白滑，脉弦细。

辨证：肝阳上亢，气血上冲，上扰清窍，故见头晕、头胀；血瘀闭阻经脉，肌体失于濡养，则见关节及下肢疼痛。辨为肝阳上亢，脉络瘀滞。

诊断：眩晕（肝阳上亢，脉络瘀滞）。以平肝潜阳、活血化瘀为治则，给予眩晕1号方加减治疗，整方如下：

钩藤 45 g (后入)	黄连 12 g	黄芩 15 g	泽泻 20 g
川芎 30 g	丹参 20 g	羌活 15 g	野葛根 30 g

木香 9 g　　　　　生甘草 6 g　　　独活 20 g　　　　桑枝 60 g

桂枝 15 g　　　　　焦三仙各 15 g

7 剂，日 1 剂，水煎服 400 mL，分早晚两次空腹温服。

另给予拜心同治疗，每日 1 次，每次 30 mg；寿比山，每日 1 次，每次 2.5 g；通心络，每日 3 次，每次 4 片。

眩晕最早见于《内经》，称之为"眩冒"。《内经》认为眩晕属肝所主，《素问·至真要大论》云："诸风掉眩，皆属于肝。"《素问·六元正纪大论》云："木郁之发……甚则耳鸣眩转。"肝为风木之脏，体阴而用阳，性刚劲喜条达，善动易升，若肝阴耗伤或气郁化火，致使肝阳上亢，火升风动，上扰头目而发为眩晕。此处给予眩晕 1 号方平肝潜阳，因患者右肩及右下肢疼痛，加入独活、桑枝疏通经络。独活辛、苦，微温，祛风胜湿，散寒止痛。《医学启源》认为独活："能燥湿，苦头眩目运，非此不能除。"桑枝能够祛风湿，利关节。加桂枝温通经脉，焦三仙保护胃气。

除了肝风可以引发眩晕，《灵枢·海论》中亦有"髓海不足，则脑转耳鸣，胫酸眩冒"之论述，认为髓海空虚同样可以引发眩晕。《景岳全书》提出："无虚不能作眩。"由于虚体劳欲或年老体衰，肾精亏损，髓海空虚而致眩晕；再有劳倦日久或病后失养，气血亏虚不能上荣，是以上气不足而眩晕。汉代张仲景认为，痰饮是眩晕的重要致病因素之一，《金匮要略·痰饮咳嗽病脉证并治》说："心下有支饮，其人苦冒眩，泽泻汤主之。"朱丹溪亦强调"无痰不作眩"，认为痰浊阻遏阳气，清阳不升，浊阴上干，蒙蔽清窍而发眩晕。

十六、上身水肿当发汗，下身水肿利小便

医案 许某，女，六十五岁。

主诉：头胀、双目发胀 1 周余，加重 2 天。刻下症见头胀不适，双目发胀，感憋气，晨起汗出严重，颜面及双下肢浮肿，饮食欠佳，睡眠差。血压 160/100 mmHg，平日服用复方丹参片。舌暗红，苔白腻，脉弦略数。

辨证：肝阳上亢，风阳上扰，气血逆乱，引发头痛眩晕、目胀耳鸣；脾主运化，脾气虚弱，健运失职，水湿不运，则见双下肢浮肿。辨为肝阳上亢，痰湿中阻证。

诊断：水肿（肝阳上亢，痰湿中阻）。以平肝潜阳、健脾和胃为治则，给予眩晕 1 号方加减治疗，整方如下：

钩藤 45 g^(后入)	黄连 12 g	黄芩 15 g	泽泻 20 g
川芎 30 g	丹参 20 g	羌活 15 g	野葛根 30 g
木香 9 g	生甘草 6 g	焦三仙各 15 g	连翘 20 g
乌贼骨 30 g	麻黄根 45 g	生牡蛎 30 g	珍珠母 45 g

7 剂，日 1 剂，水煎服 400 mL，分早晚两次空腹温服。

给予眩晕 1 号方平肝潜阳。脾健则运化水湿，浮肿自消。焦三仙、连翘、乌贼骨这组药常常连用，简称"护胃三联药"。焦三仙是由焦山楂、焦神曲、焦麦芽组成。焦山楂健脾开胃，消食化积，善于治疗肉类、油腻过食所致的食滞；焦神曲可健脾消食，解表化湿，针对的是大米、面类食物积滞；焦麦芽行气消食，健脾开胃，常用于治疗食积不消、脾虚食少等。胃部的食积久了，自然会郁而化热，《汤液本草》中讲，连翘入手足少阳、阳明经，因此加入连翘清中焦之热。

水肿病机变化关系到脾、肺、肾三脏，人体水液的运行依靠肺气通调、脾气转输、肾气开阖，从而使三焦发挥决渎的作用，使膀胱气化、小便通利，反之

肺、脾、肾三脏功能障碍，三焦决渎无权，膀胱气化不利，就可以发生水肿。元代朱丹溪，在《丹溪心法·水肿篇》中，总结前人的理论与经验，将水肿分为阴水和阳水两大类，指出："若遍身肿、烦渴、小便赤涩、大便闭，此属阳水"；"若遍身肿、不烦渴、大便溏、小便少、不赤涩，此属阴水"。阳水发病快多，从眼睑开始肿，继而向下波及全身，肿色较明亮，按之凹陷不明显或凹陷较易恢复，病程较短，预后一般较好；阴水多从下肢开始向上波及全身肿，色较晦暗，按之凹陷不易恢复，病程较长，治疗不易速效。阳水多属热属实，阴水多属寒属虚，所以水肿病应分清寒热，明察虚实。

另在此单独介绍一下因骨折后引发的水肿。骨折后肢体长时间固定在石膏或夹板内，局部肌肉处于松弛状态，血管舒缩功能下降，神经调节机能减退，也可使静脉回流受阻，微循环产生障碍，毛细血管通透性增加，故水分易从血管内的组织中渗出形成水肿，临床称之为低张性水肿。此类水肿多因气血损伤、气滞血瘀、脉道壅塞而成水肿，可以用防己黄芪汤进行治疗。防己黄芪汤药物组成：黄芪 30 g、防己 15 g、白术 10 g、甘草 5 g、益母草 10 g、泽兰 10 g、丹参 15 g。如上肢骨折加桂枝、葶苈子；下肢骨折加茯苓、泽泻。水煎二汁，日一剂，分两次温服。方中亦可加入丹参、益母草、泽兰三药，活血祛瘀，行气利水，不但能使瘀阻之血脉通畅，促进气血运行，还可助主方运化水湿，后二者能使水湿从小便而走。诸药合用，相辅相成，标本兼治。

十七、气滞血瘀颈腰痛，宁心通痹来帮忙

医案一 贾某，女，五十岁。

主诉：颈部僵硬不适多年，加重 5 天。刻下症见颈部僵硬不适，伴有右上肢及腰部疼痛，双下肢浮肿 1 周。舌暗红，苔薄黄，脉弱。

辨证：气血运行不畅，导致经络气血凝滞不通，阻于腰间则见腰痛；阻于颈部，不能荣养肌肉，则见颈椎僵硬不适；阻于上肢，则见上肢疼痛；气行不畅，推动无力，水液停聚，则见浮肿。辨为气滞血瘀证，舌暗红、苔薄黄、脉弱亦为佐证。

诊断：痹证（气滞血瘀）。以行气活血为治则，给予宁心通痹方加减治疗，整方如下：

黄芪 30 g	麦冬 15 g	五味子 3 g	川芎 15 g
丹参 20 g	鸡血藤 30 g	苏木 20 g	地龙 15 g
杜仲 9 g	牛膝 15 g	桑寄生 30 g	木香 6 g
生甘草 6 g	茯苓 20 g	泽泻 20 g	车前子 15 g$^{(包)}$
焦三仙各 20 g	连翘 30 g	乌贼骨 30 g	郁金 15 g
玫瑰花 15 g			

7 剂，日 1 剂，水煎服 400 mL，分早晚两次空腹温服。

二诊：患者服药 7 剂后，腰痛减轻，双下肢水肿较前减轻，仍有颈椎不适。上方加葛根 30 g，继服 7 剂。

三诊：患者服药 7 剂后，诸症均明显减轻，双下肢已不水肿。上方去茯苓、泽泻，继续 7 剂。

此方以宁心通痹方为底方，补气活血，行气通痹，另加茯苓、泽泻健脾祛湿，利水消肿，焦三仙、连翘、乌贼骨顾护胃气，郁金、玫瑰花疏肝解郁。

医案二 吴某，女，三十七岁。

主诉：颈部不适半年余，加重 2 天。刻下症见颈部活动不利，膝关节疼痛

3年余，胃部嘈杂不适，手足心发热，纳食欠佳，睡眠可，二便正常。舌暗红，苔薄黄，脉沉细。

辨证：气血运行不畅，导致经络气血凝滞不通，阻于颈部，不能荣养肌肉，则见颈椎僵硬不适；阻于膝关节，则见关节疼痛；胃阴亏虚，胃失濡养，故胃痛嘈杂不适；阴虚生内热，故手足心热。辨为气滞血瘀，胃阴亏虚证，舌暗红、苔薄黄、脉弱亦为佐证。

诊断：痹证（气滞血瘀，胃阴亏虚）。以行气活血、滋阴清热为治则，给予宁心通痹方加减治疗，整方如下：

黄芪 30 g	麦冬 15 g	五味子 3 g	川芎 15 g
丹参 20 g	鸡血藤 30 g	苏木 20 g	地龙 15 g
杜仲 9 g	牛膝 15 g	桑寄生 30 g	木香 6 g
生甘草 6 g	焦三仙各 30 g	连翘 30 g	乌贼骨 30 g
黄连 15 g	黄芩 20 g	郁金 30 g	香附 15 g
玫瑰花 15 g	阿胶 50 g		

上方药量 ×10，制作膏方，服用 30 天。

此方以宁心通痹方为底方，补气活血，行气通痹，另加焦三仙、连翘、乌贼骨顾护胃气，黄连、黄芩清郁热，郁金、香附、玫瑰花疏肝解郁，阿胶收膏。

医案三　孙某，男，三十二岁。

主诉：腰痛 2 年余，加重 3 天。刻下症见腰部疼痛不适，颈椎僵硬，纳食调，睡眠可，二便正常。舌暗红，苔薄白，脉弱。

辨证：气血运行不畅，导致经络气血凝滞不通，阻于腰间则见腰痛；阻于颈部，不能荣养肌肉，则见颈椎僵硬不适。辨为气滞血瘀证。

诊断：痹证（气滞血瘀）。以行气活血为治则，给予宁心通痹方加减治疗，整方如下：

黄芪 30 g	麦冬 15 g	五味子 3 g	川芎 15 g
丹参 20 g	鸡血藤 30 g	苏木 20 g	地龙 15 g
杜仲 9 g	牛膝 15 g	桑寄生 30 g	木香 6 g
生甘草 6 g	威灵仙 30 g	秦艽 30 g	制附子 30 g^{先煎}
焦三仙各 30 g	连翘 30 g	乌贼骨 30 g	郁金 30 g
香附 15 g	玫瑰花 20 g	白芷 20 g	阿胶 50 g

上方药量 ×10，制作膏方，服用 30 天。

此方以宁心通痹方为底方，补气活血，行气通痹，另加焦三仙、连翘、乌贼骨顾护胃气，威灵仙、秦艽祛风湿，通经络，制附子、白芷逐风寒湿邪，郁金、香附、玫瑰花疏肝解郁，阿胶收膏。

医案四　范某，女，三十五岁。

主诉：腰痛 2 年余，加重 3 天。刻下症见腰痛，部位固定，夜间严重，伴有汗出，平素怕冷，纳食可，睡眠调，二便正常。舌暗红，苔黄，脉弱。

辨证：瘀血阻滞经络，郁遏卫阳，凝滞营阴，以致腰府气血不通，则见疼痛；夜间阴盛，故疼痛加重；卫阳失守，则见汗出、平素怕冷。辨为气滞血瘀证。

诊断：痹证（气滞血瘀）。以行气活血为治疗原则，给予宁心通痹方加减治疗，整方如下：

黄芪 30 g	麦冬 15 g	五味子 3 g	川芎 15 g
丹参 20 g	鸡血藤 30 g	苏木 20 g	地龙 15 g
杜仲 9 g	牛膝 15 g	桑寄生 30 g	木香 6 g
生甘草 6 g	桂枝 20 g	连翘 30 g	焦三仙各 20 g
乌贼骨 30 g	浮小麦 30 g	麻黄根 60 g	生牡蛎 30 g
茯苓 30 g	泽泻 20 g	干姜 6 g	

7 剂，日 1 剂，水煎服 400 mL，分早晚两次空腹温服。

此方以宁心通痹方为底方，补气活血，行气通痹，另加桂枝温通经络，焦三仙、连翘、乌贼骨顾护胃气，浮小麦、麻黄根敛阴止汗，生牡蛎收敛固涩，茯苓、泽泻、干姜温中健脾。

医案五　叶某，女，六十二岁。

主诉：腰部疼痛半年余，加重 2 天。刻下症见腰部疼痛，固定不移，双眼视物模糊不清，饮食调，睡眠可，二便正常。舌紫红，苔腻微黄，脉弱。

辨证：患者素体阳虚，气血运行不畅，日久生瘀，闭阻经脉，则见腰部疼痛；气血运行不畅，不能上荣双目，则见视物模糊。辨为阳气不足，气滞血瘀证，舌紫红、脉弱亦为佐证。

诊断：痹证（阳气不足，气滞血瘀）。以温补元阳、行气活血为治疗原则，给予宁心通痹方加减治疗，整方如下：

黄芪 30 g	麦冬 15 g	五味子 3 g	川芎 15 g
丹参 20 g	鸡血藤 30 g	苏木 20 g	地龙 15 g
杜仲 9 g	牛膝 15 g	桑寄生 30 g	木香 6 g
生甘草 6 g	桂枝 15 g	枸杞 20 g	菊花 12 g
草决明 15 g	青葙子 15 g		

7 剂，日 1 剂，水煎服 400 mL，分早晚两次空腹温服。

此方以宁心通痹方为底方，补气活血，行气通痹，另加入桂枝温阳通脉，枸杞、菊花平肝明目，草决明、青葙子清肝明目。

医案六　吴某，女，七十三岁。

主诉：腰痛3年余，加重3天。刻下症见腰痛，周身乏力，耳鸣，纳食调，睡眠可。舌红，苔黄，脉沉细无力。

辨证：患者年过半百，肾阳不足，不能温煦筋脉，则见腰痛；肾为元阳，元阳不足，则易见周身乏力；肾开窍于耳，肾阳不足，则见耳鸣。辨为肾阳虚证，舌红、苔黄、脉沉细无力亦为佐证。

诊断：痹证（肾阳虚证）。以行气活血为治疗原则，给予宁心通痹方加减治疗，整方如下：

黄芪30 g	麦冬15 g	五味子3 g	川芎15 g
丹参20 g	鸡血藤30 g	苏木20 g	地龙15 g
杜仲9 g	牛膝15 g	桑寄生30 g	木香6 g
生甘草6 g	桂枝20 g	威灵仙20 g	焦三仙各15 g

7剂，日1剂，水煎服400 mL，分早晚两次空腹温服。

此方以宁心通痹方为底方，补气活血，行气通痹，另加入桂枝温阳通脉，威灵仙祛风湿、通经络，焦三仙固护脾胃。

医案七　柴某，女，四十五岁。

主诉：腰痛2年余，加重2天。刻下症见腰痛，阴雨天症状加重，活动后可见减轻，身体困重，睡眠欠佳，饮食可，二便正常。既往有甲状腺结节病史。舌红，苔黄厚腻，脉弦数。

辨证：湿邪侵袭，其性重着、黏滞，留着筋骨肌肉，闭阻气血，可使腰府经气不运；热邪常与湿合，或湿蕴生热而滞于腰府，造成经脉不畅而生腰痛；湿为阴邪，湿性黏滞，故阴雨天加重；身体困重，湿热上扰心神，则见睡眠欠佳。辨为湿热阻滞，气滞血瘀，舌红、苔黄厚腻、脉弦数亦为佐证。

诊断：痹证（湿热阻滞，气滞血瘀）。以行气活血、祛湿清热为治则，给予宁心通痹方加减治疗，整方如下：

黄芪30 g	麦冬15 g	五味子3 g	川芎15 g
丹参20 g	鸡血藤30 g	苏木20 g	地龙15 g
杜仲9 g	牛膝15 g	桑寄生30 g	木香6 g
生甘草6 g	桂枝20 g	瓜蒌30 g	半夏9 g
黄连12 g	黄芩15 g	苍术15 g	白术15 g
珍珠母45 g			

7剂，日1剂，水煎服400 mL，分早晚两次空腹温服。

另给予二甲双胍，每日 3 次，每次 0.5 g；参芪五味子片，每日 3 次，每次 5 片。

此方以宁心通痹方为底方，补气活血，行气通痹，另加入桂枝温通经脉，瓜蒌、半夏润肺化痰，黄连、黄芩清中、上焦之热，苍术、白术健脾祛湿，珍珠母重镇安神。

腰痛又称"腰脊痛"，是指因外感、内伤或挫闪导致腰部气血运行不畅，或失于濡养，引起腰脊或脊旁部位疼痛为主要症状的一种病证。腰痛一证在古代文献中早有论述。《素问·脉要精微论》载："腰者，肾之府，转摇不能，肾将惫矣。"首先提出了肾与腰部疾病的密切关系。腰痛病因为内伤、外感与跌仆挫伤，基本病机为筋脉痹阻，腰府失养。

腰痛治疗当分标本虚实。感受外邪属实，治宜祛邪通络，根据寒湿、湿热的不同，分别予以温散或清利；外伤腰痛属实，治宜活血祛瘀，通络止痛；内伤致病多属虚，治宜补肾固本，兼顾肝脾；虚实兼见者，宜辨主次轻重，标本兼顾。诚如《杂病源流犀烛》指出："肾虚，其本也；风、寒、湿、热、痰饮、气滞、血瘀、闪挫，其标也。或从标，或从本，贵无失其宜而已。"

十八、肺与大肠同治疗，大便通畅喘方平

医案 魏某，女，五十八岁。

主诉：憋气1月余。刻下症见左下腹隐痛不适，腰痛，右下肢麻木，乏力，便秘。舌淡红，苔黄，脉弱。

辨证：肺气不足，则见憋喘、乏力；气不足，则血行不畅，瘀滞经络，出现腹痛、腰痛、下肢麻木等；脾肺气虚，传送无力，则排便困难。辨为气血亏虚证。

诊断：胸痹（气血亏虚）。以补益气血、活血通脉为治则，给予宁心润便方加减治疗，整方如下：

黄芪 45 g	麦冬 15 g	五味子 3 g	川芎 15 g
丹参 20 g	当归 45 g	生地 30 g	麻仁 30 g
桃仁 15 g	瓜蒌 30 g	枳壳 9 g	木香 9 g
生甘草 6 g	元胡 15 g	白芍 30 g	羌活 30 g
独活 30 g	桑枝 45 g	桂枝 12 g	连翘 30 g
焦三仙各 30 g			

7剂，日1剂，水煎服400 mL，分早晚两次空腹温服。

宁心润便方是陈守强老师的自拟方。方中黄芪、麦冬、五味子补气滋阴为君，川芎、丹参、当归、生地活血补血为臣；麻仁、桃仁、瓜蒌、枳壳行气润肠通便为佐，甘草调和诸药为使。另加元胡、白芍缓急止痛，羌活、独活、桑枝疏通经络，改善下肢麻木及腰痛，桂枝温通经络，焦三仙、连翘保护行气消食，健脾清热。

肺主气，司呼吸，主宣发肃降；大肠为传导之官，将糟粕排出体外。十二正经中，肺与大肠相表里，经络循行相互络属；五行中，肺与大肠同属金，肺属阴在内，大肠为阳在外。肺为"相傅之官"，主气；大肠为"传导之官"，变

化水谷，传导糟粕。肺与大肠，一脏一腑，一阴一阳，表里相对，在生理和病理上互相影响。

在生理上：（1）肺主宣发，是大肠得以濡润的基础。这使大肠不致燥气过而便秘，犹如"河道不枯，舟能行之"，大便自然通畅无碍，顺利导下。（2）肺主肃降，是大肠传导功能的动力。肺藏魄，肛门又称"魄门"。魄门为肺气下通之门户，故可谓"肺上开窍于鼻，下施于魄门"。（3）肺之通调，是大肠主燥气的条件。由于肺气的宣发肃降，肺又能通调水道，有促进水液代谢和维持水液平衡的作用，故又称"肺为水之上源"。从而使大肠水分不致过多，保证大肠的"燥化"功能，大便不致因水谷不分，完谷不化，而成溏泻。

在病理上：（1）肺热壅盛，则大肠易燥结。临床常见高热病人，面部红赤，呼吸气粗，或咳嗽喘促，或咳吐黄稠黏液，甚或神昏谵语，而兼见阳明热盛之腹部胀满硬痛而拒按、大便秘结等大肠燥结之象，若单纯清肺热，或单纯泻大便，效果均不理想，而若用清热兼泻阳明，则可迅速奏效。（2）肺阴不足，则肠枯易便秘。临床上因久咳耗伤肺阴，或脾虚不能化生津液上输入肺，肺不布津（母病及子）；或热病后期，或产后耗伤肾精，肺肾阴虚（子病及母）等，常见干咳少痰，口干咽燥，口渴思饮，皮肤不泽，毛发憔悴，手足心热，而兼见大便秘结，行便困难。此时，养阴润燥，方能收到事半功倍的效果，滋养肺阴，即可润肠通便，大便通利，肺之宣降才能得以恢复。否则单纯滋养肺阴，大便不得通利，或单纯润肠通便，肺气不得宣降，均会使疗效不理想。（3）肺气不足，则大肠易虚秘。慢性疾病，久治不愈，或失于调养，或久咳耗伤肺气，肺气不足，失于肃降，使大肠传导失职，而致大肠虚秘。此时倘若单纯通泄大肠，效果不佳，且通后复秘，亦易伤正气。若采用"塞因塞用"之法，补肺降气，以助大肠传导之功，每每可以获效。常见老年人或体弱之人，肠蠕动减慢，即属此类证候。（4）肺气上逆，大肠易气秘。哮喘之人，胸闷气逆，张口抬肩，喘息不得卧，另耗气伤阴，肺气上逆，失于宣降，津液不得濡润大肠，大肠枯燥，传导不利，而致大肠"气秘"。此时除宣肺平喘外，兼降气通利大肠，以促大肠传导之功能，可收到满意效果。

十九、汤药煎服莫嫌烦，合理煎服疗效好

医案　贾某，女，七十岁。

主诉：憋气3天。既往高血压病史10年余，最高达180/110 mmHg，近日血压170/100 mmHg。现感憋气，活动后加重，双手麻木不适，饮食可，二便正常。舌红，苔黄，脉弱。

辨证：肺肾气虚，摄纳无力，则出现憋气不适，动则尤甚；气虚则推动无力，经络气机阻滞，出现麻木不适。辨为肺肾两虚证。

诊断：喘证（肺肾两虚）。

因患者不想服用中药，给予西药及中成药治疗：拜心同每日1次，每次30 g；寿比山每日1次，每次2.5 g；单硝酸异山梨酯片每日1次，每次20 mg；通心络每日3次，每次4片。

中药汤剂不同于西药，一般都需要患者在家自行煎煮、服药，对患者的自我执行能力要求较高，如果患者采用错误的煎药流程与服药方式，都会影响其治疗的效果，干扰患者病情转归或产生反作用。朱习萍、张辛曾研究过门诊患者中药汤剂煎服依从性现况，门诊患者只有53%的人具有较好的依从性，分析其余的47%的人，原因如下：（1）患者对中药相关知识知晓率较低，以及对中药治疗效果的认可程度较弱，患者缺乏良好的用药咨询途径以及满意的健康知识普及，从而容易导致患者获得的社会支持和个人态度得分较低；（2）与西药直接服用相比，中药服用方式比较复杂，一般需要患者自行煎服，过程比较琐碎，需要注重中药的煎服火候、浸泡方法以及剂量等问题，对患者的自我执行能力要求较高，导致患者煎服依从性较差。因此，医护人员应该加强对中药相关知识的宣传力度，提高患者对中药相关知识的知晓情况和认可程度，从而有效改善患者用药依从性，促进患者病情转归。

研究发现，患者的服药依从性与家庭环境密切相关，加强对患者的家庭干

预能够改善患者依从性水平。调查发现，患者的家庭亲密度是影响其中药汤剂煎服依从性的主要因素，患者的家庭亲密度越好，其中药煎服依从性水平越高。分析其原因可能是：家庭亲密度反映家庭成员彼此间相处的亲密程度，家庭亲密度越好，家庭成员给予彼此生活上的照顾程度越高。当患者采用传统的中药模式进行疾病诊治时，一方面良好的家庭亲密度会促使家庭成员密切关注患者服药情况，及时劝导患者严格遵守医嘱，注意中药煎服的各项要求，并给予积极的正面引导；另一方面，家庭亲密度越好，家庭成员彼此交流较深入，从而家庭成员对患者病情进展和相关医嘱了解程度较为全面，患者进行中药汤剂治疗期间，部分家庭成员可以替代患者行使煎药等行为，避免患者发生流程上的错误，同时患者也可以从家庭成员间获得良好的情感支持，避免患者不良情绪发生，从而影响中药煎服的依从性。

文化程度越高，患者中药煎服依从性得分越高，分析其原因可能是：文化程度较高的患者对健康认知程度较高，获取中药相关知识的途径较多，学习新事物的能力较强，能够快速、熟练的掌握中药煎服的一系列流程，能严格按照医嘱进行相关操作，重视中药煎服各个环节的执行质量，从而促使其中药煎服各方面的依从性好。而基层患者的文化程度普遍偏低，依从性没有大医院患者依从性高。

自我保健意识水平是影响门诊患者中药汤剂煎服依从性的主要因素，患者自我保健意识越好，其中药煎服依从性水平越高，患者的自我保健意识越好，提示其健康素养水平越高。既往研究发现，患者的健康素养水平与自我管理、自我效能水平密切相关，因此，当门诊患者存在较高的自我保健意识时，其更注重对自己身体的健康管理，更偏向于严格遵守中药汤剂煎服的各类要求，从而维持高水平的中药煎服依从性。

煎服方法

中药汤剂属于中医治疗方法中较为常见的剂型，通过煎服方法给药，患者可快速吸收药物成分，进而发挥良好的治疗效果。中药汤剂煎服方便，且能够加减使用，因此在很多疾病治疗过程中均能发挥良好的效果。但是，若煎药及服药方法不正确，会在一定程度上影响药效，为此探讨中药汤剂煎服的注意事项非常必要。

1. 煎煮前注意事项

（1）正确选择煎药器皿

中药在发挥药效过程中，很多金属器皿会降低其药效发挥，如铜锅、铁锅、铝锅等，同时包括沾有油渍的金属器皿。这是由于很多金属器皿可与汤药发生化学反应，例如铁锅中的铁离子能够与生物碱、香豆素等中药成分发生化学反应，患者服用汤剂后，会对身体产生危害。为此，在煎药前应正确选用煎药的器皿，其中陶器、搪瓷、砂锅等均可，不锈钢金属器皿也可。

（2）中药材煎药前清洗问题

很多中药材表面会出现灰黑色物质，这是由于这些中药材在销售之前均进行了加工或一定程度的炮制，通常情况下不必过分担忧。若中药材中含有大量泥沙，可用水漂洗，注意漂洗过程中速度要快，不能浸洗，避免药材中的水溶性成分减弱或丢失。

2. 煎煮中注意事项

（1）切忌使用热水进行煎煮

很多中药材采用热水煎煮后，其表面含有的蛋白质、淀粉等有效成分因突然接收到热量而发生凝固，进而对蛋白质、淀粉及药材其他成分自身的浸出产生阻碍作用。正确做法是：将中药材浸泡在凉开水中，15—20 min 后再进行煎煮。这是由于凉开水已经沸过 1 次，在煮沸的过程中水中余氯已经挥发，便不会对中药材中的有效成分产生破坏。与此同时，在水煮沸的整个过程中，会进一步减少生水中钙元素和镁元素的含量，进而减少其与药物成分的结合，有效提高汤剂中的药物浓度。

（2）注意煎煮时的假煮沸现象

在对中药材进行汤剂煎煮时，基本要求是将药物和水煮沸，也就是说温度要达到 100 ℃才算合格。假煮沸的中药汤剂，其药效不能完全被释放出来，因此很难达到预期的疗效。煮沸是制备中药汤剂的基本要求，而温度达到 100 ℃是煮沸的标准。但是，很多药液通常无需达到 100 ℃就会出现沸腾，临床将其称为"假煮沸"现象。导致这种现象出现的主要原因在于很多中药材中会含有一定量的化学成分，在特定水温下会出现理化。例如甘草、牛膝、款冬花等药物自身含有的化学成分，会在温度较低的情况下产生泡沫，这会对中药制备人员产生误导。

（3）煎药次数需注意

汤剂煎煮以多次煎比一次长时间煎煮效果佳。一般煎煮 2 次能使药物中 80% 的有效成分溶出，因此汤剂一般以煎煮 2 次为宜，滋补药可煎 3 次。注意服用时要将分次煎的药汁混合后再分次服用。

煎煮方法具体如下：①将相关中药材放入正确的器皿，然后添加凉开水，水要没过药材，浸泡 30 min。②将器皿放置在火上，选用中火进行煎煮。首次煎煮后，将药液倒出 200 mL 左右。通常首次煎煮水沸后，用中火或大火继续煎煮 15—20 min。③加入适量温水，实施二次煎煮。注意若此时剩余药渣已经放凉，应添加凉水。对煎药时间进行控制时，要从水沸开始计算。二次煎煮水沸后，用中火继续煎煮 10—15 min 即可。针对治疗慢性疾病的中药汤剂，要首次煎煮水沸后，时间应控制在 20—30 min，二次煎煮水沸后时间应控制 15—20 min。煎汤代水：对于质地泡松、用量较大，或泥土类不易滤净药渣的药物，可先煎 15—25 min，去渣取汁，再与其他药物同煎。

3. 中药材煎煮后注意事项

（1）煎好药液处理方法及主要注意事项

煎好药液最好用筛子过滤，150—200 mL/ 次，充分混合后再进行分次口服。若发现煎煮的药液量过多，可对混合药液进而再次煎煮，药量有效浓缩后方可进行服用。患者在口服药剂时，若发现中药煎煳，应弃用。室内温度较高时，要注意对中药汤进行防变质处理。同时每次煎药过后，要及时清理煎药器皿。服药后，盛药的器皿也要及时清洗。

（2）中药汤剂正确服药方法

中药汤剂不仅要在制备过程中注意各种事项，服用时也要注意掌握正确方法。将首次煎药及二次煎药的药液进行充分混合后，患者要按照实际病情分次口服。口服分以下几种情况：①清晨空腹口服，此种服药方法可避免胃中食物与药液混合，从而快速发挥药效。②饭前口服，此时胃中基本无食物，服药后可发挥清晨空腹口服同样的药效。③饭后口服，针对刺激性较强的药液，可选择饭后口服，进一步减少药物对患者胃肠道的刺激。④特定时间口服，部分中药汤剂需在特定时间服药，如用于安神的药液，通常要在睡前 30—60 min 内口服 。

二十、肝气郁滞致百病，木静风恬病自消

医案一　张某，女，六十五岁。

主诉：腹胀 5 天。刻下症见食少腹胀，背部胀痛，伴有嗝气，双下肢酸软发冷，睡眠差，二便正常。既往有高血压病史 3 年余，最高达 220/90 mmHg。现测血压：150/60 mmHg。舌暗红，苔薄黄，脉弦数。

辨证：肝失疏泄，气机运行不畅，阻滞背部，则感背部胀痛不适、双下肢酸软；肝气横逆犯脾，脾气虚弱，不能运化水谷，则食少腹胀；胃气上逆，则见嗝气，扰其心神，则睡眠欠佳。辨为肝郁脾虚证。

诊断：痞证（肝郁脾虚）。以疏肝和脾为治则，给予宁心消痞方加减治疗，整方如下：

黄芪 30 g	麦冬 15 g	五味子 3 g	川芎 15 g
丹参 20 g	半夏 9 g	陈皮 15 g	焦三仙各 30 g
乌贼骨 30 g	木香 15 g	砂仁 6 g	连翘 15 g
生甘草 6 g	珍珠母 45 g	代赭石 30 g	旋覆花 20 g^(包)
羌活 30 g	葛根 30 g	桂枝 20 g	白芍 15 g

7 剂，日 1 剂，水煎服 400 mL，分早晚两次空腹温服。

此方以宁心消痞方为底方，益气滋阴，行气消痞，另加入珍珠母重镇安神，代赭石、旋覆花降气和胃，羌活、葛根、桂枝祛风散寒，温通经络，白芍柔肝补阴。

医案二　李某，女，四十岁。

主诉：心前区不适 1 月余，加重 2 天。刻下症见心前区不适，自诉有压迫感，平日易怒，乳房胀痛，周身乏力，经前期烦躁，四肢胀痛，平素畏寒，眠差，另有颈部不适，纳食可，二便正常。舌红，苔薄黄，脉沉。

辨证：情志不遂，肝郁抑脾，耗伤心气，营血渐耗，心失所养，神失所藏，即所谓忧郁伤神，可以导致心神不安，出现心前区不适；乳房为肝经所过，肝

气不疏，则见乳房胀痛、经前期烦躁；肝木克制脾土，脾失健运，则见周身乏力、四肢胀痛；肝气郁结不解，久可化火，则见失眠。辨为肝郁气滞证。

诊断：郁证（肝郁气滞）。以行气解郁为治则，给予宁心解郁方加减治疗，整方如下：

黄芪 30 g	麦冬 15 g	五味子 3 g	川芎 15 g
丹参 20 g	郁金 24 g	香附 15 g	玫瑰花 9 g
琥珀粉 2 g^{（冲服）}	炒枣仁 30 g	紫石英 30 g	木香 9 g
生甘草 6 g	珍珠母 30 g	制附子 30 g^{（先煎）}	肉桂 30 g
桔梗 15 g	枳壳 15 g		

7 剂，日 1 剂，水煎服 400 mL，分早晚两次空腹温服。

此方以宁心解郁方为底，行气解郁，另加珍珠母重镇安神，制附子、肉桂温补下元，桔梗、枳壳调节气机。

朱丹溪指出："气血冲和，万病不生，一有怫郁，诸病生焉。"肝属木，为气化发生之始，凡脏腑经络之气化，必藉肝胆之气的鼓舞方能生生不息。又肝居中焦，主疏泄，喜条达，善调全身气机之升降出入。如果肝之清阳不升，疏泄无权，则必气机逆乱而诸病由生。治法亦从肝喜条达而恶抑郁的特点，升肝中之郁而调畅诸气，使肝木之气冲和条达。

《吕氏春秋》："郁，不通也。"张介宾《类经·运气类·五郁之发之治》："天地有五运之郁，人身有五脏之应，郁则结聚不行，乃致当升不升，当降不降，当化不化，而郁病作矣。故或郁于气，或郁于血，或郁于表，或郁于里，或因郁而生病，或因病而生郁。"明末赵献可同样认为："凡病之起，多由于郁。"在正常情况下，脏腑气血通畅，循行正常则人体健康无病。在疾病状态下，脏腑气机失调，气血运行失常，则诸病皆生。而气机之失常，多缘于情志抑郁。情志抑郁则肝气郁滞不畅，肝木不得条达，气血津液运化失常，可出现多种病证。

在生理情况下，人的精神开朗愉快和情绪稳定平和有赖于肝脏的疏泄条达，这种正常的情志活动又有利于肝脏气机的疏泄条达，二者处于相互促进、相互影响的状态。情志失调，恼怒多愁，或郁郁寡欢等均可导致肝气郁结，疏泄失常。若肝郁日久，累及其他脏腑，形成多脏腑病变。如累及肺脏，木火刑金，肝气郁结，日久化热，火气上乘于肺，灼伤肺阴，金虚不能制木，则肺气失于清肃。累及肾脏，情志内伤，肝郁化火，火灼真阴，下及肾水，造成肝肾之阴亏虚。累及于心，木旺生火，若情志过极，肝郁化火，肝火上扰心神，神明失主，既可出现烦躁易怒、两胁胀痛、口苦目赤、脉弦而数的肝经实热、肝火上炎证，又可出现心烦不寐、喜怒无常，甚至登高而歌、弃衣而走等发狂的症状。《张氏医通》认为："盖东方生木，木者生生之气，即火气附于木中，木郁则土郁，土郁则金亦郁，金郁则水亦郁，五行相因，自然之理，惟其相因也。"而当把心中的郁结打开，肝气运行顺畅，木静风恬，病自然就好了。

《素问·五常政大论》："发生之纪，是谓启陈。土疏泄，苍气达，阳和布化，阴气乃随，生气淳化，万物以荣。"这是指木运太过，土气疏散畅达的自然现象。《黄帝内经·素问》："肝木喜条达而恶抑郁。"清代沈金鳌的《杂病源流犀烛》中亦有："肝其性属木，故其体木柔而刚，直而升，以应乎春。其性条达而不可郁；其气偏于急而激暴易怒，故其为病亦多逆。"肝郁则疏泄无权，气机不畅，肝气横逆犯脾，则可导致肝脾不和，脾失健运；如肝气郁结，横逆犯胃，导致肝胃不和，胃失和降；肝气郁滞，疏泄不及，亦可影响冲任，症见月经不调，经行腹痛，寒邪凝滞，乳房胀痛，经脉收引，经量减少等。另外，肝气郁结，日久及血，导致气滞血瘀时，可表现为肝气郁结与血行瘀滞同见。

二十一、莫可名状嘈杂证，口流清水胃虚寒

医案 许某，女，八十岁。

主诉：胃部不适 10 余天。刻下症见胃部嘈杂不舒，烧心，口干，口苦，恶心，纳差，餐后胃部不适加重，大便干结或黏而不畅，睡眠欠佳。舌暗红，苔黄腻，脉弦细。

辨证：湿热内蕴，困阻脾胃，气机不利，则见胃部嘈杂不舒；胃中积热上犯于心，则感烧心、睡眠欠佳；湿热熏蒸肝胆，则出现口干、口苦。辨为湿热阻胃证。

诊断：嘈杂（湿热阻胃）。以清热化湿、和胃消痞为治则，给予宁心消痞方加减治疗，整方如下：

黄芪 30 g	麦冬 15 g	五味子 3 g	川芎 15 g
丹参 20 g	半夏 9 g	陈皮 15 g	焦三仙各 30 g
乌贼骨 30 g	木香 15 g	砂仁 6 g	连翘 15 g
生甘草 6 g	珍珠母 60 g	黄连 12 g	黄芩 20 g
生龙骨 30 g	生牡蛎 30 g	浙贝母 12 g	石斛 30 g
苏梗 30 g	藿香 15 g		

7 剂，日 1 剂，水煎服 400 mL，分早晚两次空腹温服。

此方以宁心消痞方为底方，益气滋阴，行气消痞，另加入珍珠母重镇安神，黄连、黄芩清中上焦热，加生龙骨、生牡蛎收敛浮越之气。《本经逢原》认为龙骨涩可以去脱，入肝敛魂，收敛浮越之气。《现代实用中药》记载："牡蛎为制酸剂，有和胃镇痛作用，治胃酸过多。"加浙贝母清热化痰、开郁散结，石斛益胃生津、滋阴清热，苏梗理气宽中，藿香芳香除秽。

电话随访：服药后，口干口苦减轻，睡眠好转，胃部不适减轻。嘱上方继服 7 剂。

嘈杂是消化科疾病的常见症状，但现代医学没有专门的定义。病人自觉胸骨后中、下段至上腹部之间非痛非胀的不适感，并常与泛酸、嗳气、胃胀、胃痛等相伴。该症见于现代医学的慢性功能性消化不良、反流性食管炎、胃炎和消化性溃疡等疾病中。

胃腑位居中焦，胃气宜通、宜降、宜和。通则湿热难生，降则气机调畅，和则纳食正常，嘈杂自除。《景岳全书》云："嘈杂一证，或作或止，其为病也，则腹中空空，若无一物，似饥非饥，似辣非辣，似痛非痛，而胸膈懊恼，莫可名状，或得食而暂止，或食已而复嘈，或兼恶心，而渐见胃脘作痛。"清代何梦瑶《医碥》云："其证似饥，急欲得食，心中扰扰不宁，如酸如辣，似慌张。"叶天士云："脾属阴，主乎血；胃属阳，主乎气，脾主为胃行其津液者也。胃易燥，全赖脾阴以和之；脾易湿，必赖胃阳以运之……若脾阴一虚，则胃家饮食游溢之精气，全输于脾，不能稍留津液以自润，则胃过于燥而有火矣。故欲得食以自资，稍迟则嘈愈甚，得食则嘈暂止……此乃脾阴之虚，而致胃家之燥也。"

嘈杂病位在胃，其发病与脾、肝关系密切。"嘈杂肠鸣，多唾，口中清水自出，胁肋急胀满痛，不欲食，此胃气虚冷所致。其脉沉迟弦细，是其证也。"脾主运化，胃主受纳，脾为胃运化水谷精微，脾宜升则健，胃宜降则和，而脾胃土的健运又有赖于肝木的正常疏泄。大凡经常饥饱不一或饮食不节，日积月累，脾胃运化失常，致湿热或痰热中阻，胃失通降之职；性格内向，常常郁郁寡欢，致肝失条达，横逆犯胃，肝胃不和，胃失和降，均可引发嘈杂。若湿热或痰热久恋，阴液暗耗，或热病之后津液亏损，胃阴不足，濡润失司，致和降无能；或体质素弱，形瘦胃薄，复加生冷伤胃，饥饱伤脾，中气更馁，运化无力，水饮留滞，亦可导致嘈杂发生。总之，嘈杂的病因病机以脾胃虚弱为本，痰湿、热邪、气郁等为标，胃失和降为发病关键。

另外，注意嘈杂与吞酸的鉴别，两者病位相同，并具有相同的肝气不舒的病机；区别在于病因不同，嘈杂为饮邪所致，而吞酸的关键在于有宿食留滞。从临床实践来看，两者的临床表现明显不同，后者常自觉有酸水上泛，前者主要是胃中空虚，似饥非饥之状，但两者也可同时出现。

二十二、清肝潜阳降血压，理气化滞消痞满

医案 张某，男，六十六岁。

主诉：胃部不适 1 年余，加重 2 天。刻下症见胃部胀满不适，嗳气后稍舒，不思饮食，食后加重，偶有反酸、烧心感，心慌，纳食少，睡眠差，二便正常。既往有高血压病史 1 年余，最高血压达 200/100 mmHg，现血压 180/90 mmHg，平日服用硝苯地平缓释片、依那普利。舌红，苔黄腻，脉滑数。

辨证：胃主受纳，运化水谷，以和降为顺。饮食不慎，食滞胃肠，气失和降，阻滞不通，则见胃部不适；胃中未消化食物夹腐气上逆于心，则感心慌。辨为饮食伤胃证。

诊断：痞证（饮食伤胃）。以消食导滞、和胃止痛为治疗原则，给予宁心消痞方加减治疗，整方如下：

黄芪 30 g	麦冬 15 g	五味子 3 g	川芎 15 g
丹参 20 g	半夏 9 g	陈皮 15 g	焦三仙各 30 g
乌贼骨 30 g	木香 15 g	砂仁 6 g	连翘 15 g
生甘草 6 g	珍珠母 60 g	钩藤 30 g^{（后入）}	黄连 12 g
黄芩 15 g	生龙骨 30 g	生牡蛎 30 g	枳实 15 g
槟榔 15 g			

7 剂，日 1 剂，水煎服 400 mL，分早晚两次空腹温服。

胃为阳土，喜润恶燥，为五脏六腑之大源，主受纳、腐熟水谷，其气以和降为顺，不宜郁滞。此方以宁心消痞方为底方，益气滋阴，行气消痞，另加入珍珠母重镇安神，钩藤清热平肝，熄风定惊，黄连、黄芩清中上焦热，生龙骨、生牡蛎收敛浮越之气，枳实、槟榔行气消滞。

二十三、迎风流泪止不住，穴位推拿疗效好

医案 冯某，男，五十七岁。

主诉：双目不自主流泪 3 月余，加重 1 天。刻下症见双目瘙痒三月余，不自主流泪，嗝气，饮食可，睡眠尚可，二便正常。既往有高血压病史，现测血压 150/110 mmHg。舌暗红，苔略黄腻，脉弱。

辨证：肝开窍于目，患者双目瘙痒，知病位在肝。高巅之上，唯风可到。肝血不足，不能上荣于目，复感受风邪，则见双目瘙痒；肝血不足，则肝横逆犯胃，胃降失司，则见嗝气。辨为肝脾不和，肝血虚症。

诊断：迎风流泪（肝脾不和，肝血亏虚）。以疏肝和脾、祛风止痒为治疗原则，给予宁心消痞方加减治疗，整方如下：

黄芪 30 g	麦冬 15 g	五味子 3 g	川芎 15 g
丹参 20 g	半夏 9 g	陈皮 15 g	焦三仙各 30 g
乌贼骨 30 g	木香 15 g	砂仁 6 g	连翘 15 g
生甘草 6 g	珍珠母 60 g	黄连 12 g	黄芩 15 g
代赭石 30 g	旋覆花 20 g^(包)	白鲜皮 30 g	土茯苓 30 g
蛇床子 30 g	防风 15 g	蝉蜕 12 g	

7 剂，日 1 剂，水煎服 400 mL，分早晚两次空腹温服。

此方以宁心消痞方为底方，疏肝和脾，另加入珍珠母重镇安神，黄连、黄芩清中上焦热，旋覆花、代赭石和胃降逆，白鲜皮、土茯苓、蛇床子、防风、蝉蜕祛风止痒。

迎风流泪虽然是个小毛病，但也需要及时治疗。目前临床上多采用冲洗泪道、扩张泪道的方法进行控制。出现迎风流泪有两种情况。一种是当眼睛泪腺突然受到冷空气的刺激，泪液分泌暂时增加，再加上泪小管周围的括约肌遇到冷空气的刺激而发生痉挛性收缩。由于泪小管很细，一时不能把过多的泪液全

部排走，就出现流泪现象。这种原因引起的迎风流泪，一般属于生理现象，不必担心，也用不着治疗。另一种情况则是病理性的，因为泪道及其附近的组织有慢性炎症（如沙眼、慢性结膜炎等），引起泪道狭窄甚至阻塞，排泪功能受到影响，一遇冷空气刺激，泪液分泌增加，自然就会出现流泪现象。有泪道阻塞的人即使平时在室内也会流泪。若属于这种情况，则需对症治疗。

迎风流泪症有冷泪和热泪之分。本例当属冷泪，亦可采用针灸疗法。可取穴攒竹、阳白、鱼腰、上迎香、四白、合谷等。攒竹属膀胱经，针攒竹能壮肾水、养肝木，以通泪道；阳白属足少阳胆经，与肝相表里，有养肝祛风之功；加鱼腰、上迎香（皆是经外奇穴）以助攒竹、阳白之效；四白属足阳明胃经，可厚胃气、补气血，以养五脏六腑之精气；合谷属手阳明大肠经，升而能散，可加强诸穴之效；配太阳、印堂（皆是经外奇穴），以清头明目而止痛。立方之旨，在于调气血、养肝肾，疏经络、通泪道。由于通调气血、滋补肝肾，目得精气所注，故其功能改善。

除就医之外，患者可以在家进行自我推拿。推拿部位：（1）足太阳膀胱经的攒竹穴、睛明穴；（2）足少阳胆经的风池穴、瞳子髎穴；（3）经外奇穴的太阳穴。按摩操作手法：在足太阳膀胱经，攒竹穴、睛明穴采用拇指按法，微用力深压，揉捻，按而留之，不可呆板，对称进行，用诱导的手法；在足少阳胆经、风池穴、瞳子髎穴以及经外奇穴太阳穴，采用抹法，用两手拇指罗纹紧贴皮肤，上下左右地抹，至皮肤充血为止。拇指按法，能通经络，开通闭塞，祛寒止痛；抹法，能开窍镇静平肝，降火醒头目。

二十四、追求事业无可非，放慢脚步悟生活

医案 潘某，女，三十一岁。

主诉：心慌、气短2月余，加重3天。刻下症见心慌、气短、胸闷症状，现感倦怠，周身乏力，面色无华，饮食可，眠差梦多，二便正常。舌红，苔薄黄，脉细弱。

辨证：血不足，心失所养，则见心慌；血虚心神失养，神不守舍，则见失眠、多梦；血虚不能上荣于头面，则见面色无华。

诊断：胸痹（心血亏虚）。

患者因工作太忙，没有时间煎药，故不服汤药。给予银杏叶滴丸治疗，每日3次，每次10丸。

不知从何时起，大家都开始匆匆忙忙，似乎前方有一个美好的目标等待着我们，仿佛一旦我们放慢脚步，它就会消失，于是大家做什么事情都争分夺秒。有的人说，为了生活要拼命地工作。但无论你是否着急，生活就在那里，时间的转速永远不会改变，为何不用一种慢生活的态度，去欣赏生活中那些美丽的事物？或许你不曾留意，今天路边的小草已发芽；或许你未曾发觉，近日天空万里无云；或许你不曾感受，自己的孩子已开始懂事……

世上没有什么事情，是你非做不可的，一切的压力，都是自己给自己的。慢生活，不是让你懒惰，不是让你什么都不做，不是让你每天聊天、刷新闻、看视频。慢生活，是按照你自己计划，按部就班地去做好事情。该工作工作，该爬山爬山，该与家人、朋友玩的时候，就去玩。

慢生活，是一种理念，是一种有所追求、一步一步前进的生活，它不是急功近利的。

作家刘墉说自己是一个慢性子的人。慢性子，不是不做事，而是按部就班地做。而如今，有些人为了追求金钱、名誉，变成生活的奴隶。

一名身患绝症的美国小女孩，她用对生命的渴望和留恋谱写了一首动人的诗：

放慢生活的舞步

你曾注意过旋转木马上嬉戏的小孩吗？

你曾聆听细雨落在地上溅起的声音吗？

你曾追逐过飞来飞去的蝴蝶吗？

你曾凝视着落日渐黄昏吗？

你最好慢下来，

步子不要这么快，

因为时光短暂，

生命之乐不会持久。

你是否每天忙忙碌碌，慌慌张张？

当你问声"你好吗？"你是否听到了回答？

当忙碌一天后，

你是否躺在床上还想着明天的种种烦琐事？

你最好慢下来，

步子不要这么快，

因为时光短暂，

生命之乐不会持久。

你是否曾告诉你的孩子明天将要做的事，

而匆忙之中没有留意到孩子的伤心？

你是否曾因失去联系，

而使一段珍贵的友谊无奈凋零？

你最好慢下来，

步子不要这么快，

因为时光短暂，

生命之乐不会持久。

当你匆匆往某处赶时，你就错过了路上的乐趣；

当你生活中满是焦虑和急促时，

日子就像未开封的礼物，这样被你丢掉……

生活不是速度的竞赛，

让我们放慢生活的舞步，

在曲终人散时，

仔细倾听这生命之乐。

二十五、血糖升高不重视，脏器病变为时晚

医案　李某，女，六十三岁。

主诉：双下肢酸痛1周。刻下症见双下肢酸痛，周身乏力，纳食可，睡眠调，二便正常。既往糖尿病病史5年余，平日服用消渴丸、二甲双胍片。舌暗红，苔黄，脉濡缓。

辨证：体内水液运化失常而形成湿浊，阻遏气机与清阳，故周身乏力；湿邪重浊趋下，故见双下肢困重、酸痛。辨为湿邪阻络证。

诊断：消渴（湿邪阻络）。以行气活血、祛湿通络为治则，给予宁心通痹方加减治疗，整方如下：

黄芪 30 g	麦冬 15 g	五味子 3 g	川芎 15 g
丹参 20 g	鸡血藤 30 g	苏木 20 g	地龙 15 g
杜仲 9 g	牛膝 15 g	桑寄生 30 g	木香 6 g
生甘草 6 g	茯苓 15 g	石菖蒲 20 g	黄连 12 g
玉米须 20 g	焦三仙各 20 g	连翘 20 g	乌贼骨 30 g
葛根 45 g			

7剂，日1剂，水煎服400 mL，分早晚两次空腹温服。

此方以宁心通痹方为底方，补气活血，行气通痹，另加茯苓祛湿健脾，石菖蒲芳香化湿，黄连清热，玉米须利尿泄热，焦三仙、连翘、乌贼骨顾护胃气，葛根升举清阳。

糖尿病的发病率、致残率、致死率高，给病人及其家属带来了极大的负担。但糖尿病前期，血糖刚升高，并没有明显的病症，故基层患者多数不重视，不愿意购买药物服用，以致后期出现很多并发症。

糖尿病前期指的是患者处于糖尿病与正常血糖之间的一种临床表现，该阶段是在发生糖尿病的前期状态。一般诊断一个人是否患有糖尿病，需要测两个血糖：一个叫作空腹血糖，是指早餐前，空腹状态测的血糖；另一个为餐后

两小时血糖，是指从进食开始算，餐后 2 小时监测血糖。如果空腹血糖 > 6.1 mol/L，或者餐后 2 小时血糖 > 7.8 mol/L，但是没有达到糖尿病的诊断标准，这种情况被称为"糖尿病前期"。这种被测者每天都可能变成新的糖尿患者，因此"糖尿病前期"的人群是预防糖尿病的重点人群。相关研究表明，全球处于糖尿病早期的人群大概有 3 亿人口，且至 2025 年将会涨至 4 亿人左右，因此了解糖尿病早期的相关知识至关重要。糖尿病的真正发生往往会给患者带来较大比例的死亡以及残疾，从而增加了患者与家属较大的经济压力，对糖尿病的重视及糖尿病知识的普及已经得到了国家的重视。

糖尿病是一种终身性疾病，如果在患病后得到正确的指导，能够有效的控制疾病和降低并发症的发生率，但是一旦控制不良，可以引起多器官并发症的发生，如眼睛、心血管等，对患者的生活和生命产生严重的影响。目前，我国糖尿病发生率逐年提高，很多糖尿病患者对糖尿病前期的表现不清楚，导致在早期得不到较好的医疗干预，同时不改变不良的生活习惯，使糖尿病快速发展，造成更严重的影响。糖尿病后期主要病变有：

（1）高血糖患者如果长期没有把血糖控制在合理范围，就会引发多种并发症，糖尿病肾病就是严重的并发症之一。肾脏一旦发生功能障碍，轻则血压上升，周身乏力；中则出现浮肿、贫血、厌食等情况；重则导致心力衰竭、消化道出血、肾功能衰竭、尿毒症甚至死亡。

（2）糖尿病周围神经病变，发生率在 10%—20%，表现为电击、针刺、火烤、撕裂等样的典型的神经病理性疼痛，往往轻微地触碰就会诱发。另外手脚麻木也是糖尿病周围神经病变的早期典型症状，表现为从远端开始对称性地向上发展，还会出现袜套样感觉、踩棉花感、蚁走感等。

（3）糖尿病足，由于高血糖合并神经或血管损害，导致糖尿病患者脚部伤口不易愈合。如果放任伤口发展，就有可能导致严重感染、坏死甚至截肢。据统计，糖尿病足导致的截肢比例超过车祸和意外，是成年人最主要的截肢原因。全球每年约有 400 万糖尿病患者发生足溃疡。足溃疡是糖尿病足最常见的表现形式，也是造成糖尿病患者截肢的主要原因。85% 以上的糖尿病患者截肢起因于足溃疡，5 个溃疡中有 4 个始于外部创伤。

但糖尿病并非无法防治，将中医"治未病"思想运用于糖尿病的预防和治疗中，针对糖尿病的各个阶段，抓住"可逆性"的时间窗，实施积极有效的生活方式干预及治疗，对于阻止或延缓糖尿病及其并发症的发生、发展，具有重要意义。

二十六、阴阳不接发晕厥，补中益气生脾阳

医案 马某，女，四十六岁。

主诉：晕厥反复发作。患者自诉 10 年前第一次出现晕厥病史，每年发作 2—3 次，今晨早起晕厥再次发作，前兆为头晕、头胀、心慌，多在排尿后发生晕厥，平素易怕冷。饮食、睡眠可，二便正常。舌暗红，苔薄白，脉弱。

辨证：患者发病有其明显诱因，属于中医厥证，从其症头晕、头胀、心慌等，可知为虚厥。患者素体气血亏虚，血不荣心，故见心慌；脾虚则清阳不升，中气下陷，故见晕厥。辨为脾虚气陷证。

诊断：厥证（脾虚气陷）。以补中益气、升阳举陷为治则，给予补中益气汤加减治疗，整方如下：

黄芪 15 g	党参 15 g	白术 10 g	炙甘草 15 g
当归 10 g	陈皮 6 g	升麻 6 g	柴胡 12 g
生姜 9 片	大枣 6 枚	焦三仙各 20 g	连翘 15 g
乌贼骨 30 g	白蔻仁 30 g^(后入)	藿香 20 g	佩兰 15 g

7 剂，日 1 剂，水煎服 400 mL，分早晚两次空腹温服。

综合全方，一则补气健脾，使后天生化有源，脾胃气虚诸证自可痊愈；一则升提中气，恢复中焦升降之功能，使下脱、下垂之证自复其位。另加焦三仙、连翘、乌贼骨保护胃气，白蔻仁、藿香、佩兰芳香化湿。

厥证是以突然昏倒，不省人事，四肢逆冷为主要临床表现的一种病证。病情轻者，一般在短时间内苏醒，但病情重者，则昏厥时间较长，严重者甚至一厥不复而致死亡。《素问·大奇论》说："暴厥者，不知与人言。"此类厥证之生死，取决于正气来复与否及治疗措施是否及时、得当。若正气来复，治疗得当，则气复返而生，反之，气不复返而死。《证治汇补·厥》："人身气血，灌注经脉，刻刻流行，绵绵不绝，凡一昼夜，当五十营于身，或外因六淫，内因七情，

气血痰食，皆能阻歇营运之机，致阴阳二气不相接续，而厥作焉。"发病之后，若呼吸比较平稳，脉象有根，表示正气尚强，预后良好。反之，若气息微弱，或见昏愦不语，或手冷过肘、足冷过膝，或脉象沉伏如一线游丝，或如屋漏，或散乱无根，或人迎、寸口、趺阳之脉全无，多属危候，预后不良。

引起厥证的病因主要有情志内伤、体虚劳倦、亡血失津、饮食不节等方面。而其病机主要是气机突然逆乱，升降乖戾，气血阴阳不相顺接。正如《景岳全书·厥逆》所说："厥者尽也，逆者乱也，即气血败乱之谓也。"情志变动，最易影响气机运行，轻则气郁，重则气逆，逆而不顺则气厥。气盛有余之人，骤遇恼怒惊骇，气机上冲逆乱，清窍壅塞而发为气厥实证；素来元气虚弱之人，陡遇恐吓，清阳不升，神明失养，而发为气厥虚证。气与血阴阳相随，互为资生，互为依存，气血的病变也是互相影响的。素有肝阳偏亢，遇暴怒伤肝，肝阳上亢，肝气上逆，血随气升，气血逆乱于上，发为血厥实证；大量失血，血脱则气无以附，气血不能上达清窍，神明失养，昏不知人，则发为血厥虚证。由于情志过极、饮食不节以致气机升降失调，运行逆乱，或痰随气升，阻滞神明，则发为痰厥。

二十七、知识开阔眼界宽，曲径通幽蕴更美

没有患者时，我和老师开始闲聊。

最近一段时间，我一直心情很低落。我是一个性格倔强的人，自从高考前恋上了针灸，填报志愿时，全都选的针灸专业。学了五年的针灸，现在学习西医，心里多少有些抵触。

人一生的时间是有限的，每一天的精力也是有限的。所以，确定一个目标，努力去追寻是很重要的。考研前的我，一度把针灸作为自己的目标，准备用一辈子来研究它。

我讨厌虚度光阴，不喜欢没事和他人聊天，不喜欢逛街，不喜欢等人，不喜欢看无聊的肥皂剧。可能是因为自己身体的原因，每天精神充沛的时间本来就不多，因此精神好时，留着来做我认为最有意义的事情。有些人总是抱怨无聊，可是我的生活中无聊是一种奢侈，总觉得自己的时间不够用。

然而，事情总是不尽如人意。我没能学我喜欢的专业——针灸学，而是换成了中西医结合临床专业，西医是我很不想学的，但现在又不得不学。

"老师，我不想学西医，我觉得用一生的时间来学中医，尚精力不够，为何还要去学一门自己不喜欢的专业？而且我西医基础没有打牢固，现在学起来是有些吃力的。"

老师说："你遇见的事，都不会是偶然的，都会成为你生活的一部分，为你的生活增添许多色彩。中医固然好，而西医也是一门救死扶伤的医学，你不能否认他存在的价值。这个浮躁的社会，很多人在做事的时候，都在想有用吗？将来能给我带来经济效益吗？好像有用和金钱是用来衡量一切的金标准。岂不知生活，不会因你想不想去做、喜欢不喜欢而改变。但是，你可以改变自己的心态，从另一个角度去看，或许事情没有你想的那么糟糕。或许，你将成为中西医结合大家，成为另一个张锡纯。不止是这个问题，以后还会遇到更多的事情，人生不如意十之八九，当你遇到了，不能去抱怨，不能去恐惧，要改变心

境，战胜困难，经历的事情多了，自然就会有一些心得体会，有助于最终走向你希望的生活。"

老师的一番话，让我心中豁然开朗。

二十八、血脂偏高及时调，低脂饮食促健康

医案 唐某，女，四十八岁。

主诉：四肢麻木3天。刻下症见四肢麻木，晨起口干、干咳，饮食可，睡眠佳，大便干燥。既往化验检测血脂偏高。舌暗红，苔白滑，脉弱。

辨证：患者舌苔白滑，知体内有湿，湿邪困脾，脾功能失调，运化水谷失司，又脾主四肢，四肢失荣，则出现四肢麻木；脾无力运化水液上承，则口干；肺为脾之子，肺失濡润，故见干咳。辨为脾虚湿困证。

诊断：痹证（脾虚湿困）。以益气活血祛湿为治则，给予宁心通痹方加减治疗，整方如下：

黄芪30g	麦冬15g	五味子3g	川芎15g
丹参20g	鸡血藤30g	苏木20g	地龙15g
杜仲9g	牛膝15g	桑寄生30g	木香6g
生甘草6g	石斛30g	天花粉30g	杏仁9g
前胡15g	紫苑15g	枇杷叶20g	泽泻20g
决明子30g			

7剂，日1剂，水煎服400mL，分早晚两次空腹温服。

此方以宁心通痹方为底方，益气活血、行气通痹，另加石斛、天花粉清热泻火，生津止渴，杏仁、前胡开宣肺气，紫苑、枇杷叶润肺化痰，泽泻利水渗湿，决明子润肠通便。

血脂在人体的正常代谢过程中具有重要作用，但若血脂高到一定范围，就容易沉积到动脉内壁上，逐渐形成动脉粥样硬化斑块，使血管狭窄。当血中的总胆固醇、甘油三脂、低密度脂蛋白胆固醇水平单项或多项超过正常范围，可称血脂异常，也称高脂血症，俗称高血脂。

人体内血脂的来源分两种。一种是外源性的，即摄入较多富含脂肪的肉

类，含胆固醇多的蛋黄、鱿鱼及动物的脑和内脏等食物；另一种是内源性的，即人可以从肝脏和小肠合成胆固醇和甘油三脂。当人们食用过多的主食，包括淀粉多的甘薯等粗粮，摄入的热量长期多于消耗，即收入总热量总是大于支出，由淀粉转化成的糖就转化为脂质。所以，完全吃素者也会患高血脂，并引起动脉粥样硬化，形成高血压和冠心病，也可能生糖尿病。简言之，高血脂是热量供过于求而形成的，是代谢紊乱性疾病。

很多人把高血脂都不当回事，总是心存侥幸，认为很多人患有高血脂，但照样活得很好。实际上，血脂异常是冠心病、心肌梗死和缺血性脑卒中等心脑血管病的重要病因。卫生部心血管病防治研究中心从 2007 年就已经呼吁大家重视血脂问题。

高血脂的防治良方就是合理节食。中老年人要注意减少热量摄入。首先，对于食用油的选择，植物油虽然是素油，但血脂高的人摄入过多也不好。因为植物油也是脂肪，虽然含不饱和脂肪酸比动物油多，对健康有好处，但摄入过多也会产生大量的能量。如果炒菜时不加控制地放开用，也会造成能量超标，加重高血脂，并可能导致肥胖。一般来说，植物油每人每天控制在 20—25 克（大约两勺）比较合适。鱼是一种高蛋白低脂肪食品，含有人体必需的不饱和脂肪，具抑制血小板凝固和降低胆固醇的作用，并可健脑益智；茶可降低血脂和胆固醇水平，增强微血管壁的韧性，抑制动脉粥样硬化；燕麦含有丰富的亚油酸和丰富的皂苷素，可降低血清总胆固醇、甘油三酯和 β–脂蛋白，特别是其所含的丰富的膳食纤维是降低胆固醇的重要物质；黑木耳有抗血小板凝集和降低血脂及阻止胆固醇沉积的作用，高血脂患者最好能经常食用。

另外，山楂具有健脾胃、助消化、降血脂的作用，高血脂患者平日可经常服用山楂粥。山楂粥的做法：取山碴 30—45 克（或鲜山楂 60 克），粳米 100 克，砂糖适量。将山楂煎取浓汁，去渣，同洗净的粳米同煮，粥将熟时放入砂糖，稍煮 1—2 沸即可。

二十九、营卫不和四肢麻，和血通痹重黄芪

医案 王某，女，四十六岁。

主诉：四肢麻木 5 年，加重 2 天。刻下症见四肢麻木，遇冷加重，纳食可，睡眠调，二便正常。舌红，苔白，脉弱。

辨证：四肢麻木，不知痛痒，多属气虚风痰入络，障碍营卫流行。《黄帝内经》："营气虚则不仁，卫气虚则不用，营卫俱虚则不仁且不用。"李东垣、朱丹溪都主张气虚不行，痰湿内阻，易生麻木，遇阴寒更剧。辨为气虚血瘀，风痰入络证。

诊断：痹证（气虚血瘀，风痰入络）。以补气活血、祛风痰湿为治疗原则，给予宁心通痹方加减治疗，整方如下：

黄芪 30 g	麦冬 15 g	五味子 3 g	川芎 15 g
丹参 20 g	鸡血藤 30 g	苏木 20 g	地龙 15 g
杜仲 9 g	牛膝 15 g	桑寄生 30 g	木香 6 g
生甘草 6 g	泽泻 20 g	茯苓 20 g	桂枝 12 g
焦三仙各 20 g	连翘 30 g		

7 剂，日 1 剂，水煎服 400 mL，分早晚两次空腹温服。

此方以宁心通痹方为底方，补气活血，行气通痹，另加泽泻、茯苓利水渗湿，益脾和胃，桂枝通阳散寒，杜仲、牛膝补肝肾，强筋骨，焦三仙、连翘顾护胃气。

麻木病因虽有多种，但主要病机在于气血不和，营卫阻滞。气主煦之，血主濡之，气虚则卫气不能温养肌肉腠理，风、寒、湿邪趁机客于其间，致营卫行涩，皮肤少荣，痰瘀相夹，导致麻木。病位多见于手足，正如李用粹所言："以经脉皆起于指端，四末行远，气血罕到故也。"

此外，温针后溪穴治疗手麻木症有较好疗效。取患侧后溪，常规消毒，令

患者轻微握拳，术者右手持 2.5 寸长毫针，左手按压穴位一边迅速刺入穴内，轻轻捻转进针，得气后以 1 寸长艾段插于针尾上，以艾段下端燃着，每穴灸 3 壮，每日 1 次，7 次为一疗程。

三十、失眠一症隐患多，补虚祛邪调虚实

医案 任某，女，四十六岁。

主诉：失眠半年余，加重2天。刻下症见入睡困难，夜梦繁多，醒后难以再次入睡，时感心慌，伴有双目干涩，腰膝酸软，饮食可，二便正常。舌红，苔黄，脉弦数。

辨证：肾为先天之本，内寄相火，水火共处一室，水足则火藏于下，温煦周身，水亏则火失其制，离位上奔。离位之相火上扰心神，则可出现入睡困难，眠浅易醒，多梦，双目干涩。腰为肾之府，膝为筋之府，肾主骨生髓，肾阴不足则腰腑失养，骨髓不充，故可见腰膝酸软。辨为肝火扰心证，舌红、苔黄、脉弦数亦为佐证。

诊断：不寐（肝火扰心）。以滋阴补肾、引火归元为治则，给予宁心安眠方加减治疗，整方如下：

黄芪30 g	麦冬15 g	五味子3 g	川芎20 g
丹参20 g	山栀20 g	柴胡9 g	炒枣仁30 g
茯神30 g	石菖蒲15 g	远志15 g	紫石英30 g
木香9 g	生甘草6 g	枸杞15 g	菊花15 g
谷精草20 g	青葙子15 g	珍珠母60 g	肉桂15 g

7剂，日1剂，水煎服400 mL，分早晚两次空腹温服。

二诊：睡眠改善，心慌减轻，双目仍有干涩感，舌红，苔略黄，脉弦。上方枸杞、菊花改30 g，继服7剂。

此方以宁心安眠方为底方，清热除烦，宁心安神，另加菊花疏肝降火，枸杞、谷精草、青葙子清肝明目，珍珠母重镇安神，肉桂引火归元。

失眠，中医称之为不寐，为临床常见疾病之一。其症状为难以入寐，或寐而易醒，或醒后不能再寐，或时寐时醒，或寐而不熟，严重者，则通宵失眠。失

眠可以严重影响人体的身心健康，如果得不到及时有效的治疗，将会逐渐成为抑郁症发病的重要因素。

中医学对不寐的研究已有两千余年的历史，历代医家亦创立了很多行之有效的治法与方药。《灵枢·口问》篇："卫气昼日行于阳，夜半则行于阴，阴者主夜，夜者主卧……阳气尽，阴气盛则目瞑，阴气尽而阳气盛，则寤矣。"而不寐的产生则是由于阳不入阴导致。《灵枢·大惑论》："卫气不得入于阴，常留于阳。留于阳，则阳气满，阳气满则阳跷盛；不得入于阴，则阴气虚，故目不瞑矣。"张仲景对失眠也有众多的论述及治疗方药，如《伤寒论》第112条"伤寒脉浮，医以火迫劫之，亡阳必惊狂，卧起不安者，桂枝去芍药加蜀漆龙骨牡蛎救逆汤主之"是由心阳不足，痰蒙心窍所引起的不寐；《伤寒论》第319条"少阴病，下利六七日，咳而呕渴，心烦不得眠者，猪苓汤主之"是由阴虚内热，水气不利引起的不寐；《金匮要略·血痹虚劳病脉证并治第六》"虚劳虚烦不得眠，酸枣仁汤主之"是由肝阴不足，心血亏虚所引起的不寐。

《素问》曰："阴虚故目不瞑，补其不足，泻其有余，调其虚实，以通其道，而去其邪。"成无己曰："阳有余以苦除之，黄连、黄芩苦以除热；阴不足以甘补之，鸡子黄、阿胶之甘以补血，芍药之酸收阴气而泄邪热。"张介宾曰："盖寐本乎阴，神其主也，神安则寐，神不安则不寐，其所以不安者，一由邪气之扰，一由营气之不足耳。有邪者多实证，无邪者皆虚证。"温习古训，可见不寐症之病因，有因邪而致病，有因虚而致病，概括起来，可分虚实两类，但临床所见，虚证居多。虚证若属心脾两虚，可用归脾汤，若属阴虚阳亢，心肾不交，则可用天王补心丹；实证若属湿热中阻，可用温胆汤。

三十一、目为肝脏之门户，目系疾病肝入手

医案 任某，女，五十六岁。

主诉：双目发胀 1 月余，加重 2 天。刻下症见双目发胀，无疼痛，无红肿，自感右下肢胀痛，按之不痛，饮食、睡眠可，二便正常。患者既往有糖尿病病史 3 年余。舌红，苔薄白，脉弦。

辨证：肝经气机不畅，郁而化火，循经上犯于目而生目胀。肝气郁滞，气滞则血瘀，瘀阻于下肢，则见下肢胀痛。辨为肝郁化火，血停经脉证，舌红、苔薄白、脉弦亦为佐证。

诊断：痹证（肝郁化火，血停经脉），以行气解郁、活血化瘀为治则，给予宁心通痹方加减治疗，整方如下：

黄芪 30 g	麦冬 15 g	五味子 3 g	川芎 15 g
丹参 20 g	鸡血藤 30 g	苏木 20 g	地龙 15 g
杜仲 9 g	牛膝 15 g	桑寄生 30 g	木香 6 g
生甘草 6 g	菊花 12 g	桂枝 9 g	香附 15 g
夏枯草 30 g	龙胆草 30 g		

7 剂，日 1 剂，水煎服 400 mL，分早晚两次空腹温服。

此方以宁心通痹方为底方，补气活血，行气通痹，另加菊花清肝明目，桂枝通阳散寒，温化水气，香附疏肝理气，调畅肝经气机，夏枯草清肝火，散郁结，龙胆草清肝经郁热。

《四圣心源》："肝窍于目，心窍于舌，脾窍于口，肺窍于鼻，肾窍于耳。五藏之精气，开窍于头上，是谓五官……官窍者，神气之门户也。清阳上升，则七窍空灵；浊阴上逆，则五官窒塞。"

医学文献有至阴穴治疗目疾的记载。至阴穴是足太阳膀胱经的常用腧穴之一，位于足小趾外侧趾甲旁 0.1 寸，《灵枢·经脉》云："膀胱足太阳之

脉起于目内眦"，《灵枢·根结》云："太阳根于至阴，结于命门。命门者，目也。""根"是经气所起的根源处，为四肢末端的井穴。井穴是经脉经气流注交接的重要部位，是各经经气所出之源泉，主治全身性疾病。"结"是经气所归的结聚处，在头面、胸、腹的一定器官和部位。根结理论，说明了经气循行两极相连的关系。

三十二、双手发痒难忍耐，祛风除湿加补血

医案 郝某，女，六十八岁。

主诉：双手麻木2年，加重3天。刻下症见双手皮肤发痒且麻木不适，胃胀，周身乏力，有时感周身跳痛，纳食少，睡眠可，二便正常。既往糖尿病病史10年余。舌暗红，苔黄，脉弱。

辨证：风寒客于肌表，内不得疏泄，外不得透达，郁于肌肤腠理之间，故见皮肤瘙痒，周身跳痛。辨为风寒侵袭，营卫不和证。

诊断：瘙痒（风寒侵袭，营卫不和）。以驱散风寒、调和营卫为治则，给予清风四物散合桂枝，麻黄各半汤加减治疗，整方如下：

黄芪30 g	生地15 g	当归30 g	赤芍15 g
荆芥20 g	防风6 g	川芎20 g	地龙15 g
杏仁6 g	麻黄6 g	桂枝6 g	生甘草6 g
焦三仙各20 g	连翘30 g	乌贼骨30 g	白鲜皮20 g
蝉皮20 g			

7剂，日1剂，水煎服400 mL，分早晚两次空腹温服。

二诊：患者自诉服药7剂后瘙痒有所减轻，遂按原方继服7剂。

三诊：服药7剂后，瘙痒已去十之六七。

此方以消风四物散为底方，行血消风，另加入桂枝麻黄各半汤调和营卫，焦三仙、连翘、乌贼骨顾护胃气。

皮肤瘙痒，是指没有原发性的皮肤损害，而以瘙痒为主要症状的皮肤病，多见于老年人群，好发于冬、春、秋三季，尤以冬季为甚，夏季发病的较少。

皮肤瘙痒中医称之为"风疹痒""痒风"等。《诸病源候论》这样记载："风瘙痒者，是体虚受风，风入腠理，与气血相搏，而俱往来于皮肤之间，邪气微，不能冲击为痛，故但瘙痒也。"简练地说出了皮肤瘙痒是患者体虚，受到风邪的

缘故。具体来说，皮肤瘙痒可主要划分四种，即：风热型、风寒型、湿热型和血虚型。

（1）风热型皮肤瘙痒：以青壮年最为多见，当风热外袭、病初起的时候，会感到局部皮肤瘙痒剧烈，如果碰到热气、热水，或吃了燥热食物等，瘙痒变得更加厉害，忍不住去抓皮肤，皮肤容易破损，且色红灼热，并迅速蔓延、扩大，严重的会累及周身而遍身作痒。另外，风热皮肤瘙痒的患者还多少伴有血热，热又生风、扰心神、伤阴津，因此，生理上还会出现口干、心烦、小便黄、大便干结等症状。对于此类皮肤瘙痒，清热凉血、祛风止痒是调理的关键。

（2）风寒型皮肤瘙痒：肌肤非常干燥，常有脱屑的状态，瘙痒发作的时候，不碰还好，稍微用力抓一下，便瘙痒不绝，无法停止，皮肤泛出大片的屑末，还常伴有面色无华、气虚、贫血的状态。治疗应以温润肌肤、祛风止痒为主。

（3）湿热型皮肤瘙痒：体内湿热蕴结，湿气无法散去，热气难以下行，湿热交加，拥堵纠结。一般来说，饮食不节，脾失健运，是导致湿热内生，蕴结于肌肤的主要原因。当内含湿热，则热内生风，里不得疏泄，外不得透达，表现在体表，就是皮肤瘙痒不止，抓破了的话，会脂水流出。同时，这类型的人，平时也会有口干口苦、胸胁闷胀、小便黄赤、大便秘结等症状，女子还会出现白带过多。因此，此类患者的首要任务是清热利湿、祛风止痒。小方：苦参150克、白醋500毫升，一同放入一个大玻璃瓶里，盖好盖子密封，每天摇晃一下玻璃瓶，使苦参与白醋浸泡均匀，5天后，用棉球蘸药液，涂擦在瘙痒处，药液干了再涂一遍，每次涂三四遍，早中晚各一次，3天后，瘙痒症状就会逐渐减轻；再继续涂一周，瘙痒症状就能基本消失，且不易复发。苦参，性苦，味寒，归心、肝、胃等经，有着极好的清热燥湿、杀虫利尿的功效，常用于调理阴肿阴痒、湿疹、湿疮、皮肤瘙痒等，且内服外用都可。醋有活血散瘀、化积解毒的功效，与苦参一起使用，疗效更强。

（4）血虚型皮肤瘙痒：多见于老年人群，病程慢且长，因为老人气血不足，或久病耗伤阴血，导致血虚肝旺，生风化燥，肌肤失养，故皮肤干燥、瘙痒，抓破会有血痕累累的迹象，同时血虚的人也有面色萎黄、头晕眼花、失眠多梦等症状。因此，治疗当以养血润燥、祛风止痒为主，可用四物汤加减治疗。

三十三、胸痹 2 号经验方，益气养阴活血功

医案一　谢某，女，七十一岁。

主诉：胸闷不适 2 年余，加重 2 天。刻下症见时感胸闷，活动后加重，口干，纳食可，睡眠调，二便正常。既往糖尿病病史半年余，高血压病史 1 年余，最高 190/100 mmHg，平日服用拉西地平等降压药物，血压控制尚可。舌暗红，苔黄，脉弦数。

辨证：心气不足，阴血亏耗，血行瘀滞，故见胸闷；活动后耗气伤津，故症状加重；阴虚津液不能上呈，故见口干。辨为气阴两虚证。

诊断：胸痹（气阴两虚）。以益气养阴、活血通脉为治则，给予胸痹 2 号方加减治疗，整方如下：

黄芪 30 g	麦冬 15 g	五味子 3 g	生地 15 g
川芎 15 g	丹参 30 g	元胡 15 g	木香 9 g
生甘草 6 g	泽泻 30 g	茯苓 30 g	石斛 20 g
天花粉 30 g	连翘 30 g	焦三仙各 30 g	乌贼骨 30 g

7 剂，日 1 剂，水煎服 400 mL，分早晚两次空腹温服。

二诊：诸症均见减轻，效不更方，上方继服 7 剂。

胸痹 2 号方是陈守强老师的自拟方，功效为益气养阴，祛瘀止痛，用于气虚血瘀型胸痹。方中黄芪味甘，性微温，归脾、肺经，入气分，善入脾胃，可补气健脾，益卫固表，为补中益气要药。丹参，味苦，性微寒，善于通行血脉，祛瘀止痛，尤其适用于血脉瘀阻胸痹心痛。两者共为君药，可益气养阴，活血祛瘀止痛。麦冬，味甘、微苦，性微寒，归肺、胃、心经，功效滋阴润肺，益胃生津，清心除烦。生地，味甘、苦，性寒，归心、肝、肾经，清热凉血，养阴生津。川芎，味辛，性温，归肝、胆、心包经，活血行气，祛风止痛。本品辛散温通，既能活血化瘀，又能行气止痛，为"血中之气药"，故可治气滞血瘀之胸胁、腹部诸痛。元胡味辛、苦，性温，归心、肝、脾经，功效活血，行气，止

痛。其辛散温通，为活血行气止痛之良药，前人谓其能"行血中之气滞，气中血滞，故能专治一身上下诸痛"。故以上四味药共为臣药，既可以助黄芪益气养阴，又可以助丹参行气活血，祛瘀止痛。五味子，味酸、甘，性温，归肺、心、肾经，益气生津，木香味辛、苦，性温，归脾、胃、胆、大肠、三焦经，芳香行散，行气止痛。其辛行苦泄，性温通行，可通畅气机，气行则血行，通则不痛，故可止痛。两者共为佐药，可行气活血止痛，益气敛阴止汗。生甘草为使药，味甘，性平，归脾、胃、心、肺经，气和性缓，既可补脾益气，又能缓急止痛，且调和诸药。另加入泽泻、茯苓健脾渗湿，石斛、天花粉清热滋阴，连翘、焦三仙、乌贼骨固护胃气。

医案二　孙某，女，四十九岁。

主诉：胸闷、憋气1月余，加重2天。刻下症见胸闷、憋气，活动后加重，咳嗽、咯痰，咳声重浊，痰黏、色白，头部发胀，背部胀痛，颜面及双下肢浮肿，纳食可，睡眠调，二便正常。舌红，苔黄，脉弱。

辨证：肺气不清，失于宣肃，上逆作声而引起咳嗽，咳声重浊，憋气，痰多色白黏稠，说明已有痰湿蕴肺；气滞则血行不利，阻于心胸，则见胸闷。辨为气滞血瘀，痰湿蕴肺证。

诊断：胸痹（气滞血瘀，痰湿蕴肺）。以宣肺利水、祛瘀止痛为治则，给予胸痹2号方加减治疗，整方如下：

黄芪 30 g	麦冬 15 g	五味子 3 g	生地 15 g
川芎 15 g	丹参 30 g	元胡 15 g	木香 9 g
生甘草 6 g	羌活 30 g	葛根 30 g	泽泻 15 g
茯苓 15 g	葶苈子 30 g(包)	车前子 30 g(包)	杏仁 9 g
前胡 15 g	枇杷叶 15 g		

7剂，日1剂，水煎服400 mL，分早晚两次空腹温服。

二诊：服药7剂后，患者胸闷、憋气减轻，仍见咳嗽、咳痰，纳食可，睡眠调，二便正常，舌红，苔黄，脉滑。上方加陈皮15 g、清半夏9 g，继服7剂。

三诊：服药7剂后，患者诸症均见好转，无明显不适，舌红，苔黄，脉滑。上方去车前子、葶苈子、泽泻，继服7剂。

此方以胸痹2号方为底方，益气养阴，祛瘀止痛，加羌活祛风湿、通经络，葛根升阳，泽泻、茯苓健脾利水，葶苈子、车前子泻肺利水，杏仁开宣肺气，前胡、枇杷叶降气化痰。

病案三　王某，男，五十八岁。

主诉：心前区疼痛1周余，加重2天。刻下症见胸部左前区疼痛，有时牵引左肩部不适，腰部酸痛，情绪低落，纳食可，睡眠调，二便正常。舌紫暗，苔薄黄，脉滑数。

辨证：血行瘀滞，心脉不畅，痹阻胸阳，则见胸部疼痛；痛引肩背，瘀血阻滞经脉，则见腰部疼痛；情绪低落为气滞，气机不畅之表现。辨为气滞血瘀证，舌紫暗亦为佐证。

诊断：胸痹（气滞血瘀）。以益气养阴、祛瘀止痛为治则，给予胸痹2号方加减治疗，整方如下：

黄芪 30 g	麦冬 15 g	五味子 3 g	生地 15 g
川芎 15 g	丹参 30 g	元胡 15 g	木香 9 g
生甘草 6 g	焦三仙 各 30 g	连翘 15 g	乌贼骨 15 g
郁金 20 g			

7剂，日1剂，水煎服400 mL，分早晚两次空腹温服。

此方以胸痹2号方为底方，益气养阴，祛瘀止痛，另加焦三仙、连翘、乌贼骨顾护胃气，郁金行气解郁，活血止痛。

病案四　孙某，男，二十三岁。

主诉：胸闷憋气1周余，加重1天。刻下症见胸闷、憋气，浑身乏力，纳食可，睡眠调，二便正常。舌红，苔薄黄，脉弦涩。

辨证：气滞则血行失畅，脉络不利，而致胸阳不运，心脉痹阻，不通则痛，而发胸闷、憋气。辨为气滞血瘀证。

诊断：胸痹（气滞血瘀）。以益气养阴、祛瘀止痛为治则，给予胸痹2号方加减治疗，整方如下：

黄芪 30 g	麦冬 15 g	五味子 3 g	生地 15 g
川芎 15 g	丹参 30 g	元胡 15 g	木香 9 g
生甘草 6 g	生石膏 15 g	沙参 20 g	竹叶 15 g
焦三仙 各 12 g			

7剂，日1剂，水煎服400 mL，分早晚两次空腹温服。

此方以胸痹2号方为底方，益气养阴，祛瘀止痛，另加生石膏清热泻火，沙参、竹叶清热养阴润肺，焦三仙顾护胃气。

病案五　王某，女，六十九岁。

主诉：胸前区冷痛半年余，加重2天。刻下症见胸前区冷痛，无其他不适，纳食可，睡眠调，二便正常。舌红，苔厚腻，脉涩。

辨证：寒气积于胸中而不泻，不泻则温气去，寒独留，可使血行瘀滞，发为胸痛。辨为气滞血瘀证，脉涩亦为佐证。

诊断：胸痹（气滞血瘀）。以益气养阴、祛瘀止痛为治则，给予胸痹2号方加减治疗，整方如下：

黄芪 30 g	麦冬 15 g	五味子 3 g	生地 15 g
川芎 15 g	丹参 30 g	元胡 15 g	木香 9 g
生甘草 6 g	珍珠母 30 g	乌贼骨 30 g	连翘 30 g
焦三仙各 30 g	水蛭 9 g	僵蚕 9 g	地龙 15 g

7剂，日1剂，水煎服400 mL，分早晚两次空腹温服。

此方以胸痹2号方为底方，益气养阴，祛瘀止痛，另加珍珠母重镇安神，乌贼骨、连翘、焦三仙顾护胃气，水蛭、僵蚕、地龙祛风通络。

病案六　石某，女，七十八岁。

主诉：阵发性胸闷、憋气10年余，加重2天。刻下症见胸闷、憋气，胃部胀满不适，伴有烧灼感，纳食差，睡眠调，二便正常。舌暗红，苔白，脉弱。心电图示完全性右束支传导阻滞。

辨证：心主血脉，肺主治节，两者相互协调，气血运行自畅。心病不能推动血脉，肺气治节失司，则血行瘀滞，胸阳痹阻，而见胸闷、憋气；气滞中焦，则胃气不降，出现胃部胀满不适，纳差。辨为气滞血瘀证。

诊断：胸痹（气滞血瘀）。以益气养阴、祛瘀止痛为治则，给予胸痹2号方加减治疗，整方如下：

黄芪 30 g	麦冬 15 g	五味子 3 g	生地 15 g
川芎 15 g	丹参 30 g	元胡 15 g	木香 9 g
生甘草 6 g	泽泻 15 g	焦三仙各 20 g	连翘 30 g
乌贼骨 30 g	珍珠母 45 g	厚朴 20 g	槟榔 15 g
苏梗 20 g			

7剂，日1剂，水煎服400 mL，分早晚两次空腹温服。

此方以胸痹2号方为底方，益气养阴，祛瘀止痛，另加泽泻健脾利水，焦三仙、连翘、乌贼骨顾护胃气，珍珠母重镇降逆，厚朴温中除胀，槟榔、苏梗宽中行气。

病案七　张某，男，六十一岁。

主诉：胸闷1月余，加重2天。刻下症见胸闷胀痛，周身乏力，大便溏泻，无咳嗽、咳痰，纳食可，睡眠调，小便正常。舌暗红，边有齿痕，苔黄，脉弱。既往有慢性支气管炎病史30余年，右侧肩周炎病史半年余。

辨证：脾虚湿盛，中焦斡旋失司，气机升降失常，故出现胸闷胀痛；久则影响气血运行，形成血瘀，加重胸部闷痛；瘀血阻滞于右肩，则见右侧肩部疼痛不适；脾主四肢，脾运化水谷功能受损，则周身乏力。辨为脾虚湿盛，气滞血瘀证。

诊断：胸痹（脾虚湿盛，气滞血瘀）。以祛湿健脾、祛瘀止痛为治则，给予胸痹2号方加减治疗，整方如下：

黄芪 30 g	麦冬 15 g	五味子 3 g	生地 15 g
川芎 15 g	丹参 30 g	元胡 15 g	木香 9 g
生甘草 6 g	连翘 30 g	羌活 20 g	桑枝 60 g
威灵仙 30 g	石菖蒲 15 g		

7剂，日1剂，水煎服400 mL，分早晚两次空腹温服。

二诊：患者服药7剂后，胸闷减轻，右侧肩部仍感疼痛，大便较前好转，舌暗红，边有齿痕，苔黄，脉弱。嘱加强右肩部活动，上方继服7剂。

三诊：患者服药7剂后，胸闷已除，右肩部现稍有不适，大便正常。嘱上方继服7剂，巩固疗效。

此方以胸痹2号方为底方，益气养阴，祛瘀止痛，另加连翘清热，羌活、桑枝、威灵仙通经活络，石菖蒲化湿开胃。

三十四、健康生命诚可贵，爱与信仰价更高

　　工作完成，天色已晚。回去的路上，我问老师："为什么很多人为了省钱就不拿药了，难道他们不认为自己一生最重要的是健康吗？"

　　老师说："这个问题，你说得对也不对。要分开来看。有的人，每天忙忙碌碌，为了什么？买房子、车子。自己病了，不舍得花钱。可是事情往往这样，病小的时候，你不治疗，等到病大到你没法忍受了，你再去医院，那时候花多少钱都晚了。还有一部分人，经济条件确实不允许。有的家庭一个劳动力，要供着一大家子的人，没有多余的钱让他们看病。

　　"另外，在战争年代，有那么多的人，为了革命，主动牺牲自己。难道他们不知道生命宝贵？他们有信仰。再就像是汶川地震中的母亲，为了能让自己的孩子活下来，自己弓背顶住重物，直到死亡。她不痛吗？但是她认为只要孩子能活下来，哪怕失去自己的生命，她也愿意。

　　"人的一生健康是很重要，但总有些东西要重过健康甚至生命。"

三十五、喉痒咳嗽久不愈，喉科六味来帮忙

周四到了，又要去齐河义诊了。这次车上除了陈老师和我，还坐着我们院外科的叶主任，管理科的李老师、王老师。叶主任身高一米八二，说话很幽默，所以一路上并不觉得劳累。

我有个叫小帅的同学，说是咳嗽好长时间了，一直都没有好，问我有什么药可以吃？小帅和我是发小。小时候的我，总是和男孩子一块玩，天天和他人弹玻璃球、下棋、爬树、钓鱼……现在想来，那样的童年生活是最快乐不过的了。小帅比我早毕业，学的是数学专业，硕士研究生毕业后，考取了我们县的中学教师，现在已是班主任了。关系这么打紧的同学，要是给说的药效果不好，心里就过意不去了。对于中医，自己感觉现在学的云里雾里，不好随便给他开药，就告诉他等我问了老师再回复他。

"老师，我有个同学，是教师专业，平素有慢性咽炎，昨天告诉我咳嗽好长时间了，喉部发痒，一痒就咳，中药、西药用了不少，一直不见效果，您说用什么药比较好？"

"这类咳嗽叫作'喉源性咳嗽'。顾名思义，其咳嗽的根源和主要病位在咽喉部，而不在肺。其主要症状表现为咽喉干燥、发痒，痒则咳，咳则呛而持续不断。这是病位在肺或其他脏腑的一般性咳嗽所不具备的特征性症候。当代喉科名医干祖望老先生积六十年治病经验，说：'如其把本病作为一般咳嗽而混为一谈，治疗效果必然无法满意。因为其所治者为无辜之肺而非病灶所在的喉。'喉科六味汤对于此类咳嗽有特效。喉科六味汤出自《喉科指掌·卷二》，由荆芥穗9g、薄荷9g、炒僵蚕6g、桔梗6g、生粉草6g、防风6g组成。可以让你同学试试。"陈老师给解答道。

"好嘞，晚上回去我就告他。"

不经意间，我们已到达卫生院。

三十六、上腹疼痛胆囊炎，疏肝利胆小柴胡

医案 吕某，男，六十二岁。

主诉：腹胀多年，加重3天。刻下症见腹胀，饮食后症状加重，双侧耳鸣，后背发胀，平素易感冒，纳食少，睡眠差，二便正常。舌暗红，苔白腻，脉弱。既往有胃炎、胆囊炎病史。

辨证：脾胃虚弱，健运失职，升降失司，故见腹胀；进食之后，脾胃负担加重，故食后腹胀明显；脾胃虚弱，清阳不升，故有时耳鸣；化源无力，卫气护外不固，故平日易感冒。辨为脾胃虚弱证。

诊断：痞证（脾胃虚弱）。以疏肝和胃、补气健脾为治则，给予宁心消痞方加减治疗，整方如下：

黄芪 30 g	麦冬 15 g	五味子 3 g	川芎 15 g
丹参 20 g	半夏 9 g	陈皮 15 g	焦三仙各 30 g
乌贼骨 30 g	木香 15 g	砂仁 6 g	连翘 15 g
生甘草 6 g	珍珠母 60 g	厚朴 15 g	槟榔 12 g
苍术 15 g	白蔻仁 30 g^(后入)	藿香 15 g	佩兰 12 g
防风 20 g	石菖蒲 15 g	远志 12 g	益智仁 15 g

7剂，日1剂，水煎服400 mL，分早晚两次空腹温服。

此方以宁心消痞方为底方，益气活血，行气消痞，另加珍珠母平肝潜阳，厚朴、槟榔燥湿除满，下气消积，苍术健脾除湿，白蔻仁、藿香、佩兰芳香醒脾和胃，防风驱散外风，预防感冒，石菖蒲、远志、益智仁化湿开胃，醒神益智。

胆囊炎是较常见的疾病，发病率高。随着胆囊炎症的进展，疼痛亦可加重，且呈现放射性，最常见的放射部位是右肩部和右肩胛骨下角等处。根据其临床表现和临床经过，又可分为急性和慢性两种类型，常与胆石症合并存在。急性胆囊炎表现为右上腹剧痛或绞痛，并伴有恶心、呕吐、畏寒、发热等症状，

胆囊区可有压痛、叩击痛、反跳痛。慢性胆囊炎表现为持续性右上腹钝痛或不适感，有恶心、嗳气、反酸、腹胀和胃部灼热等消化不良症状，右下肩胛区疼痛，进食高脂或油腻食物后症状加重。所以，胆囊炎患者要慎食油腻。

胆囊炎这一病名，依据其临床表现当属中医学的胁痛、胆胀、黄疸、腹痛等范畴。东汉末年张仲景所著的《伤寒杂病论》中对胆胀病论述已十分详细，文中所列大柴胡汤、小柴胡汤、大陷胸汤及茵陈蒿汤仍是目前临床治疗胆胀病的常用方剂。明朝秦景明《症因脉治·肿胀总论》也曾载有："肝胆主木，最喜条达，不得疏通，胆胀乃成……胆胀者，柴胡清肝饮。"可见古代中医在治疗胆胀疾病的过程中积累了丰富的经验。胆的功能主要有两个方面：一是贮藏并排泄胆汁。《灵枢·本输篇》云："胆者，中精之腑。"《难经》亦云胆内"盛精汁三合"。胆汁在肝的疏泄作用下，参与六腑的消化和吸收、津液的输布、废物的排泄等功能活动。二是主决断。《素问·灵兰秘典论》云："胆者，中正之官，决断出焉。"《素问·六节藏象论》云："凡十一脏，取决于胆也。"其提出了胆为中正之官，主决断，五脏六腑皆从胆取得决断，说明胆腑与其他脏腑之间有着密切的关系。《素问·奇病论》："肝者，中之将也，取决于胆。"《东医宝鉴》认为："肝之余气泄于胆，聚而成精。"胆汁来源于肝，藏于胆，说明肝的疏泄功能与胆汁的分泌、排泄密切相关。胆为中精之腑，以通为顺，胆汁的正常排泄有赖于肝气的疏泄正常。因此肝胆的疾病可相互影响。本病的病因可归纳为外感与内伤两类。一者，寒温不适，感受寒邪，直中太阴，脾气受伐，或外感湿热毒邪，使胆腑通降功能失常而发胆胀。再者，由于暴怒愤闷或忧虑过度等因素致情志不畅而使肝失疏泄，胆失通降；或饮食不节、过食肥甘滋腻，以致脾失健运，酿生湿热，阻扰胆腑，使其升降失常；或湿热蕴久，胆汁淤滞不畅，脉络闭阻，而产生一系列临床表现。

《素问·举痛论》："寒邪客于脉中，则血涩脉急，故胁肋与少腹相引痛矣。"《金匮要略·腹满寒疝宿食病脉证治第十》："胁下偏痛，发热，其脉紧弦，此寒也，以温药下之，宜大黄附子汤。"

三十七、头痛 2 号清表热，祛风止痛头痛消

医案一　王某，男，六十二岁。

主诉：头痛 1 周。刻下症见头痛不适，周身乏力，极易困倦，纳食可，睡眠调，二便正常。舌红，苔黄厚腻，脉浮。

辨证：风热外袭，上扰清窍，窍络失司，故见头痛；正气抗邪于外，故感周身乏力，易困倦；苔黄厚腻，知中焦郁热。辨为风热外袭，内有郁热证。

诊断：头痛（风热侵袭，内有郁热）。以疏风清热和络为治则，给予头痛 2 号方加减治疗，整方如下：

钩藤 20 g^(后入)	川芎 30 g	白芷 12 g	生石膏 30 g
菊花 12 g	白蒺藜 15 g	蔓荆子 15 g	双花 20 g
木香 9 g	生甘草 6 g	连翘 30 g	焦三仙各 30 g
乌贼骨 30 g	黄连 15 g	柴胡 12 g	黄芩 15 g

7 剂，日 1 剂，水煎服 400 mL，分早晚两次空腹温服。

头痛 2 号方是老师的自拟方，主要功效是解表清热，祛风止痛。方中钩藤、生石膏为君药，白芷、川芎、蔓荆子、菊花、双花为臣药，白蒺藜、木香为佐药，生甘草为使药。钩藤味甘，性凉，功能为清热平肝，息风止痉。本品具有轻清疏泄之性，能清热透邪，可用于外感风热，头痛目赤之证。生石膏味甘、辛，性大寒，归肺、胃经，功可清热泻火，除烦止渴。本品辛寒入肺经，善清肺经实热，常与止咳平喘之麻黄、杏仁同用。两者共为君药，既可疏散肺经风热，又可清泻肺经实火。白芷味辛，性温，归肺、胃、大肠经，功可解表散寒，祛风止痛。本品辛散温通，长于止痛，且善入足阳明胃经，故阳明经头额痛多用，常与薄荷、蔓荆子等同用治疗外感风热。川芎，味辛，性温，归肝、胆、心包经，功效活血行气，祛风止痛。李东垣言"头痛需用川芎"，本品辛温升散，能"上行头目"，祛风止痛，为治头痛要药，无论风寒、风热、风湿、血虚、血瘀头痛均可随证配伍用之。蔓荆子味辛、苦，可疏散风热，清利头目。

本品辛能散风,微寒清热,轻浮上行,解表之力较弱,偏于清利头目、疏散头面之邪,故风热感冒头昏头痛者较为多用。菊花味辛、甘、苦,性微寒,功可疏散风热,平抑肝阳,清肝明目等。本品体轻达表,气清上浮,微寒清热,可疏散肺经风热,常与连翘、薄荷等同用。双花甘寒,归肺、心、胃经,功可清热解毒,疏散风热。本品芳香疏散,善散肺经热邪,透热达表,常与薄荷、连翘、牛蒡子同用治疗外感风热及温病初起。以上五味共为臣药,共凑疏散风热、清利头目之效。白蒺藜辛、苦,性温,有小毒,归肝经,功可平肝疏肝,祛风明目。木香味辛、苦,性温,归脾、胃、胆、大肠、三焦经,其辛行苦泄,性温通行,芳香行散,功可行气止痛。两者共为佐药,既可清利头目,祛风止痛,又能行气活血化瘀。生甘草为使药,补脾益气,缓急止痛,调和诸药。另加入连翘、焦三仙、乌贼骨顾护胃气,柴胡、黄连、黄芩清中焦之郁热。

医案二 陈某,女,二十九岁。

主诉:头痛半月余,加重1天。刻下症见头痛,咽部不适,劳累后可见心慌,颈椎僵硬,时感腰痛,睡眠差。舌暗,红苔薄黄,脉浮。既往有咽炎病史。

辨证:风热外袭,上扰清空,窍络失和,则见头痛。热邪伤津液,津液不能上荣咽部,则见咽部不适;劳累后,心失濡养,则见心慌。辨为风热侵袭证。

诊断:头痛(风热侵袭)。以疏风清热和络为治则,给予头痛2号方加减治疗,整方如下:

钩藤 20 g(后入)	川芎 30 g	白芷 12 g	生石膏 30 g
菊花 12 g	白蒺藜 15 g	蔓荆子 15 g	双花 20 g
木香 9 g	生甘草 6 g	桔梗 20 g	射干 15 g
马勃 15 g	木蝴蝶 20 g	焦三仙各 15 g	郁金 15 g

7剂,日1剂,水煎服400 mL,分早晚两次空腹温服。

此方以头痛2号方为底方,解表清热,祛风止痛,另加入桔梗、射干清热解毒利咽,马勃、木蝴蝶清肺利咽,焦三仙顾护胃气,郁金行气解郁,清心凉血。

三十八、脾肾虚寒尿失禁，补中益气疗效佳

医案 郝某，男，六十八岁。

主诉：胃部不适 1 年余，加重 5 天。刻下症见胃部不适，烧心，时感憋气，活动后加重，纳食可，睡眠差，小便失禁，大便正常。舌暗红，苔黄腻，脉弱。

辨证：湿热中阻，胃失和降，上犯于心，故感烧心；脾胃为后天之本，功能失司，化源不足，无力上荣于肺，故憋气，活动后加重。辨为湿热中阻证。

诊断：胃痛（湿热中阻）。以清热化湿为治则，给予宁心消痞方加减治疗，整方如下：

黄芪 30 g	麦冬 15 g	五味子 3 g	川芎 15 g
丹参 20 g	半夏 9 g	陈皮 15 g	焦三仙各 30 g
乌贼骨 30 g	木香 15 g	砂仁 6 g	连翘 15 g
生甘草 6 g	珍珠母 60 g	元胡 20 g	生龙骨 30 g
生牡蛎 30 g	枳壳 15 g	桔梗 20 g	茯苓 15 g
白豆蔻 30 g	黄连 60 g	栀子 20 g	

7 剂，日 1 剂，水煎服 400 mL，分早晚两次空腹温服。

此方以宁心消痞方为底方，益气活血，行气消痞，另加珍珠母重镇降逆，元胡行气止痛，生龙骨、生牡蛎收敛固涩，枳壳、桔梗使气机升降有序，茯苓、白豆蔻健脾祛湿，黄连、栀子清热燥湿。

尿失禁是一种常见的疾病，以女性患者居多，可发生于所有年龄组，但以老年人为常见，其患病率随年龄增长而升高。在经济发达的国家，尿失禁比高血压、抑郁症和糖尿病等更常见，医疗费用已远高于冠心病、骨质疏松症和乳腺癌等，成为威胁妇女健康的 5 种最常见慢性疾病之一。尿失禁严重危害了患者的身心健康，可造成患者行动不便、不能胜任家务、影响正常社交活动等，容易导致与社会隔离，进而有消沉压抑、孤独、丧失自信等心理障碍，也给

家庭、社会带来了巨大的经济负担。压力性尿失禁是尿失禁最常见的形式之一。其特点是正常状态下无遗尿，而腹压突然增高时（如咳嗽、喷嚏、用力、活动等）尿液不自主地自尿道内流出。

尿失禁相当于中医的"遗尿"，古籍很早就有记载治疗遗尿的方法。祖国医学认为，尿失禁的基本病因病机是气血不足、脾肾亏虚，治疗以补虚为主。补中益气汤出自金代名医李东垣《脾胃论》中的《内外伤辨惑论》篇，该方补中有行，补而不滞，补中有升，升阳举陷，又可甘温除热，为补气升阳、甘温除热的代表方。另可加入固精缩尿的桑螵蛸、覆盆子、益智仁等药物，以达到补脾温阳，强肾固涩目的，从而使膀胱开阖有度，小便得以固摄。《证治准绳·女科》曰："经云膀胱不利为癃，不约为遗尿者，乃心肾之气传送失度之所为也。故有小便涩而遗者，有失禁而出不自知者。"《灵枢》："足三焦者……太阳之别也……并太阳之症，入络膀胱，约下焦，实则闭癃，虚则遗溺。"《诸病源候论》曰："小便不禁者，肾气虚，下焦受冷也。肾主水……肾虚下焦冷，不能温制其水液，故小便不禁也。"

尿失禁的病位在膀胱，膀胱约束失司，导致遗尿不止，而根源在于脾、肾的功能失调。脾为后天之本，气血生化之源，可运化水谷精微，调节水液代谢，防止体液无故流失。若脾气不足，固摄无力，中气下陷，咳则小便失禁，发为遗尿。肾为先天之本，主水，与膀胱相表里，膀胱的开阖有度须靠肾气的固摄通利及温煦功用，肾气不足、肾阳虚衰可致下焦虚寒，膀胱气化失常，不能约束水道，使尿液不受膀胱固摄而出。因此，从中医的角度来看，治疗尿失禁应从脾肾方面入手。补中益气汤是李东垣根据《素问》"损者益之""劳者温之"的理论而创，其主要的功能之一就是益气健脾，使后天生化有源，治疗脾胃气虚诸证，《脾胃论》云其"治疗一切清阳下陷，中气不足之证"。

三十九、肩颈僵硬不舒适，立竿见影挑络法

医案 米某，女，五十二岁。

主诉：肩关节炎疼痛10余天，加重1天。刻下症见肩关节疼痛，并伴有肘关节疼痛不适，呃逆，感乏力，饮食调，睡眠可，二便正常。裂纹舌，光滑少苔，脉细弱。

辨证：寒邪侵袭，留滞经脉，闭阻气血，阻于肩部，故见肩关节疼痛，阻于肘部，则见肘关节疼痛不适；裂纹舌、光滑少苔为阴虚之表现；脉细弱可知有气虚之证。辨为气阴两虚，经脉瘀阻证。

诊断：痹证（气阴两虚，经脉瘀阻）。以行气活血、温通经脉为治则，给予宁心通痹方加减治疗，整方如下：

黄芪 30 g	麦冬 15 g	五味子 3 g	川芎 15 g
丹参 20 g	鸡血藤 30 g	苏木 20 g	地龙 15 g
杜仲 9 g	牛膝 15 g	桑寄生 30 g	木香 6 g
生甘草 6 g	焦三仙各 30 g	代赭石 30 g	连翘 12 g
旋覆花 15 g ^(包)			

7剂，日1剂，水煎服400 mL，分早晚两次空腹温服。

二诊：肩部疼痛减轻，乏力改善，大便干燥，舌暗红，苔薄白，边有齿痕，脉弱。上方加瓜蒌30 g润肠通便，泽泻30 g健脾。

此方以宁心通痹方为底方，补气活血，行气通痹，另加入焦三仙、连翘顾护胃气，代赭石、旋覆花降气止嗝。

此外给患者行挑络疗法。选择患侧肩井穴、阿是穴，患者坐位，用20 mL注射针头给予挑络加拔罐放血治疗。治疗后，患者疼痛由10分减到2分。

肩颈痛在医学上称为肩颈部肌筋膜疼痛症候群，是肩周肌肉、肌腱、滑囊和关节囊等软组织退行性改变所引起的广泛的炎症反应。临床多表现以单侧

或两侧的肩颈僵硬及疼痛、活动受限为主要特征，好发于 40 岁以上的中老年人。用手揉压往往可以发现一个或数个压痛明显处，这就是压痛点。

挑络疗法是陈老师从挑刺疗法改良而来的。

传统的挑刺疗法是以特制针具在疾病体表的反应点冠状面或矢状面挑断皮下白色纤维组织，以治疗某些疾病的一种方法，它由我国传统中医九刺中的"络刺"发展而来。如《灵枢·官针》所述："毛刺者，刺浮痹皮肤也"，"扬刺者，正内一，傍内四而浮之，以治寒气博大者也"，"半刺者，浅内而疾发针，无针伤肉，如拔毛状"，"络刺者，刺小络之血脉也"。挑刺原理就在于其有宣导经络，通调气血，助其荣卫运行，改善脏腑功能，达到祛邪扶正，治愈疾病的目的。

挑络疗法是在挑刺疗法的基础上发展而来的，是用特质针具在疾病的体表反应区冠状面和矢状面挑断皮下白色纤维组织，疏通经络以治疗络病的一种方法。操作者根据自身情况选择合适的进针点。右例手可选取挑区下方或挑区右方进针，左例手可选取挑区下方或挑区左方进针。具体操作方法：要充分暴露针挑的部位，并便于术者操作，同时病人要舒服，以利手术进行。找出挑治点，轻轻压一个记号，用碘酒进行局部消毒，用左手固定挑点的皮肤，右手持针用力迅速地穿过皮层，进行挑络出针治疗。

四十、肝阳上亢眩晕证，眩晕 2 号平肝阳

医案一　亓某，男，二十二岁。

主诉：头晕、咽炎 2 年余，加重 3 天。刻下症见头晕不适，有时感腰部酸痛，颈部不适，咽喉发干，纳食欠佳，睡眠可，二便正常。舌暗红，苔薄黄，脉弱。

辨证：肝阳风火，上扰清窍，故见头晕不适；肝肾阴虚，则见腰部酸痛；阴虚不能上荣咽喉，则见咽喉干燥；颈部不适是经络不通之表现。辨为肝阳上亢兼经络不通证。

诊断：眩晕（肝阳上亢兼经络不通证）。以平肝潜阳、活血通络为治则，给予眩晕 2 号方加减治疗，整方如下：

钩藤 45 g^{（后入）}	川芎 30 g	丹参 20 g	羌活 15 g
野葛根 30 g	鸡血藤 30 g	苏木 20 g	地龙 15 g
桑枝 20 g	木香 9 g	生甘草 6 g	独活 20 g
射干 20 g	焦三仙各 20 g	连翘 30 g	乌贼骨 30 g
桔梗 20 g	木蝴蝶 15 g	阿胶 50 g	

上方药量 ×10，制作膏方，服用 30 天。

此方以眩晕 2 号方为基础方，平肝潜阳，活血化瘀，另加独活疏通经络，缓解颈部不适，焦三仙、连翘、乌贼骨保护胃气，桔梗、射干、木蝴蝶清肺利咽，改善咽喉不适。

医案二　石某，男，五十一岁。

主诉：头晕多年，加重 3 天。刻下症见头晕，背部发紧，腰痛，睡眠欠佳，血脂偏高，纳食可，二便正常。舌暗红，苔薄白，脉弦。

辨证：肝阳风火，上扰清窍，则见眩晕；瘀血阻滞，经络不通，则见背部发紧、腰痛。辨为肝阳上亢，瘀阻经络证，舌暗红、苔薄白、脉弦亦为佐证。

诊断：眩晕（肝阳上亢，瘀阻经络）。以平肝潜阳、活血通络为治则，给

予眩晕 2 号方加减治疗，整方如下：

钩藤 45 g^{（后入）}	川芎 30 g	丹参 20 g	羌活 15 g
野葛根 30 g	鸡血藤 30 g	苏木 20 g	地龙 15 g
桑枝 20 g	木香 9 g	生甘草 6 g	珍珠母 30 g
泽泻 15 g	独活 15 g	元胡 30 g	制首乌 30 g
郁金 15 g	草决明 15 g	菊花 15 g	

7 剂，日 1 剂，水煎服 400 mL，分早晚两次空腹温服。

此方以眩晕 2 号方为底方，平肝潜阳，另加桑枝通经活络，珍珠母重镇安神，羌活、独活祛风湿，通经络，元胡行气止痛，郁金疏肝解郁，草决明、制首乌、泽泻化浊降脂，菊花平肝潜阳。

医案三　李某，男，六十九岁。

主诉：头晕、头痛 2 年余，加重 2 天。刻下症见头晕头痛，时感心慌、烦躁，夜梦多，呼吸音粗，双下肢颤动。舌红，苔黄，脉沉细。

辨证：患者年过半百，肝肾阴虚，肝阳上亢，故见头晕头痛；肾水不能上荣于心，故见心慌、烦躁、睡眠欠佳；阴虚阳亢生风，则见下肢颤动。辨为肝阳上亢证。

诊断：眩晕（肝阳上亢），以平肝潜阳、活血通络为治则，给予眩晕 2 号方加减治疗，整方如下：

钩藤 45 g^{（后入）}	川芎 30 g	丹参 20 g	羌活 15 g
野葛根 30 g	鸡血藤 30 g	苏木 20 g	地龙 15 g
桑枝 20 g	木香 9 g	生甘草 6 g	珍珠母 30 g
枳壳 15 g	桔梗 15 g	杜仲 30 g	牛膝 30 g
桑寄生 30 g	郁金 15 g	香附 15 g	玫瑰花 15 g

7 剂，日 1 剂，水煎服 400 mL，分早晚两次空腹温服。

此方以眩晕 2 号方为底方，平肝潜阳，另加珍珠母重镇安神，枳壳、桔梗宣降气机，杜仲、牛膝、桑寄生补肝肾，强筋骨，郁金、香附、玫瑰花疏肝解郁。

医案四　张某，男，五十岁。

主诉：头晕、头胀半年余，加重 2 天。刻下症见头晕，伴有颈椎僵硬不适，唇干，饮食调，睡眠可，二便正常。舌红，苔薄白，脉弦。既往查体血脂偏高。

辨证：正如《类证治裁·眩晕》："或由身心过动，或由情志郁勃，或由地气上腾，或由冬藏不密，或由高年肾液已衰，水不涵木……以致目昏耳鸣，震眩不定。"患者肝气郁结，风阳易动，上扰头目，发为眩晕，故辨为肝阳上亢证，脉弦亦为佐证。

诊断：眩晕（肝阳上亢）。以平肝潜阳、活血通络为治则，给予眩晕2号方加减治疗，整方如下：

钩藤45 g^(后入)	川芎30 g	丹参20 g	羌活15 g
野葛根30 g	鸡血藤30 g	苏木20 g	地龙15 g
桑枝20 g	木香9 g	生甘草6 g	生石膏30 g
制首乌30 g	焦三仙各30 g	连翘30 g	乌贼骨45 g
决明子30 g	泽泻30 g		

7剂，日1剂，水煎服400 mL，分早晚两次空腹温服。

此方以眩晕2号方为底方，平肝潜阳，另加焦三仙、连翘、乌贼骨顾护胃气，决明子清肝明目，泽泻、制首乌、生石膏化浊降脂。

医案五　李某，女，六十二岁。

主诉：头晕多年，加重3天。刻下症见头晕，伴有口干，口苦，背部发冷，双手麻木，眠差，测血压160/60 mmHg，纳食可，二便正常。舌暗红，苔黄，脉沉滑。

辨证：《素问·至真要大论》曰："诸风掉眩，皆属于肝。"肝肾亏虚，阴精亏损，不能上荣头窍，故见头晕；肝肾阴虚，虚火上炎，则见口干，口苦；背部发冷、双手麻木，是经络不通的表现。辨为阴虚阳亢，瘀阻经络证。

诊断：眩晕（阴虚阳亢，瘀阻经络）。以平肝潜阳、活血通络为治则，给予眩晕2号方加减治疗，整方如下：

钩藤45 g^(后入)	川芎30 g	丹参20 g	羌活15 g
野葛根30 g	鸡血藤30 g	苏木20 g	地龙15 g
桑枝20 g	木香9 g	生甘草6 g	水蛭15 g
僵蚕15 g	丝瓜络9 g	石斛30 g	天花粉15 g
黄连15 g	黄芩15 g	珍珠母30 g	

7剂，日1剂，水煎服400 mL，分早晚两次空腹温服。

此方以眩晕2号方为底方，平肝潜阳，另加水蛭、僵蚕祛风止痛，丝瓜络活血通络，石斛、天花粉益胃滋阴，黄连、黄芩清中上焦热，珍珠母重镇安神。

医案六　张某，男，五十五岁。

主诉：头晕1月余，加重3天。刻下症见头晕，颈椎不适，纳食可，睡眠调，便秘，小便正常。舌红，苔黄厚腻，脉弦滑。

辨证：患者年过半百，肝肾亏虚，肝阳上亢，苔黄厚腻，说明痰湿中阻；郁久化热，形成痰火，上蒙清窍，则见眩晕。辨为肝阳上亢，痰湿阻滞证。

诊断：眩晕（肝阳上亢，痰湿阻滞）。以平肝潜阳、清热化痰为治则，给予眩晕2号方加减治疗，整方如下：

钩藤 45 g ^(后入)	川芎 30 g	丹参 20 g	羌活 15 g
野葛根 30 g	鸡血藤 30 g	苏木 20 g	地龙 15 g
桑枝 20 g	瓜蒌 30 g	木香 9 g	连翘 30 g
生甘草 6 g	元胡 20 g	焦三仙各 30 g	乌贼骨 30 g
瓜蒌 30 g	酒大黄 20 g		

7剂，日1剂，水煎服400 mL，分早晚两次空腹温服。

此方以眩晕2号方为底方，平肝潜阳，另加桑枝疏通经络，元胡行气止痛，焦三仙、乌贼骨顾护胃气，瓜蒌、酒大黄润肠通便。

眩晕是临床上的常见病症，是一种运动性或位置性错觉，是机体对空间定位和重力关系体察能力的障碍，或者可以认为是平衡障碍在大脑皮层产生的主观反映。在古代中医文献中有"眩冒""头眩""头风眩"等名称。《丹溪心法·头眩》曰："眩者，言其黑晕转旋，其状目闭眼暗，身转耳聋，如立舟船之上，起则欲倒。"明代李梴《医学入门》谓："或云眩晕，或云眩冒。眩，言其黑；晕，言其转；冒，言其昏，一也。"《全生指迷方》中述及眩晕有"发则欲呕，心下温温""目冥不能开"等症。脾虚可致眩晕，李用粹在《证治汇补》说："脾为中州，升腾心肺之阳，堤防肾肝之阴，若劳逸过度，汗多亡阳，元气下陷，清阳不升者，此眩晕出于中气不足也"。国医大师颜德馨认为脾升则健，胃降则和，若中气不足，脾胃功能失常，升降之机紊乱，清阳之气不能上荣，则"上气不足，脑为之不满，头为之苦倾，目为之眩"，症见眩晕绵绵，遇劳更甚，少气懒言，舌淡苔薄，脉细等。治当补中升阳，《证治准绳》中的益气聪明汤最为合适。另有因痰致眩，张仲景较早提出并重视痰饮在眩晕发病中的作用，其在《金匮要略·痰饮咳嗽病》中多处论及因痰致眩，如"自下有支饮，其人苦冒眩，泽泻汤主之"，"卒呕吐，心下痞，隔间有水，眩悸者，小半夏加茯苓汤主之"。《金匮要略》中治疗眩晕的方剂有10首，其中治疗痰饮的方剂占了4首（苓桂术甘汤、泽泻汤、小半夏加茯苓汤、五苓散），可见张仲景非常重视眩晕中的痰饮致病因素。痰饮上犯清窍致眩理论也颇受后世医家重视，朱丹溪在《丹溪心法·头眩》也提出"无痰则不作眩"的观点。

四十一、饮食均衡养少阳，疏肝利胆去结石

医案 李某，男，五十五岁。

主诉：胁痛 1 周余。刻下症见右胁胀痛，不欲饮食，伴嗳气、反酸、口苦，上腹胀满，随情绪加重，厌食油腻，偶有后背疼痛，睡眠可，小便正常，大便干燥。舌红，苔黄腻，脉沉弦。既往有胆结石病史半年。

辨证：情志不舒，忧思恼怒，湿浊阻滞，胆气不舒则见右上腹胀满，或阵发性疼痛，痛引肩背，或伴胃脘部痞满，厌食油腻。辨为肝郁气滞，胆络失和证。

诊断：胆结石（肝郁气滞，胆络失和）。以疏肝行气、利胆和络为治则，给予四逆散加减治疗，整方如下：

柴胡 30 g	赤芍 30 g	枳实 15 g	甘草 6 g
茵陈 40 g	青皮 30 g	陈皮 30 g	郁金 30 g
槟榔 15 g	金钱草 30 g	鸡内金 30 g	栀子 15 g

7 剂，日 1 剂，水煎服 400 mL，分早晚两次空腹温服。

嘱其注意调节情志，忌食寒凉，油腻。

二诊：患者诸症减轻，嘱上方继服 7 剂。

此方以四逆散为底方，疏肝行气，另加茵陈清热利湿，青皮、陈皮疏肝破气，消积化滞，郁金行气解郁，槟榔消积下气，金钱草、鸡内金健胃消食，通淋化石，栀子清泄郁热。

胆结石是指在人体胆道系统内形成的凝结物，属于常见性消化系统疾病。依据结石成分不同，胆结石通常包括胆固醇结石、胆色素结石或混合型结石等类型。

胆结石的形成通常与年龄、性别、基因等不可逆因素和肥胖、妊娠、饮食、药物、代谢以及疾病等可逆性因素有关。胆结石发病率随年龄增长而增高，遗

传因素是胆石病的发病机制之一；女性雌性激素可以增加胆汁中的胆固醇分泌，影响胆囊收缩，导使胆汁淤滞。另外，长期进食低纤维或高热卡食物，口服避孕药物，都会促进胆囊结石形成。长期吃素的老年人，卵磷脂摄入减少或肝脏合成降低；另外素食者往往维生素 A、维生素 E 的摄入不足，这两种维生素缺乏，使胆囊上皮细胞容易脱落，从而导致胆固醇沉积，形成结石。

胆结石属中医"胁痛""黄疸"范畴。《黄帝内经》《金匮要略》及后世众多医著均对其有所阐述。中医学认为，胆附于肝，经脉相互络属，肝胆互为表里；胆汁由肝之精气所化生，胆汁的化生和排泄由肝的疏泄功能控制和调节；胆为六腑之一，以通为顺。胆为气机升降出入之枢。胆属甲木，主春季，应子时。胆气升发则诸脏之气生，胆气不升则诸脏不安。胆属少阳，为阳之初生，为枢机，人体气血阴阳之升降出入皆从少阳始，枢机不利而出入废，升降息。如《脾胃论》中说："胆者，少阳春升之气，春气升则万化安，故胆气春升，则余脏从之，胆气不升，则飧泄、肠澼不一而起矣。"

中医认为，肝和胆疏泄功能失常是胆结石的基本病机。胆结石其标在胆，其本在肝，治疗应以疏肝理气为先。中医药预防结石复发的方法具有疗效好、可兼顾调理肝胆脾胃等脏腑功能、患者易于接受等优势。胆结石在临床上并非单独出现，常合并胆囊炎、胃脘痛、胃胀纳呆等其他消化系统疾病出现，临床施治应以中医辨证为主，结合 B 超检查，明确结石部位、形状、大小，综合病人全面因素，分析病情，分别采用通腑排石、活血溶石、消痰化石等治法。

四十二、气机不降呃逆证，补虚去实调脾胃

医案一　张某，男，五十八岁。

主诉：胃部不适 1 年，加重 2 天。刻下症见胃部胀满不适，嗝气，心慌，胸闷，腰部疼痛，颈部僵硬。舌暗红，苔白腻，脉弱。既往高血压病、冠心病病史 30 余年，平日服用硝酸甘油、倍他乐克、利血平等药物。

辨证：痰浊阻滞，脾失健运，气机不和，故出现胃部胀满不适；浊气上犯于心，则见心慌、胸闷；经络不通，则见腰部疼痛、颈椎僵硬。辨为痰湿中阻，经络不通证。

诊断：嗝逆（痰湿中阻，经络不通），以化湿祛痰、调和脾胃为治则，给予宁心消痞方加减治疗，整方如下：

黄芪 30 g	麦冬 15 g	五味子 3 g	川芎 15 g
丹参 20 g	半夏 9 g	陈皮 15 g	焦三仙各 30 g
乌贼骨 30 g	木香 15 g	砂仁 6 g	连翘 15 g
生甘草 6 g	黄连 12 g	黄芩 20 g	代赭石 30 g
旋覆花 30 g^(包)	珍珠母 45 g	元胡 20 g	钩藤 30 g^(后入)
羌活 20 g	独活 20 g	葛根 30 g	厚朴 20 g

7 剂，日 1 剂，水煎服 400 mL，分早晚两次空腹温服。

二诊：患者心慌已除，胃部胀满减轻，腰痛减轻，颈椎仍有僵硬。上方葛根改 60 g，继服 7 剂。

此方以宁心消痞方为底方，益气活血，行气消痞，另加入黄连、黄芩清中、上焦之热，代赭石、旋覆花、珍珠母重镇降逆，元胡活血止痛，钩藤、羌活、独活、葛根疏通经络，厚朴燥湿除满，温中除胀。

医案二　闫某，女，七十一岁。

主诉：呃逆 3 天，加重半天。刻下症见呃逆，伴有气喘，胸胁胀痛，自诉双下肢易抽筋，夜间严重，烦躁不安，不思饮食，二便正常。舌红，苔黄，脉数。

辨证：呃逆乃胃失和降之证。胃之和降，有赖于脾气健运和肝之条达。若脾失健运或肝失条达，则胃失和降，气逆动膈，则见呃逆；肺胃之气均以降为顺，手太阴肺之经脉还循胃口，两者生理上相互联系，病理上相互影响，胃气失降，亦影响肺降，则见气喘。辨证为肝脾不和，胃失和降证。

诊断：呃逆（肝脾不和，胃失和降）。以疏肝健脾，和胃降逆为治疗原则，给予宁心消痞方加减治疗，整方如下：

黄芪 30 g	麦冬 15 g	五味子 3 g	川芎 15 g
丹参 20 g	半夏 9 g	陈皮 15 g	焦三仙各 30 g
乌贼骨 30 g	木香 15 g	砂仁 6 g	连翘 15 g
生甘草 6 g	代赭石 30 g	旋覆花 30 g (包)	白芍 45 g
杏仁 6 g	元胡 15 g		

7 剂，日 1 剂，水煎服 400 mL，分早晚两次空腹温服。

二诊：服药物 7 剂，呃逆减轻，情绪平稳，饮食亦与日俱增，脉势和缓，胸胁脘腹仍时有作胀。上方去代赭石，加柴胡 30 g、桂枝 15 g，继服 7 剂。

三诊：服药 7 剂，诸恙悉平。嘱原方药再服 3 剂，以善其后。

此方以宁心消痞方为底方，益气滋阴，行气消痞，另加入代赭石，质重而沉降，旋覆花，性温而能下气，杏仁开宣肺气，白芍缓急止痛，元胡行气止痛。

医案三　齐某，男，五十四岁。

主诉：嗝气多年，加重 2 天。刻下症见嗝气，声音低微，颈部僵硬不适，后背发胀，纳食可，睡眠差，二便正常。舌暗红，苔黄，脉沉细。

辨证：声音低微，故知虚证，中阳不足，胃失和降，虚气上逆，故见嗝气；阳气不足，气行无力，阻滞经络，故见颈椎僵硬不适；气滞于背部，则后背发胀。辨为脾胃阳虚证。

诊断：呃逆（脾胃阳虚）。以补益中焦、调和脾胃为治则，给予宁心消痞方加减治疗，整方如下：

黄芪 30 g	麦冬 15 g	五味子 3 g	川芎 15 g
丹参 20 g	半夏 9 g	陈皮 15 g	焦三仙各 30 g
乌贼骨 30 g	木香 15 g	砂仁 6 g	连翘 15 g
生甘草 6 g	珍珠母 45 g	代赭石 30 g	旋覆花 30 g (包)
羌活 20 g	葛根 30 g	石斛 30 g	天花粉 30 g
吴茱萸 20 g	丁香 6 g		

7 剂，日 1 剂，水煎服 400 mL，分早晚两次空腹温服。

此方以宁心消痞方为底方，益气活血，行气消痞，另加珍珠母、代赭石、旋覆花重镇降逆，羌活、葛根疏通经络，石斛、天花粉滋阴益胃，吴茱萸、丁香温中降逆。

呃逆是指胃气上逆动膈，以气逆上冲，喉间呃呃连声，声短而频，难以自制为主要表现的病证。《内经》无呃逆之名，其记载的"哕"即指本病，如《素问·宣明五气》说："胃为气逆，为哕。"该书指出本病的病机为胃气上逆，还认识到呃逆发病与寒气及胃、肺有关，如《灵枢·口问》说："谷入于胃，胃气上注于肺，今有故寒气与新谷气，俱还入于胃，新故相乱，真邪相攻，气并相逆，复出于胃，故为哕。"并且认为呃逆也是病危的一种征兆，如《素问·宝命全形论》曰："病深者，其声哕。"在治疗呃逆证上，《内经》提出了三种简易疗法："哕，以草刺鼻，嚏，嚏而已；无息，而疾迎引之，立已；大惊之，亦可已。"

汉代张仲景在《金匮要略·呕吐哕下利病脉证治》中将呃逆分为三种：一为实证，即"哕而腹满，视其前后，知何部不利，利之则愈"；二为寒证，即"干呕，哕，若手足厥者，橘皮汤主之"；三为虚热证，即"哕逆者，橘皮竹茹汤主之"。这为后世呃逆证的寒热虚实辨证分类奠定了基础。本病证在宋代还称为"噫"，如宋代陈无择在《三因极一病证方论·哕逆论证》中说："大率胃实即噫，胃虚则哕，此由胃中虚，膈上热，故哕。"此指出呃逆与膈相关。元代朱丹溪始称之为"呃"，他在《格致余论·呃逆论》中说："呃，病气逆也，气自脐下直冲，上出于口，而作声之名也。"明代张景岳进一步把呃逆病名确定下来，如《景岳全书·呃逆》说："哕者，呃逆也，非咳逆也；咳逆者，咳嗽之甚者也，非呃逆也；干呕者，无物之吐，即呕也，非哕也；噫者，饱食之息，即嗳气也，非咳逆也。后人但以此为鉴，则异说之疑可尽释矣。"并指出，大病时"虚脱之呃，则诚危殆之证"。明代秦景明《症因脉治·呃逆论》把本病分外感、内伤两类，颇有参考价值。清代李中梓《证治汇补·呃逆》系统地提出本病的治疗法则："治当降气化痰和胃为主，随其所感而用药。气逆者，疏导之；食停者，消化之；痰滞者，涌吐之；热郁者，清下之；血瘀者，破导之；若汗吐下后，服凉药过多者，当温补；阴火上冲者，当平补；虚而夹热者，当凉补。"

四十三、肢体麻木为痹证，中药再加针灸疗

医案一　徐某，男，四十七岁。

主诉：双下肢沉重 1 年余，加重 1 天。刻下症见双下肢沉重不适，饮食调，睡眠可，二便正常。舌红，苔白，脉滑。

辨证：湿性趋下，湿邪夹风寒，留滞下肢经络，痹阻气血，故见双下肢沉重。辨为寒湿闭阻证，苔白、脉滑亦为佐证。

诊断：痹证（寒湿闭阻）。以行气活血、除湿通络为治则，给予宁心通痹方加减治疗，整方如下：

黄芪 30 g	麦冬 15 g	五味子 3 g	川芎 15 g
丹参 20 g	鸡血藤 30 g	苏木 20 g	地龙 15 g
杜仲 9 g	牛膝 15 g	桑寄生 30 g	木香 6 g
生甘草 6 g	肉桂 30 g	制附子 30 g^{（先煎）}	焦三仙各 20 g
薏苡仁 30 g	苍术 30 g	白蔻仁 20 g^{（后入）}	

7 剂，日 1 剂，水煎服 400 mL，分早晚两次空腹温服。

此方以宁心通痹方为底方，补气活血，行气通痹，另加入肉桂、制附子温补下元，焦三仙顾护胃气，薏苡仁、苍术、白蔻仁健脾除湿。

医案二　王某，女，七十三岁。

主诉：双下肢疼痛不适 1 年余，加重 2 天。刻下症见双下肢疼痛，晨起疼痛明显，活动后减轻，纳差，胃部胀满不适，偶有疼痛，睡眠可，小便正常，大便黏腻。舌红，苔白滑，脉弦涩。

辨证：气滞血瘀，经络不通，不能荣养四肢，故出现下肢疼痛不适；湿邪阻滞中焦，则见纳差、胃部胀满、大便黏腻。辨为气滞血瘀，湿阻中焦证，苔白滑、脉弦涩亦为佐证。

诊断：痹证（气滞血瘀，湿阻中焦）。以行气活血、去湿健中为治疗原则，给予宁心通痹方加减治疗，整方如下：

黄芪 30 g	麦冬 15 g	五味子 3 g	川芎 15 g
丹参 20 g	鸡血藤 30 g	苏木 20 g	地龙 15 g
杜仲 9 g	牛膝 15 g	桑寄生 30 g	木香 6 g
生甘草 6 g	元胡 20 g	羌活 30 g	独活 30 g
桑枝 60 g	桂枝 20 g	焦三仙各 30 g	连翘 30 g
乌贼骨 30 g	白蔻仁 30 g^{（后入）}		

7 剂，日 1 剂，水煎服 400 mL，分早晚两次空腹温服。

此方以宁心通痹方为底方，补气活血，行气通痹，另加桂枝温通经络，元胡行气止痛，羌活、独活、桑枝通经活络，桂枝温经散寒，焦三仙、连翘、乌贼骨顾护胃气，白蔻仁芳香化湿。

医案三　魏某，女，六十二岁。

主诉：右上肢麻木 1 周。刻下症见右上肢麻木，胃部胀满不适，盗汗，大便干燥。纳食少，睡眠可，小便正常，大便干燥难解。舌体胖大，边有齿痕，苔黄略腻，脉沉。核磁检查示颈椎椎间盘变性。

辨证：肝肾阴虚，肝络失滋，肝经经气不利，横逆犯胃，则见胃部胀满不适；阴虚失润，虚热内炽，则见盗汗；肝肾阴虚，筋脉失于濡养、温煦，久则气滞血瘀，故见颈椎病变、上肢麻木。辨为肝肾亏虚，气滞血瘀证。

诊断：痹证（肝肾亏虚，气滞血瘀）。以祛风除湿、行气活血为治疗原则，给予宁心通痹方加减治疗，整方如下：

黄芪 30 g	麦冬 15 g	五味子 3 g	川芎 15 g
丹参 20 g	鸡血藤 30 g	苏木 20 g	地龙 15 g
杜仲 9 g	牛膝 15 g	桑寄生 30 g	木香 6 g
生甘草 6 g	威灵仙 30 g	酒大黄 15 g	连翘 30 g
焦三仙各 30 g	乌贼骨 30 g	黄芩 20 g	厚朴 15 g
代赭石 30 g	麻黄根 60 g	浮小麦 30 g	生牡蛎 30 g

7 剂，日 1 剂，水煎服 400 mL，分早晚两次空腹温服。

二诊：上肢麻木已除，盗汗减轻，仍胃部不适。上方去麻黄根、浮小麦，厚朴改 30 g，继服 7 剂。

此方以宁心通痹方为底方，补气活血，行气通痹，另加威灵仙祛风湿，通络止痛，酒大黄泄热通便，连翘、焦三仙、乌贼骨保护胃黏膜，黄芩除湿热，厚朴温中除胀，代赭石驱浊下冲，降摄肺胃之逆气，麻黄根、浮小麦、生牡蛎配黄芪，益气固表，敛阴止汗。

医案四　宋某，女，四十七岁。

主诉：肢体麻木3月余，加重3天。患者3个月前煤气中毒后，出现左侧肢体麻木不适。纳食可，睡眠可，二便正常。古暗红，边有齿痕，苔白腻，脉弱。既往CT示右侧丘脑腔隙性梗死。血糖偏高，平日服用二甲双胍。

辨证：气血瘀阻，则肢体麻木；体内有痰湿，则苔白腻。辨为痰瘀阻滞证。

诊断：痹证（痰瘀阻滞）。以化瘀祛痰、通经活络为治疗原则，给予宁心通痹方加减治疗，整方如卜：

黄芪30g	麦冬15g	五味子3g	川芎15g
丹参20g	鸡血藤30g	苏木20g	地龙15g
杜仲9g	牛膝15g	桑寄生30g	木香6g
生甘草6g	水蛭9g	僵蚕12g	桑枝60g
桂枝20g	葛根30g	黄连12g	石菖蒲15g
远志12g			

7剂，日1剂，水煎服400mL，分早晚两次空腹温服。

此方以宁心通痹方为底方，补气活血，行气通痹，另加水蛭、僵蚕、桑枝、桂枝通经活络，葛根升发脾胃清阳之气，黄连清上焦之热，石菖蒲、远志交通心肾。

医案五　洪某，女，六十四岁。

主诉：左下肢麻木3年余，加重2天。刻下症见左下肢感麻木、乏力，纳食可，睡眠调，二便正常。舌红，苔薄黄，脉弱。既往有脑梗死病史3年。

辨证：气滞血瘀，经络不通，不能荣养四肢，故出现下肢麻木、乏力，辨为气滞血瘀证。

诊断：痹证（气滞血瘀），以行气活血为治疗原则，给予宁心通痹方加减治疗，整方如下：

黄芪30g	麦冬15g	五味子3g	川芎15g
丹参20g	鸡血藤30g	苏木20g	地龙15g
杜仲9g	牛膝15g	桑寄生30g	木香6g
生甘草6g	肉桂20g	水蛭9g	僵蚕15g
通草30g	焦三仙各20g	连翘30g	乌贼骨30g
苏梗20g			

7剂，日1剂，水煎服400mL，分早晚两次空腹温服。

此方以宁心通痹方为底方，补气活血，行气通痹，另加肉桂温阳通经，水蛭、僵蚕、通草祛风通络，焦三仙、连翘、乌贼骨顾护胃气，苏梗行气宽中。

肢体麻木是指肌肤、肢体发麻，甚或全然不知痛痒的一类疾患，是患者的一种自感症状。多发病突然，日久难愈，常见于心脑血管和神经系统疾病病程中。麻木属祖国医学中"痹症"范畴，《内经》称为"不痛不仁"，其病因主要是由外因、内因两方面造成的。

外因主要是感受六淫之中的风、寒、湿及热邪。外邪凝于脉络，致使经络不通，不通则痛。《素问·痹论》中说："风寒湿三气杂至，合而为痹也。其风气胜者为行痹，寒气胜者为痛痹，湿气胜者为著痹。"

内因主要是由于正气不足。《素问·刺法论》说："正气内存，邪不可干，邪之所凑，其气必虚"。《素问·百病始生》云："此必因虚邪之风，与其身形，两虚相得，乃客其形。"由于正气虚弱，肌肤腠理疏松，卫外不固，外邪乘虚而入，致营卫失调，血行不畅，经脉失养，故发生肢体麻木。《素问·痹论》曰："其不痛不仁者，病久入深，荣卫之行涩，经络时疏，故不痛，皮肤不营，故为不仁。"故肢体麻木是人体气血、经络的病变。"气主煦之"，"血主濡之"。气虚失运或血虚不荣，是发生麻木的主要内在原因。风寒湿邪入侵，或痰瘀互结，阻于经络，影响气血流通是其外在原因。

（一）辨证

1.辨新久虚实

一般来说，新病多虚证，久病多瘀证，新病多由虚感受风寒；久病多气虚致瘀而成；形体肥胖者，多气虚夹痰；形体疲弱者，多气虚血瘀。

2.辨发病部位

在上肢者，风湿为重；在下肢者，寒湿为重；头面部发麻或兼口眼歪斜者，多为气血亏虚，风邪乘之；口舌麻木，多属痰浊阻于络脉。

（二）治疗

1.治疗原则

遵《内经》"客者除之""劳者温之""逸者行之"之旨，新病者，以益气祛寒，调和营卫为主；久病者，以益气化瘀，通经活络为要。伴手指振颤者，养血祛风；口眼歪斜者，祛风通络；痰气瘀阻者，化痰行气。

2.治疗方药

上肢麻木者，益气养血，通营和卫，补中益气汤合桂枝汤加减；下肢麻木者，祛风散寒，通经活络，独活寄生汤合麻黄附子细辛汤加减；头面麻木者，养血祛风，益气通络，以川芎茶调散合天麻勾藤饮加减；口舌麻木者，活血化瘀，行气豁痰，补阳还五汤加味。

四十四、慢性疲劳亚健康，改善体质中医调

医案 郝某，女，四十八岁。

主诉：失眠半年余，加重 2 天。刻下症见入睡困难，夜梦繁多，心悸健忘，腹部胀满，四肢倦怠，颈部不适，纳食可，二便正常。舌暗红，苔薄黄，脉沉数。既往胆囊炎病史 5 年。

辨证：脾主运化，脾虚气弱，运化失职，水谷不化，故见腹胀；脾气亏损，化血不足，心失所养，则心悸、失眠多梦；气血不足，颈部不荣，则见不适；脾主四肢，脾虚不能输布水谷，故见四肢倦怠。辨为心脾两虚证。

诊断：不寐（心脾两虚）。以补益心脾、养血安神为治则，给予宁心安眠方加减治疗，整方如下：

黄芪 30 g	麦冬 15 g	五味子 3 g	川芎 20 g
丹参 20 g	山栀 20 g	柴胡 9 g	炒枣仁 30 g
茯神 30 g	石菖蒲 15 g	远志 15 g	紫石英 30 g
木香 9 g	生甘草 6 g	厚朴 15 g	茵陈 12 g
栀子 15 g	羌活 15 g	葛根 30 g	珍珠母 60 g
乌贼骨 30 g	焦三仙各 20 g	连翘 20 g	

7 剂，日 1 剂，水煎服 400 mL，分早晚两次空腹温服。

二诊：患者心悸已除，睡眠好转，仍感颈椎不适。上方葛根改 60 g，继服 7 剂。

此方以宁心安眠方为底方，清热除烦，宁心安神，另加入厚朴温中除胀，茵陈、栀子清热除湿，羌活、葛根祛风胜湿，疏通颈部经络，珍珠母重镇安神，乌贼骨、焦三仙、连翘顾护胃气。

步入 21 世纪以来，我国经济高速发展，人民生活条件有了极大提高。但同时人们的生活节奏日益加快，工作压力也越来越大。在如此的大环境下，慢

性疲劳综合征的发病率一路攀升，由于其持续时间长且易反复发作，极大地影响个人生活质量，引起了医学界的广泛关注。慢性疲劳综合征又称为慢性疲劳免疫功能障碍综合征，是一种亚健康状态，以长期严重的疲劳为临床突出表现，并伴有失眠、记忆力下降、骨骼肌疼痛及多种精神神经症状，但无其他器质性及精神性疾病为特征的一组复杂的功能紊乱症候群。慢性疲劳综合征患者由于疾病的持续或反复发作，严重影响了正常的工作、学习和生活，患者的生存质量和健康状态急剧下降。慢性疲劳综合征现在已经被美国疾病控制与预防中心预测为 21 世纪影响人类健康的主要问题之一。据专家估计，我国处于亚健康状态的人口已经超过 7 亿，占全国总人口的 60%—70%。

疲劳综合征具体的诊断标准主要包含三个部分。一是不明原因的持续或反复发作的严重疲劳，持续 6 个月或 6 个月以上，充分的休息后症状不缓解，活动水平较健康时下降 50%。二是同时具备下列症状中的四条或四条以上，持续存在半年或半年以上但又不应早于疲劳出现：①记忆力下降或注意力不集中；②咽痛；③颈部或腋下淋巴结触痛；④肌痛；⑤多发性非关节炎性关节疼痛；⑥新出现的头痛；⑦不能解乏的睡眠；⑧劳累后持续不适感超过 24 小时。三是要排除下述的慢性疲劳：①原发病的原因可以解释的慢性疲劳；②临床诊断明确，但在现有的医学条件下治疗困难的一些基本持续存在而引起的慢性疲劳。

慢性疲劳综合征是一种现代生活方式病，其概念最早是在 20 世纪 80 年代提出，而在祖国医学中"疲劳"一词首见于汉代张仲景的《金匮要略》，"问曰：血痹病从何得之？师曰：夫尊荣人，骨弱肌肤盛，重因疲劳汗出，卧不时动摇，加被微风，遂得之"。《金匮要略》明确地把因疲劳引起的证候与"虚劳病"同类论述。之后历代的文献记载，也多出现与"疲劳"症状相似的一些病症名称，如"虚劳""懈怠""四肢不举""怠惰嗜卧""四肢不欲卧"等。根据综合慢性疲劳综合征的中医发病原因和临床表现，可将其归属于中医"虚劳""郁证""不寐""百合病"等范畴。

《素问·调经论》说："人之所有者，血与气耳。"所以人体生理活动离不开气血，在发生病变时，也不外乎气血。合谷、太冲两穴，一阴一阳、一气一血、一脏一腑、一升一降，是一组具有阴阳经相配、上下配穴、气血同调等特点的针灸处方。两穴合用，共奏调畅气机、调和气血、补益气血、壮肌治痿、祛风通络、消痹止痛之功，是临床证治的要穴，故又称其为四关穴。对于涉及身心两方面众多纷繁复杂症状的慢性疲劳综合征来说，以四关穴为主进行针刺治疗可收到较好的效果。

慢性疲劳综合征病因主要与五脏的功能失调有关，所以选择在背部走罐，尤其是在肺俞、心俞、肝俞、脾俞、肾俞等部位重点施治，可以充分激发阳气、改善脏腑的功能活动，起到气机通达、宁心安神、阴阳调和、通调五脏的作用，使得气血运行正常，四肢百骸得到濡养则疲劳不复。背部分布着督脉、足太阳膀胱经和华佗夹脊穴，此三者皆与慢性疲劳综合征关系密切。督脉为阳脉之海，总督全身阳气，并且络于脑。如果督脉发生异常，则清阳不能上升，无法上荣于脑，导致髓海不足，会出现头昏头重、眩晕、健忘等症状。足太阳膀胱经主一身之表，为卫外之藩篱，并且膀胱经是全身走行最长的经络，与其他经脉交往密切。《内经》："经脉所过，主治所及。"所以膀胱经有着许多的主治功效，如刺激膀胱经穴位可以治疗热病及神智方面的问题。膀胱经在背部还分布有五脏六腑背俞穴。《千金翼方》："凡诸孔穴，名不徒设，皆有深意。"这些背俞穴与相应的脏腑密切相关。又因为慢性疲劳综合征的病因病机与五脏六腑密切相关，而五脏六腑的气血又输注于背俞穴，所以在背俞穴进行刺激可以调节相关脏腑，使机体平衡，五脏安和，从而达到治疗效果。华佗夹脊穴属于经外奇穴，目前最早关于其定位的记载是《后汉书·华佗别传》："有人病脚坐不以行。佗切脉，便使解衣，点背数十处，相去四寸或五寸（分），言灸此各七处，灸创愈即得也。后灸愈，灸处夹脊一寸，上下行，端直均匀如引绳。"目前公认的是 1955 年承淡安先生在《中国针灸学》中确定的华佗夹脊穴位置，"自第一胸椎以下至第五腰椎为止，每穴从脊中旁开 5 分，左右共 34 穴。"由于夹脊穴走行于督脉和足太阳膀胱经之间，可以说是"督脉和足太阳经脉气的转输点"，所以刺激这些穴位可以起到通经活络、交通上下、鼓动阳气的作用。

四十五、过敏需绝过敏原，调节体质治其本

医案 张某，女，四十六岁。

主诉：周身瘙痒 1 周。刻下症见周身瘙痒，患者不能忍受，自行抓挠，挠后见细小血点，于家中自行服用氯雷他定，效果欠佳，纳食可，睡眠调，二便正常。舌红，苔黄，脉滑。

辨证：风邪侵袭肌肤，邪气与卫气搏击于肤表，则见皮肤瘙痒；舌红，苔黄，知有热证。辨为风热郁络证。

诊断：过敏（风热郁络），以疏风清热为治则，给予桂枝汤合清风散加减治疗，整方如下：

桂枝 9 g	白芍 9 g	生姜 9 g	大枣三枚^(切)
甘草 6 g	当归 12 g	生地 12 g	防风 9 g
蝉蜕 6 g	知母 9 g	苦参 9 g	胡麻仁 9 g
荆芥 9 g	苍术 9 g	牛蒡子 6 g	石膏 9 g
木通 6 g			

7 剂，日 1 剂，水煎服 400 mL，分早晚两次空腹温服。

二诊：瘙痒减轻，嘱上方继服 7 剂。

桂枝汤出自《伤寒论》，主要起到解肌发表，调和营卫的作用。消风散出自《外科正宗》，功能为疏风养血，清热除湿。两方合用，共同起到疏风清热，调和营卫的作用。

西医认为过敏性疾病是由于机体对某种因素过敏而产生的。过敏性疾病的病因及发病机制涉及体内外多种因素，常发生于具有过敏体质的个体，认为其根本原因是过敏质人群接触了各种致敏物质。当某些外在物质进入致敏机体，就会导致特异性的体液免疫或细胞免疫反应，从而引起组织损伤或生理功能紊乱，产生过敏性疾病。如过敏体质个体对食物中蛋白质，尤其是鱼、

虾、蛋类和牛乳，或化学物品、植物、动物皮毛、肠道中寄生虫等，较正常人容易发生过敏反应，从而引起各种类型的过敏性皮肤病、过敏性鼻炎、过敏性哮喘、消化道过敏性反应等。基于这种认识产生的主要治疗思想就是避免接触过敏原。

中医对过敏现象的观察已历经千年，对过敏现象的描述主要包括：接触过敏反应和食物过敏反应。巢元方在《诸病源候论·漆疮候》中就曾描述过有关过敏反应："漆有毒，人有禀性畏漆。但见漆，便中其毒……亦有性自耐者，终日烧煮，竟不为害者。"过敏体质是在禀赋遗传基础上形成的一种特异体质。对于过敏性疾病，中医认为发病与否仍然取决于人体"正气"和自然界的"邪气"。自然界的邪气对于人群来说大体是相同的，但人体因为存在不同的体质状态，其"正气"就会存在差异，这种差异来自于个体遗传所致的特异体质。没有这种特异体质的机体，一般不会发生过敏反应。如同样在春天空气中存在花粉的环境下，有人会产生过敏反应如鼻炎、哮喘，而另一些人则不会有异常。这说明过敏反应及过敏性疾病产生的原因主要不在于外界环境，而是在于患者的体质状态。对过敏性疾病的治疗中医体质理论认为体质具有可调性，因此改善过敏体质者的体质是中医防治过敏性疾病的重要手段。对于具有过敏体质而未发病的人群，应积极改善其特殊体质，实现病因预防，阻止相关疾病的发生。在发病时，通过辨体—辨病—辨证相结合，在调节患者体质的基础上综合用药，标本兼治过敏性疾病。

过敏性疾病的针灸放血疗法

1. 过敏性斑疹瘙痒

患者俯卧位，医者站于身侧，选肺俞、膈俞、肝俞、胆俞，每次取2穴，双侧同取交替使用。每次放血前严格消毒，用三棱针点刺后加拔火罐，每穴以出血量5—10 mL为宜。起罐后让患者仰卧位，针刺曲池、然谷、合谷（皆取双穴），留针20分钟，隔日1次。

体内热邪搏于血分，血热动风，于肌肤腠理之间，淫邪妄行，外发皮表而致。因此在治疗中取肺俞、肝俞、膈俞、胆俞放血拔罐，以达祛风通络，清热凉血，止痒之效。辅以针刺曲池、然谷、合谷等穴以调合气血，加强其祛风止痒，清热凉血之效。

2. 过敏性腹泻

证属脾胃虚弱，运化失职者，治宜健脾益气，温中止泻。取中脘、足三里、三阴交、关元、天枢，行补法，关元、天枢温针灸，隔日1次。

足三里、三阴交，益脾胃，化水谷；关元乃足三阴与任脉之会，又为小肠募穴，针灸并用，可振奋阳气，温化水液；天枢为大肠募穴，温补可理大肠而行燥化之职。诸穴合用，中州强健，水谷消磨，燥化得宜，腹泻渐止。

四十六、风热咳嗽痰色黄，咳嗽 2 号祛风热

医案一　贾某，男，六十二岁。

主诉：咳嗽 3 天。刻下症见咳嗽、咳痰，痰多、色黄难咯，右髋部疼痛，时感右下腹疼痛，饮食可，睡眠调，二便正常。舌红，苔薄黄，脉浮数。

辨证：风热犯肺，肺失清肃，故咳嗽；经络阻滞不通，故见疼痛。辨为风热侵袭，经络不通证，舌红、苔薄黄、脉浮数亦为佐证。

诊断：咳嗽（风热侵袭，经络不通），以解表散热、疏风止咳为治则，给予咳嗽 2 号方加减治疗，整方如下：

双花 20 g	连翘 20 g	桑叶 12 g	菊花 12 g
瓜蒌 30 g	桔梗 15 g	杏仁 9 g	芦根 12 g
薄荷 9 g	生甘草 12 g	木蝴蝶 20 g	牛蒡子 15 g
玉竹 12 g	白芍 30 g	元胡 15 g	独活 20 g
厚朴 12 g			

7 剂，日 1 剂，水煎服 400 mL，分早晚两次空腹温服。

二诊：腹痛已除，咳嗽减轻，嘱上方继服 7 剂。

咳嗽 2 号方是老师的自拟方。方中重用双花、连翘为君药，桑叶、菊花、薄荷、桔梗、杏仁为臣药，瓜蒌、芦根为佐药，甘草为使药。诸药相伍，使上焦风热得以疏散，肺气得以宣降，则表证解，咳嗽止。另加入木蝴蝶、牛蒡子、玉竹滋阴清热利咽，白芍缓急止痛，元胡活血行气止痛，独活疏通经络，厚朴行气化湿、温中止痛。

医案二　吴某，女，三十四岁。

主诉：咳嗽 1 周余，刻下症见咳嗽，咯黄痰，头晕、头胀，咽部不适，胸闷，心前区疼痛，周身乏力，汗出频繁，精神不振，纳食可，睡眠差，二便正常。舌暗，苔黄，脉浮滑。

辨证：风寒犯肺，肺失清肃，则见咳嗽；寒为阴邪伤阳，清阳受阻，寒凝

血滞，络脉绌急，则见头痛；风寒侵袭，卫阳不固，营阴外泄，则见汗出；咳黄痰，说明邪气郁而化热。辨为风寒侵袭，郁而化热证，舌红、苔黄、脉浮滑亦为佐证。

诊断：咳嗽（风寒侵袭，郁而化热），以解表散热、疏风止咳为治则，给予咳嗽2号方加减治疗，整方如下：

双花 20 g	连翘 20 g	桑叶 12 g	菊花 12 g
瓜蒌 30 g	桔梗 15 g	杏仁 9 g	芦根 12 g
薄荷 9 g	生甘草 12 g	麻黄根 20 g	浮小麦 15 g
牛蒡子 12 g	蔓荆子 30 g	白蒺藜 30 g	郁金 15 g
香附 15 g	玫瑰花 15 g		

7剂，日1剂，水煎服400 mL，分早晚两次空腹温服。

此方在咳嗽2号方基础上，加麻黄根、浮小麦固表止汗，牛蒡子清热利咽，蔓荆子、白蒺藜清利头目，郁金、香附、玫瑰花疏肝解郁，调节情志。

医案三　张某，女，四十九岁。

主诉：咳嗽半月余，加重3天。刻下症见咳嗽、咳痰，痰黄，伴有发热、腹泻，进主食后腹泻加重，纳食可，睡眠调，二便正常。舌红，苔黄，脉滑。既往糖尿病病史半年，两日前测空腹血糖6.6 mmol/L，平日服用二甲双胍、格列齐特药物。

辨证：痰既是邪气犯肺的病理产物，反过来也是肺气上逆的致病因素。邪气犯肺，肺气郁闭，津液失布，停聚为痰，痰液停聚，影响肺之宣肃，肺气上逆，则见咳嗽；痰停聚中焦，影响脾之升清，则见腹泻；进食后，脾负担加重，腹泻由此加重。辨为痰热停聚证，舌红、苔黄、脉滑亦为佐证。

诊断：咳嗽（痰热停聚）。以宣肺止咳、清热化痰为治则，给予咳嗽2号方加减治疗，整方如下：

双花 20 g	连翘 20 g	桑叶 12 g	菊花 12 g
柴胡 30 g	桔梗 15 g	杏仁 9 g	芦根 12 g
薄荷 9 g	生甘草 12 g	黄连 20 g	黄芩 15 g
玉竹 12 g	白芍 30 g	元胡 15 g	

7剂，日1剂，水煎服400 mL，分早晚两次空腹温服。

二诊：患者服药7剂后，腹泻已停，咳嗽减轻。上方继服7剂。

三诊：患者服药7剂后，基本痊愈。

此方以咳嗽2号方为底方，加葛根，其味甘辛性凉，入脾胃经，既能解表退热，又能升发脾胃清阳之气而治下利；加苦寒之黄连、黄芩，清热燥湿，厚肠止利；加白芍、元胡缓急止痛。慢性咳嗽病因不同，但无不由肝木郁滞以致气血流通受阻，津液输布失常，进而痰液停聚，影响到肺的宣肃。故将咳嗽2号方中的瓜蒌去掉，改柴胡30g，《景岳全书》曰："内伤之嗽，必起于阴分，盖肺属燥金，为水之母，阴损于下，则阳孤于上，水涸金枯，肺苦于燥，肺燥则痒，痒则咳不能已也。"这是方中用芦根、玉竹之意。

慢性咳嗽因时间持续较长，相当于中医学的"久咳"，由于久咳影响气血、阴阳、脏腑功能，在临床辨证中多归属于"内伤咳嗽"范畴，传统医学对慢性咳嗽有着丰富的认识。《医学三字经·咳嗽》说："肺为脏腑之华盖，呼之则虚，吸之则满。只受得本脏之正气，受不得外来之客气。客气干之则呛而咳矣，只受得脏腑之清气，受不得脏腑之病气。病气干之亦呛而咳矣。"因此，中医学对内伤咳嗽的认识，既关注了肺脏本身的气机问题，也强调肺与五脏六腑的关联体系，以人体内在的整体观念来认识和探讨咳嗽病证。

四十七、夜间痛甚为瘀血，活血行气去顽疾

医案　张某，女，五十岁。

主诉：腰痛 1 年余，加重 2 天。刻下症见腰痛，夜间痛甚，平日易感疲劳，颈部疼痛，伴有头晕。舌红有斑点，苔薄白，脉涩。既往有高血压病史 3 年余，最高达 180/120 mmHg，现测血压 130/70 mmHg。

辨证：瘀血内积，气血运行受阻，不通则痛；夜间阳气内藏，阴气用事，血行较缓，瘀滞益甚，故夜间痛增；血行障碍，气血不能濡养四肢，则易感疲劳。辨为气滞血瘀，经络受阻证，舌有斑点、脉涩亦为佐证。

诊断：痹证（气滞血瘀，经络受阻）。以行气活血、疏通经络为治则，给予宁心通痹方加减治疗，整方如下：

黄芪 30 g	麦冬 15 g	五味子 3 g	川芎 15 g
丹参 20 g	鸡血藤 30 g	苏木 20 g	地龙 15 g
杜仲 9 g	牛膝 15 g	桑寄生 30 g	木香 6 g
生甘草 6 g	白芷 20 g	桑枝 45 g	桂枝 15 g
钩藤 30 g	郁金 20 g	香附 15 g	玫瑰花 12 g
连翘 30 g	焦三仙各 20 g		

7 剂，日 1 剂，水煎服 400 mL，分早晚两次空腹温服。

二诊：患者腰痛明显减轻，头晕减轻。上方加升麻 15 g，继服 7 剂。

此方以宁心通痹方为底方，补气活血，行气通痹，另加白芷祛风止痛，桑枝、桂枝祛风湿，疏通经络，钩藤平肝潜阳，郁金、香附、玫瑰花疏肝解郁，焦三仙、连翘顾护胃气。

中医瘀血学说始于《黄帝内经》，至仲景先师提出"瘀血"之名，确立瘀血证，使瘀血证在理法方药上形成了独立的理论体系，经历代医家不断发展演进，至清代，逐渐使瘀血学说形成了一门独立的学说，成为祖国医学中具有重

要理论及实践意义的一个组成部分。

《格致余论》载："多酒之人，酒气熏蒸面鼻，得酒血为热极，热血得冷，为阴气所搏，污浊凝结，滞而不行，宜其先为紫而后为黑色也。"其认为饮酒之人易患瘀血体质，表现为面鼻色黑。张介宾则在《景岳全书·脏象别论》中指出体质可因禀赋而不同，他说："禀有阴阳，则或以阴脏喜温暖……有血实不宜涩，有血虚不宜泄……此固人人之有不同也。"清代对瘀血的治疗方药有了较大发展，对瘀血体质的表现及发展规律的论述也有一定的提高。如叶天士在《温热论》中说："其人素有瘀伤，宿血在胸中……其舌必紫黑而黯。"指出瘀血体质的舌质特点。清代柳宝诒在《温热逢源》中说："平时有瘀血在络，或因病而有蓄血，温热之邪与之纠结，热附血而愈觉缠绵，血得热而愈形胶固。"戴天章在《广瘟疫论》中说："唯本有内伤停瘀，复感伏邪……治法必兼消瘀。"指出瘀血体质患温病的特点为热邪易与瘀血互结，缠绵难愈，治疗时要加活血化瘀之品。周学海在《读医随笔》中亦明确提出"尊荣肥盛"之人，多为气虚血瘀体质，"盖尊荣肥盛，是素本气虚血滞之质矣"。

（一）瘀血证的形成因素

《灵枢·寿夭刚柔》云："余闻人之生也，有刚有柔，有弱有强，有短有长，有阴有阳……"指出先天禀赋可致个体体质差异。除了先天因素，瘀血的形成因素有以下几点。

1. 内伤七情

《灵枢·百病始生》云："若内伤于忧怒，则气上逆……凝血蕴里而不散，津液涩渗，著而不去，而积皆成矣。"程文囿《医述》云："因忧思过度，而致营血郁滞不行；或因怒伤血逆，上不得越，下不归经，而留积于胸膈之间者，此皆瘀血之因也。"可见，七情内伤可致瘀血内生，瘀血长期存于体内，导致机体形态、机能、心理发生改变，形成瘀血。

2. 外感寒热

《素问·八正神明论》云："天寒日阴，则人血凝涩而卫气沉。"《素问·举痛论》云："寒气客于小肠膜原之间、络血之中，血涩不得注于大经，血气稽留不得行，故宿昔而成积矣。"《灵枢·痈疽》云："寒邪客于经络之中则血泣，血泣则不通。"均指出天气寒冷可致人体气血运行迟缓或凝结成块，所谓"寒则血凝"，若长期、重复的寒邪刺激，超出了人体自我调节范围，则可形成瘀血体质。

《金匮》云："热之所过，血为之壅滞。"王清任《医林改错》亦云："血受寒则凝结成块，血受热则煎熬成块……血块当发烧。"说明外感热邪，或感寒入里化热，均可煎熬血液，使血液运行不畅，或凝结成块，导致瘀血。

3. 跌扑损伤

《素问·缪刺论》云："人有所堕坠，恶血留内，腹中胀满，不得前后。"《圣济总录·折伤门》云："若因折伤，内动经络，血行之道不得宣通，瘀积不散，则为肿为痛。"《神农本草经》云："或负重努力，或登高坠下，或奔走过急，皆为蓄血。"《医述》云："亦有跌扑闪挫，当时不觉，至于气衰之际，不时举发。"此皆跌扑外伤，致瘀血停留体内，日久不散，阻滞气血运行，而成瘀血。

4. 饮食起居不慎

《素问·五脏生成篇》云："多食咸，则脉凝泣而色变。"《灵枢·百病始生》云："卒然多食饮则肠满，起居不节、用力过度则络脉伤……肠外有寒汁沫与血相搏，则并合凝聚不得散，而积成矣。"张三锡《医学六要》云："好嗜炙辛辣热酒，积久血瘀胃脘。"张景岳、孙一奎等亦有类似论述。即平时饮食饥饱失宜、偏食、嗜食辛辣热酒，均可导致瘀血内生，日久留而不去，而成瘀血。

5. 离血离经

《素问·调经论》云："孙络外溢，则络有留血。"唐宗海《血证论·吐血》云："血止之后，其离经而未吐出者，是为瘀血，即与好血不相合，或壅而成热，或变而为痨，或结癥，或刺痛，日久变证，未可预料。"认为出血可致离经之血瘀于体内，形成瘀血，久则变生各种疾病，故治疗必须以祛瘀为主。如《血证论》云："吐衄便漏，其血无不离经，凡系离经之血，与荣养周身之血，已暌绝而不合……此血在身，不能加于好血，而反阻新血之化机，故凡血证，总以去瘀为要。"

6. 久病入络

慢性疾病迁延日久，脏腑功能失调或衰弱，使血液运行不畅，则可致血脉阻滞，形成瘀血体质。《金匮要略·血痹虚劳病脉证并治》云："五劳虚极，羸瘦腹满，不能饮食，食伤、忧伤、饮伤、房室伤、饥伤、劳伤、经络荣卫气伤，内有干血，肌肤甲错，两目黯黑，缓中补虚，大黄䗪虫丸主之。"仲景指出久病不但体虚，而且多瘀。《普济方》亦提出"久病当调血"的主张："人之一身不离乎气血，凡病经多日，治疗不愈，须当为之调血。"至叶天士更明确提出"久病入络"之说，认为"初病在经，久病入络"，"久发频发之恙，必伤及络，络乃聚血之所，久病必淤闭"。

7. 年老致瘀

体质既可表现为相对稳定性，又始终有着缓慢的变异，这种变异常与生命过程同步，贯穿于生命活动的始终。由于年龄阶段不同，生理特点各有差异，而有"年老致瘀"之说。如《灵枢·营卫生会》云："老者之气血衰，其肌肉枯，气道涩，五脏之气相搏，其营气衰少。"《灵枢·天年》云："六十岁，心气始衰……血气懈惰，故好卧。"汪宏《望诊遵经》指出年龄老少体质有别："气质之变也，亦有老少之势……及其老也，血气衰，肌肉枯，气道涩，营卫之行迟。"

8. 产后致瘀

瘀血体质是妇女产后常见的体质之一。妇女产后，因出血过多，可见气血亏虚，若失治误治，可导致血行迟滞，形成瘀血。如程文囿《医述》云："大产后元气既亏，运行失度，不免瘀血停留。"倪桂维《产宝》云："大产后宿血当消，新血当生。若专消则血不生，专生则宿血反滞。"针对产后的虚瘀体质，医家提出了养血消瘀的调养方法。如倪桂维《产宝》云："才产不宜食物，即服生化汤二三剂。"指出生化汤"生血理气莫善于此。所谓行中有补，化中有生，实产后圣药也"。《陈素庵妇科补解》亦云："新产虽极虚，以祛瘀为第一义。"徐灵胎、傅青主、唐容川、陈修园等亦有类似论述。陈修园《女科要旨》云："产妇胞产一破，速煎一帖，候儿头下地既服，不拘半产、正产，虽平安少壮之妇无恙者，俱服一二剂（生化汤），以消血块而生新血，自无血晕之患。"可见，产后妇女多见虚瘀并存的体质状态。

（二）瘀血相关病症

瘀血是临床常见的病症也是疾病发生发展的重要影响因素，同时很多疾病也可以诱发机体发生瘀血疾患，故有"久病多瘀""怪病多瘀"的说法。

1. 痹证

《黄帝内经》记载："脉涩曰痹"，认为脉涩不利，机体瘀滞血凝是痹证发生的主要病机。而且随着瘀血阻痹机体部位的不同，可发生不同的痹证，比如"痹在于骨则重，在于脉搏则血凝而不流"，瘀血阻痹关节就可以发生形体痹，瘀血阻痹内脏，可发生脏腑痹。

2. 痛证

疼痛是临床最常见的症状，瘀血是疼痛病症的主要病因之一。《黄帝内经》记载，胁痛为"邪在肝则两胁中痛，恶血在内"；头痛为"有所击堕，恶血在于内"；腹痛为"厥气客于阴股，寒气上及少腹，血泣在下相引"，此外还有"真心痛""腰痛""厥心痛"等论述。

3. 厥证

《黄帝内经》记载："血之与气，并走于上，则为大厥。"血"凝于脉为泣，凝于足者为厥"。该书认为瘀血是临床厥证的重要病理因素,但是同时也更清醒地认识到,即使同为因瘀成厥,在病机上和临床表现上却各不相同,前者是气血逆乱,血随气逆;后者是因肢体失于温养,血行不畅所致。

4. 癥病

《黄帝内经》记载:"上下左右皆有根……病名曰伏梁。""血泣不得注于大经,血气稽留不得行,故宿昔而成积矣。"认为机体瘀血日久,郁积不化可成癥积,临床常见的"石瘕""肠覃"等病症,就与机体瘀血留着不去有关。

5. 疮疡

《黄帝内经》记载:"寒邪客于经络之中则血泣,血泣则不通,不通则卫气归之,不得复发,故痈肿。""营气不从,逆于肉理,乃生痈疽。"认为寒邪或者热邪等毒邪,堵塞阻滞血脉,气血循环不畅,最终致使机体血液肌肉患滞腐败产生疮疡病症,成为疮疡的重要疾病机制。

6. 闭经

《黄帝内经》记载:"恶血当泻不泻,衃以留止……月事不以时下。""月事不来者,胞脉闭也。"可以看出,瘀血是妇女闭经疾病发生的重要影响原因之一。

四十八、肾阴亏虚腰部痛，景岳全书左归丸

医案 李某，女，三十五岁。

主诉：腰痛3年余，加重5天。刻下症见腰部疼痛，酸软无力，弯腰受限，伴有心烦少寐，口干不欲饮，夜梦多，面色晦暗，纳食可，睡眠差，二便正常。舌暗红，苔少，脉沉细。

辨证：精气亏虚，腰府失其濡养、温煦，肾气不充，故发腰痛；肾阴亏虚，虚热内生，虚火上扰心神，故见心烦少寐，夜梦多；肾阴不足，失于滋润，则口干。辨为肾阴不足，经络受阻证。

诊断：腰痛（肾阴不足，经络受阻）。以滋阴补肾、疏通经络为治则，给予左归丸加减治疗，整方如下：

熟地黄30g	菟丝子20g	牛膝20g	龟板胶20g
鹿角胶9g	山药30g	山茱萸15g	枸杞子30g
桂枝30g	威灵仙30g	珍珠母45g	石斛30g
瓜蒌20g			

7剂，日1剂，水煎服400mL，分早晚两次空腹温服。

二诊：患者口干已除，诸症减轻，嘱上方继服7剂。

此方以左归丸为底方滋阴补肾，加桂枝阳中补阴，威灵仙祛风除湿、通经络，珍珠母重镇安神，石斛益胃生津，瓜蒌润肠通便。

由于腰部受损，气血运行不畅，或肾虚腰府失养，引起的以腰部一侧或两侧或正中发生疼痛为主要症状的一类病证，称为腰痛。腰痛病因，外感内伤均有。《素问·脉要精微论篇》指出："腰者，肾之府，转摇不能，肾将惫矣。"说明了肾虚腰痛的特点。《素问·刺腰痛篇》从经络方面阐述了足三阴、足三阳以及奇经八脉为病所出现的腰痛病证，并介绍了相应的针灸疗法。《金匮要略》载有"肾著"之病，"其人身体重，腰中冷，如坐水中……腰以下冷痛，腹重如带

五千钱"，是为寒湿内侵所致。《诸病源候论》和《圣济总录》认为腰痛与少阴阳虚、风寒着于腰部、劳役伤肾、跌坠伤腰及寝卧湿地五种情况有关。《丹溪心法·腰痛》指出："腰痛主湿热、肾虚、瘀血、挫闪、有痰积。"至于治疗，《证治汇补·腰痛》指出："治惟补肾为先，而后随邪之所见者以施治，标急则治标，本急则治本。初痛宜疏邪滞，理经隧，久痛宜补真元，养血气。"这种分清标本先后缓急的治疗原则，对临床很有指导意义。《临证指南医案》指出："腰痛一症，不得不以肾为主，然有内因、外因、不内外因之别。旧有五辨：一曰阳虚不足，少阴肾衰；二曰风痹，风寒湿著腰痛；三曰劳役伤肾；四曰坠堕损伤；五曰寝卧湿地。"可见腰痛病机的复杂性。

另针灸治疗腰痛，可选肾俞、委中、阳陵泉、腰阳关、三阴交、命门、阿是穴。

（一）腰痛病机

1.风寒湿邪

风为阳邪，能开发腠理，又具穿透之力。寒邪借此力内犯，风又借寒凝之力，使邪附病位，而成伤人致病之因。湿邪借风邪的疏泄之力、寒邪的收引之能，风寒又借湿邪黏着、胶固之性，造成经络壅塞，气血运行不畅，使筋脉失养，细急而痛。《素问·痹论》曰："风寒湿三气杂至，合而为痹……所谓痹者，各以其时，重感于风寒湿之气也。"风寒湿邪痹阻于腰，则腰部疼痛，见于风湿、类风湿脊椎炎，腰背筋膜炎，腰肌劳损复发，椎体骨质增生等病变。

2.筋骨劳伤

"劳"是过度的意思，过度的劳累和过度的安逸都可以造成损伤。故《素问·宣明五气篇》说："久视伤血，久卧伤气，久坐伤肉，久立伤骨，久行伤筋。"强用其力、房劳过度，也是劳伤致病的重要内容。《素问·生气通天论》："因而强力，肾气乃伤，高骨乃坏。"《灵枢·邪气脏腑病形篇》："有所用力举重，若入房过度，则伤肾。"都指明了劳伤病机。

劳伤可加速脊柱组织的退变，引起骨质增生、椎间盘突出等而形成慢性腰腿痛。《诸病源候论》："劳伤则肾虚，虚则受于风冷，风冷与正气交争，故腰脚痛。"

3.气血瘀滞

气与血是构成人体和维持生命活动最基本的物质。气对人体生命活动具有推动和温煦作用，气的运动形式为升降出入，升降出入的平衡失调，即是气机失调的病理状态。血具有营养和滋润全身的生理功能，"肝受血而能视，足受血而能步,掌受血而能握,指受血而能摄"。血行脉中,流布于全身,环周不息,一旦凝滞,则出现血瘀等病。

4. 肾亏体虚

先天禀赋不足,加之劳累太过,或久病体衰,或房事不节,以致肾精亏损,无以濡养筋脉而发生腰痛。《景岳全书·腰痛》篇强调肾虚腰痛的多发性,认为"腰痛之虚证十居八九,但察其既无表邪,又无湿热,而或以年衰,或以劳苦,或以酒色所伤,或七情忧郁所致者,则悉属肾虚证"。

腰为肾之府,乃肾之精气所溉之域。肾与膀胱相表里,足太阳膀胱经经过腰部。此外,任、督、冲、带诸脉经穴,亦布腰间。内伤不外乎肾虚,而外感风寒湿热诸邪,以湿性黏滞,最易痹着腰部,所以外感总离不开湿邪。内外二因,相互影响。如《杂病源流犀烛·腰脐病源流》指出:"腰痛,精气虚而邪客病也……肾虚其本也,风寒湿热痰饮,气滞血瘀闪挫其标也。或从标,或从本,贵无失其宜而已。"说明肾虚是发病关键所在,风寒湿热的痹阻不行,常因肾虚而客,否则虽感外邪,亦不致出现腰痛,经云:"正气内存,邪不可干","邪之所凑,其气必虚"。至于劳力扭伤,则和瘀血有关,临床上亦不少见。

(二)腰痛常见证型

1. 风寒袭络

证见:腰腿疼痛,痉挛不能转侧,走窜不定,或肌肤麻木,小腿及足背外侧麻木、胀痛,恶风,畏寒;舌淡,苔薄白,脉浮紧。治宜疏风散寒,通络止痛。

方用:五积散加减。

2. 寒湿阻络

证见:腰腿冷痛重着,转侧不利,适量活动后稍减,阴雨天疼痛加重,遇寒痛增,得热痛减,头重如裹,膝腿沉重,形寒肢冷,病程缠绵;舌淡,苔白多津,脉迟或紧。治宜散寒除湿,温经通络。

方用:独活寄生汤加减。

3. 湿热蕴蒸

证见:腰痛,痛处伴热感,小腿胀痛,热天或雨天疼痛加重,活动后稍减,体困身热,恶热口渴而不欲饮,小便短少、色黄;舌质红,苔黄腻,脉滑数或弦数。治宜清热利湿,理筋通络。

方用:加味二妙散加减。

4. 气滞血瘀

证见:起病急,早期腰腿剧痛,拒按,腰部板硬,俯仰转侧不利,甚者不能下床，夜间疼痛加重，难以入眠；后期转为钝痛，行走不便，唇色紫暗；舌质黯或有瘀点瘀斑，苔薄白或薄黄，脉弦或兼数。治宜行气活血，化瘀通络。

方用：桃红四物汤加减。

5. 气血两亏

证见：腰部酸软，轻微疼痛，经久不愈，膝腿乏力，不耐久行，体息则疼痛减轻，劳则心慌气短，腿足发麻，神疲纳少，头晕目眩，面色少华，爪甲淡白；舌质淡，苔少，脉细弱。治宜补益气血，养筋通络。

方用：八珍汤加减。

四十九、中风先兆要知晓，提前防治预后好

医案 贾某，男，七十三岁。

主诉：右侧肢体活动不利13年，加重2天。刻下症见右侧肢体活动不利，心前区疼痛，心慌，胸闷，健忘，双手不自主颤动，纳食差，睡眠欠佳，二便正常。舌暗红，苔白，脉沉无力。既往有脑出血病史。

辨证：心血不足，心失所养，心动失常，则见心慌、胸闷；血虚不能上荣于头，则见健忘；经脉不通，则肢体颤动，活动不利。辨为心血不足，经脉不通证。

诊断：胸痹（心血不足，经脉不通），以补养心血、疏通经脉为治则，给予胸痹2号方加减治疗，整方如下：

黄芪30 g	麦冬15 g	五味子3 g	生地15 g
川芎15 g	丹参30 g	元胡15 g	木香9 g
生甘草6 g	珍珠母30 g	紫石英30 g	钩藤30 g^(后入)
桔梗15 g	枳壳15 g	焦三仙各20 g	水蛭6 g
僵蚕9 g	地龙15 g		

7剂，日1剂，水煎服400 mL，分早晚两次空腹温服。

二诊：患者心慌、胸闷已除，肢体仍颤动，活动不利。嘱上方继服7剂。

此方以胸痹2号方为底方益气养阴，祛瘀止痛，另加珍珠母、紫石英重镇安神，钩藤平肝潜阳，桔梗、枳壳宣通气机，焦三仙顾护胃气，水蛭、僵蚕、地龙活血破瘀，通经消积。

对中风先兆的积极预防，可以大大降低中风的发生率。"中风先兆"病名是由金代刘完素首先提出的，他在《素问病机气宜保命集·中风论》中记载："故中风者，俱有先兆之证。"中风先兆之名由此确立。西医学20世纪六七十年代才提出短暂性脑缺血发作的理论。中风先兆与TIA（短暂性脑缺血发作）极为

相似，可以说二者在一定意义上是相统一的。

中风先兆与中风的病因病机大致相同，是一个由量变到质变的过程。其后又有"小中风""中风先期""小卒中""中风先兆症"等名称。中风先兆多见于中年以上人群，以反复发作的眩晕，一过性偏身麻木，瘫软，语涩，晕厥为主要临床表现。其病因病机主要概括为外风和内风。汉代张仲景《金匮要略·中风历节病脉证并治》云："营缓则为亡血，卫缓则为中风。"提示卫气在中风发病中的作用。金元时期主要注重"内风""湿痰生热"，并认为"眩晕乃中风之渐"。明代张景岳认为，"阴亏于前，而阳损于后；阴陷于下，而阳泛于上，以致阴阳相失，精气不交，所以忽而昏聩"。认为脏腑失调、气血失和导致气机逆乱是中风发病的关键环节。中风发病机制复杂，不外乎脏腑"本虚"和"风、火、痰、瘀"标实等方面。

所谓有诸内必形诸外，但中风先兆表现复杂多样，非只一端。比较常见的症状有头晕、肢体麻木、口角歪斜、汗出异常等。《素问·生气通天论》有："汗出偏沮，使人偏枯。"半身汗出是中风的一个重要征兆。汉代张仲景《金匮要略·中风历节病脉证并治》所谓"邪在于络，肌肤不仁"，说的就是中风病早期表现"中络"，为病肌肤卫表，麻木不仁之义。朱丹溪谓："眩晕者，中风之渐也。"唐代孙思邈《千金要方》指出中风"初得轻微，人所不悟"，仅见"眼稍动，口唇偏㖞"。元代罗天益在《卫生宝鉴》中亦有相关认识："凡人初觉大指、次指麻木不仁或不用者，三年内必有大风之疾也。"明代李用粹在《证治汇补》中明确提出："平人手指麻木，不时眩晕，乃中风先兆，须预防之。"

（一）中风的危险因素

1.年过四旬

李东垣在《医学发明》中指出："凡人年逾四旬，气衰者，多有此疾，壮岁之时无有也。"人过四十阴气自半，阴不制阳，阳易亢而化风，加之摄生不慎，脏腑受损，阴阳失衡而发中风先兆之证。虽然现在发病年龄有降低趋势，但主要仍集中在40岁以上，流行病学调查发现随着年龄的增大，中风发病率也明显增高。因此，年龄是中风先兆的独立危险因素。

2.形盛人肥

形肥之体易患中风先兆，李中梓认为乃肥人多湿，湿挟热而生痰。张景岳认为肥人多气虚也。刘完素则提出："肥人多中风，由气虚非也。所谓腠理致密而多瘀滞，气血难以通利，若阳热又甚而郁结，故卒中也。"这是由于肥人多痰湿，痰湿郁遏，致使气机郁阻，血行不畅，久则脉道不利；同时"肥人多气虚""气盛于外而歉于内",有人调查发现肥胖体型人群中阳虚体质者最多,气虚帅血无能,血行不畅脉络瘀阻,出现先兆症状;另外肥人腠理致密,气机郁闭塞于体内而易化热成痰,若遇肝风旋动,气血痰火冲逆而时发中风先兆。现代医学认为,肥胖者易伴发高血压病、高脂血症、糖尿病等。因而,肥胖是中风先兆证的危险因素之一。

3. 饮食不节

对偏嗜醇酒厚味等与中风发病的关系,历代医家多有论述。早在《素问·通评虚实论》就有"仆击、偏枯……肥贵人,则膏粱之疾也"之说,清代顾松园在《顾氏医镜》中云"酒为湿热之最",沈金鳌也认为"风痱病有由脾实者,由膏粱过甚之故",从不同角度论述了嗜酒厚味是中风的形成因素之一。大抵偏嗜肥腻则伤伐脾胃,使脾不健运而痰热内主,嗜饮醇酒,助湿生痰生热;同时痰郁化火耗损阴精,久则阴精亏损,肝阳偏亢、阳化风动,如此痰、火、虚、风形成,遂为中风先兆之病因。且饮食酗酒,又能生热燎火,助阳动风,引发中风先兆。

4. 情志过极

七情过极可使脏腑阴阳之气不相顺接,精神不能内守而为病,其中情绪急躁或抑郁是最常见的危险因素。经云"怒则气上""暴怒伤肝",肝主疏泄,疏泄太过则机体气机逆乱。性情急躁者,禀性易怒,怒则肝阳暴张,引动肝风,风阳上扰而发为中风先兆,正如张山雷所讲:"五脏之性肝为暴,肝木横逆则风自生,五志之极皆生火,火焰升腾则风亦动……营血不充则风以燥而猖狂"。疏泄不足则气机郁滞,性情悲伤者,禀性易郁,郁则气机不畅,气血郁滞,痰气交阻。临床上以暴怒、忧思、长期精神紧张而发病者居多,且病情随其波动。

5. 摄生不慎

过度的劳作及起居长期无度,则是致发中风先兆的重要因素。随着现代社会竞争的日益激烈,带给人们的压力也越来越重,工作过度且劳多休少,经云"劳则耗气",过劳则气虚更甚,无力帅血运行,使脉络痹阻,而发为中风先兆;同时社会诱惑太多,生活起居长期无度,阴阳颠倒,人的精神、机能持续处于紧张亢奋状态,必然阴阳失衡,脏腑功能随之失调,气机紊乱,阳化风动,则见眩晕、昏视、肢麻等中风先兆之证。

6. 季候影响

本病多发于寒冷之际,如《针灸正宗》提出:"是病,在腊底春头最易催致,古人所谓虹藏不见,鹃鸦不鸣,而冬至阳生,春气将临,更易扰动内风,故虽四时俱有此病，而冬至后尤数见不鲜。"调查发现，每年冬季发病最多。这是由于寒受于外则腠理闭、气血郁滞则痹阻不通而发病。

7. 素有宿疾

业已证实，冠心病、高血压病、糖尿病、高脂血症、动脉硬化等是中风先兆重要的危险因素。

8. 其他因素

禀赋、便秘、吸烟及血液流变学的异常也是中风先兆证的危险因素。禀赋（遗传因素）在中风先兆发病中是一个不容忽视的因素。禀赋受之于父母，为先天因素所决定。中风是肝肾阴虚，阳亢化风，正气亏乏，气血失调所致。这种阴虚阳亢、气血易于逆乱的特质由先天之精传至后代。缺血性中风患者家族高胆固醇血症和血液高凝状态的发生率较高；出血性中风患者家族，除高胆固醇血症外，低凝状态倾向较多见。便秘者腑气不通，中焦枢机受阻，气血升降输布失司，水津运行不畅，气滞而血瘀，津聚而痰生；邪热无有去路，内郁生毒；终致火蒸热迫而阳化风动，发为中风先兆。因便秘而引发中风先兆者屡见不鲜。吸烟危害极大，不仅熏灼肺系，导致肺热叶焦，而且易耗灼津液，伤阴化风，津液亏耗，血热成瘀，瘀阻脉络而累发胸痹、中风诸症。清代顾松园《顾氏医镜》曰："烟为辛热之魁"，所言极是。血液黏稠度增高是中风先兆证发生的重要因素之一，中风先兆患者普遍存在着血液黏稠度增高。我们在对中风先兆患者进行的血液流变学检查中发现，其血液处于"浓、黏、凝、聚"的高凝状态，而这种高凝现象可能是进一步向缺血性中风转化的物质基础。

（二）干预措施

中风先兆的干预措施应作两步走，第一是未病先防，即健康生活方式干预；第二是既病防变，即治疗干预。

1. 健康生活方式

经云"邪之所凑，其气必虚""精神内守，病安从来"，要慎起居，节饮食，远房帏，调情志，消除其致病因素，调适机体之阴阳平衡，使经脉畅达，防止疾病发生。所谓慎起居是指不可过度熬夜，不可过度早起，讲究生活规律，起居应顺应四时变化规律，重视季节预防，劳逸适度；节饮食是指节制饮食，不可过饱，慎摄油腻高脂之物，不可嗜咸，戒烟限酒。因为"味过于咸，大骨气劳，短肌，心气抑。味过于甘，心气喘满，色黑，肾气不衡"。所谓"远房帏"是指不可纵欲贪色，思欲无度；而"调情志"是指心情要豁达、心胸要宽广，不可争强好胜、小肚鸡肠、脾气暴戾、抑或郁闷寡欢。对有家族遗传史和形体肥胖者更应积极预防，摄生有度，固其本源以御邪，防中风于未然。

2. 针药防治

冠心病、高血压病、糖尿病、高脂血症、动脉硬化、便秘、血液流变学的异常等是致发中风先兆的基础性疾病。注意对这些病症的早期控制是前提，降压、降糖、降脂、保持大便通畅是有效手段。平时以虎杖、山楂、决明子、制何首乌、荷叶等代茶饮，或用丹参、三七、川芎制剂静滴；也可常灸风池、百会、曲池、足三里、绝骨等穴，以固本御邪、活血通络，起到防微杜渐的作用。

3. 既病防变

《针灸资生经》曰："凡人未中风一两月前或三五月前，非时，足胫上忽发酸重顽痹，良久方解，此乃将中风之候也，便宜急灸三里、绝骨四处各三壮。"《卫生宝鉴》也有"凡人初觉大指次指麻木不仁或不用者，三年内有中风之疾也，宜先服愈风汤、天麻丸各料，此治未病之先也"的记载。中风先兆时有发作者，则宜投以针药治之，纵观古今记载、临证所见，本病病因病机与中风病相似，"先兆"为中风之渐进，中风乃先兆之宿归。其病因病机正如张鹤年所言"以虚为本，痰瘀为标，风阳欲动为基础，瘀血阻络是关键"，据偏虚、偏实投以补、消之剂，不离补肾、平肝、活血、化痰大法，宜杞菊地黄汤、镇肝息风汤、补阳还五汤、半夏白术天麻汤之属。辛燥表散"外风"之剂应谨慎从之。针灸之法宜补泄结合，泄肝取百会、曲池、阳陵泉、三阴交、太冲穴，补气可灸百会、风市、足三里、绝骨等穴，临证变通，多可奏效。

五十、四物汤方变化多，妇科疾病觅此方

蓬莱市 ×× 医院，是一所集医疗、教学、科研、康复、急诊于一体的综合性医院。2014 年 11 月，我们来到蓬莱这座美丽的城市，开始了义诊活动。

医案 董某，女，二十一岁。

主诉：痛经。患者于 4 年前开始出现痛经，月经来前 1 天小腹疼痛难忍，畏寒肢冷，遇热缓解，经水量少，血色发暗，有血块，伴有腰痛、周身乏力，饮食可，睡眠佳，小便正常，时有大便干。舌红，苔薄白，脉沉细。既往 B 超检查无异常表现。

辨证：患者痛经 4 年余，畏寒肢冷，遇热缓解，经水少而有血块，辨为寒凝血瘀证。

诊断：痛经（寒凝血瘀），以温补活血为治则，给予四物汤加减治疗，整方如下：

川芎 15 g	生地 15 g	白芍 30 g	当归 15 g
益母草 30 g	泽兰 15 g	元胡 15 g	独活 15 g
川楝子 9 g	酒大黄 15 g	杜仲 15 g	牛膝 30 g
干姜 15 g	炒小茴 30 g	生甘草 6 g	

7 剂，日 1 剂，水煎服 400 mL，分早晚两次空腹温服。

痛经是一种自觉症状，以临经或经行腹痛为主症。本病病因有虚有实，有寒有热，症状颇为复杂，兼有乳胀或呕吐，但以虚寒血瘀型较为多见，此案即是。上方以四物汤为底方活血补血，加杜仲、牛膝补肾通经以壮气力，益母草活血以通经，泽兰化瘀以去坏血，川楝子、元胡化瘀行气止痛，酒大黄活血祛瘀，独活、干姜、小茴香辛散温通，驱寒而推动气血运行，生甘草调和诸药。治疗痛经，不仅重证型，掌握时机也非常重要，上述医案中在临经初期，小腹冷痛、经来不畅时用药，疗效最佳。

五十一、胃痛未必从胃治，寻其病源从肝解

医案一 汤某，女，六十九岁。

主诉：胃部疼痛 1 周余。刻下症见胃部嘈杂疼痛，心慌，口干，颈部不适，睡眠欠佳，二便正常。舌暗红，苔白厚，脉弦数。既往有高血压病、糖尿病病史 10 年余。

辨证：肝疏泄太过，横逆犯胃，胃降逆失和，气机循行不畅，致使痰湿阻于胃部，故出现胃部嘈杂疼痛；浊阴不降，上扰于心，故见心慌；浊阴不降，则清阳不升，津液不能上布于头窍，则见口干、颈椎不适。辨为肝气犯胃，痰湿阻滞证，舌暗红、苔白厚、脉弦数亦为佐证。

诊断：胃痛（肝气犯胃，痰湿阻滞）。以宁心消痞、健脾除湿为治则，给予宁心消痞方加减治疗，整方如下：

黄芪 30 g	麦冬 15 g	五味子 3 g	川芎 15 g
丹参 20 g	半夏 9 g	陈皮 15 g	焦三仙各 30 g
乌贼骨 30 g	木香 15 g	砂仁 6 g	连翘 15 g
生甘草 6 g	珍珠母 45 g	石斛 60 g	天花粉 30 g
川楝子 30 g	青皮 20 g	羌活 20 g	黄连 15 g
葛根 30 g	鬼箭羽 30 g	玉米须 30 g	阿胶 50 g

上方药量 ×10，制作膏方，服用 30 天。

此方以宁心消痞方为底方，健脾除湿，另加入珍珠母重镇安神，石斛、天花粉滋阴益胃，川楝子、青皮疏肝清热理气，羌活疏通经络，黄连清中焦之热，葛根升举阳气，鬼箭羽破血通经，解毒消肿，玉米须利水消肿，阿胶收膏。

医案二 刘某，男，七十一岁。

主诉：胃脘胀痛。刻下症见胃脘胀痛，痛连两胁，情绪变化时症状加重，伴有反酸、嗳气、胸闷、善太息，偶有头晕，纳眠可，大便不爽，小便可。舌暗红，苔薄白，脉弦细。既往有慢性胃炎病史 10 年余。

辨证：患者疼痛与情绪有关、善太息，说明肝气不舒。两肋为肝胆经所过之处，痛连两肋亦说明肝气不畅。肝主疏泻，调畅全身气机，促进脾胃气机升降。肝气不疏，胃气不降，故出现胃胀痛、反酸、嗳气；脾气不升，则出现头晕。辨为肝木克土证，脉弦弱亦为佐证。

诊断：痞证（肝木克土），以疏肝降气、健脾和胃止痛为治疗原则，给予宁心消痞方加减治疗，整方如下：

黄芪 30 g	麦冬 15 g	五味子 3 g	川芎 15 g
丹参 20 g	半夏 9 g	陈皮 15 g	焦三仙各 30 g
乌贼骨 30 g	木香 15 g	砂仁 6 g	连翘 15 g
生甘草 6 g	珍珠母 60 g	煅龙骨 30 g	煅牡蛎 30 g
石菖蒲 20 g	远志 15 g	羌活 20 g	

15 剂，日 1 剂，水煎服 400 mL，分早晚两次空腹温服。

此方以宁心消痞方为底方，疏肝和胃，另加入珍珠母、煅龙骨、煅牡蛎平肝潜阳，制酸止痛，石菖蒲、远志交通心肾，羌活疏通经络。

医案三 朱某，女，六十九岁。

主诉：胃部烧心 10 年余，反复发作。刻下症见胃痛不胀，烧心，伴有口干、口黏，乏力气短，精神不振，颈椎不适，四肢发凉，易生口腔溃疡，纳食可，二便调，夜眠多梦。舌暗红，苔白腻，脉沉。

辨证：脾气虚，食凉则伤脾，中焦升降之机弱，土虚木乘，中焦气机郁滞不通，则胃脘痛；脾气虚，清气不升则体倦乏力、精神不振。辨为肝脾不和，土虚木乘证。

诊断：痞证（肝脾不和，土虚木乘），以疏肝和脾为治则，给予宁心消痞方加减治疗，整方如下：

黄芪 30 g	麦冬 15 g	五味子 3 g	川芎 15 g
丹参 20 g	半夏 9 g	陈皮 15 g	焦三仙各 30 g
乌贼骨 30 g	木香 15 g	砂仁 6 g	连翘 15 g
生甘草 6 g	珍珠母 45 g	石斛 45 g	羌活 20 g
生地 20 g	赤芍 15 g		

15 剂，日 1 剂，水煎服 400 mL，分早晚两次空腹温服。

此方以宁心消痞方为底方，益气滋阴，行气消痞，另加入珍珠母重镇安神，石斛滋阴益胃，羌活疏通经络，生地、赤芍清热凉血生津。

当代名医张珍玉老先生认为，在脏腑关系中肝与脾胃最为密切，一则肝属木，脾胃属土，五行木克土；二则肝主疏泄，调畅气机促进脾胃气机升降，使其对所入食物，进行纳运消化。正如《素问·宝命全形论》云："土得木而达。"《血证论》谓："木之性主疏泄，食气入胃，全赖肝木之气以疏泄之，而水谷乃化。"金元李东垣为脾胃病大家，虽然强调"百病皆因脾胃衰而生"，但在临床治疗脾胃病亦善用风药，风药通于肝，是肝对脾胃作用在治疗上的体现。

随着社会发展时代进步，生活节奏日益加快，人的精神亦过度紧张焦虑，临床上由精神情志因素导致的脾胃病症越来越多见。中医学早在两千多年前的《素问·举痛论》中就有"思则气结"的理论。有学者研究显示，当患者情绪由于恐惧或易怒时，可显著延缓胃的消化与排空，结肠运动也明显受到抑制。临床胃脘痛多因情绪变化而诱发或加重。根据中医情志理论，肝主疏泄，调畅情志，促进脾胃运纳功能。紧张焦虑等精神因素通过影响肝，导致肝失疏泄，影响脾胃气机升降，进而导致胃脘痛发生。

胃脘痛的病机复杂，证型多样，但是胃脘痛作为一个临床独立病症，"不通则痛"是其基本病机，抓住"不通"，分析清楚导致"不通"的虚实两端，是分析胃脘痛病机的关键，是治疗胃脘痛的主要目标。中医发病学理论强调：正气不足是疾病发生的内在根据，邪气是发病的条件。胃脘痛不通则痛的虚实两端，反映了胃脘痛本虚标实的基本病机属性。

从实的一面而言，实而滞本于肝：胃脘痛之"不通"的基本病机突出在气滞。明代汪机对胃脘痛病机，提出"虽然种种不同，未不由气滞而致"。清代陈士铎在《石室秘录》亦言："诸痛者皆属于肝。"可见，胃脘痛发病本于肝主疏泄失常，气机不畅，不通则痛。

从虚的一面而言，虚而滞不离肝：一方面木克土，木旺乘土，肝木对脾胃土的制约作用太过，则导致脾胃虚弱；另一方面土虚木乘，木壅土中。不论是木旺乘土，还是土虚木乘，都具有脾胃虚弱本虚一面。脾胃气虚，脾气升而不畅，胃气降而不顺，枢机不利，易发气滞，气滞则病及肝。正如《医学入门》所云："夫胃受水谷，唯阳升阴降，而后变化出入以滋荣一身，今胃不善纳而气衰少，则清无升浊无降矣。故曰上焦不行，下脘不通。然非谓绝不行不通也，但比之平人则谓之不行不通耳。"脾胃虚弱，定有肝木相乘的一面。中土虚弱，木郁土中，中焦气机不得肝木之疏泄，则中焦气机郁滞不通而痛。

另外，张珍玉老先生认为，脏腑同病，治脏为治本。脾胃虚弱，脾胃同病，则以脾为中心，治脾为治本。辨胃痛形式：（1）肝气属阳，易升易动，肝气疏泄太过犯胃，以胀痛为特点；（2）肝之疏泄不及，郁结为患，属阴主静，以闷痛为特点，（3）肝气郁结，气病及血，瘀血形成则胃刺痛，夜属阴，阴得阴助，疼痛夜间加重；（4）肝胃不和，肝气郁结化热，肝气逆而生热，则见胃脘灼热疼痛，多在食辛辣或情绪变化而诱发或加重；（5）肝脾不和，气虚推动无力，表现为隐痛，食凉后易发作。

五十二、失眠症状莫轻视，睡眠不佳疾病多

医案一 姜某，女，六十五岁。

主诉：失眠 10 年余。患者 10 年前开始失眠，夜梦繁多，白天有心慌、头晕等表现，时感恶心，周身乏力，另有颈部、腰部不适，双足麻木，饮食可，二便正常。舌暗红，苔白滑，脉沉滑。

辨证：心为人体之大主，主血脉，心火旺盛就会热扰心神而失眠、头晕头痛、心慌心悸。在正常情况下，心火下降于肾，肾水上升于心，达到一种平衡稳定状态称为心肾既济。患者年过半百，肾阴不足，心火不能涵养，则出现失眠、心慌症状；患者肾阴不足，出现腰部不适、夜梦繁多；日久气血推动无力，阻滞经络，则出现颈部不适、双足麻木。辨为心肾不交，瘀阻经络证。

诊断：不寐（心肾不交，瘀阻经络）。以清心火、滋肾阴、交通心肾为治则，给予宁心安眠方加减治疗。整方如下：

黄芪 30 g	麦冬 15 g	五味子 3 g	川芎 20 g
丹参 20 g	山栀 20 g	柴胡 9 g	炒枣仁 30 g
茯神 30 g	石菖蒲 15 g	远志 15 g	紫石英 30 g
木香 9 g	生甘草 6 g	珍珠母 60 g	羌活 20 g
独活 20 g	葛根 45 g	地龙 20 g	杜仲 15 g
牛膝 20 g	焦三仙各 30 g		

15 剂，日 1 剂，水煎服 400 mL，分早晚两次空腹温服。

此方以宁心安眠方为底方，宁心安神，交通心肾，另加入珍珠母重镇安神，羌活、独活疏通经络，葛根升举清阳，地龙通经络，杜仲、牛膝补肝肾，强筋骨，焦三仙顾护胃气。

医案二 段某，男，五十岁。

主诉：失眠 1 月余。患者 1 月前开始出现失眠，睡后易醒。既往有糖尿病病史 5 年余，高血压病史 2 年余，血压最高达 180/110 mmHg，平日服用代文降

压，血压控制在 160/100 mmHg 左右。刻下症见头部胀痛，两目干涩，伴有颈部不适、胃部疼痛，纳食可，二便调，测血糖：7.3 mmol/L。舌暗红，苔薄黄，脉细数。

辨证：肝肾阴虚，阴不涵阳，导致肝阳上亢，出现头部胀痛；阴血不足，不能上荣双目，故出现两目干涩。辨为肝阳上亢，阴血不足证，脉细数亦为佐证。

诊断：头痛（肝阳上亢，阴血不足）。以平肝潜阳、通络止痛为治则，给予头痛 1 号方加减治疗，整方如下：

钩藤 45 g^(后入)	黄连 12 g	黄芩 15 g	泽泻 20 g
川芎 30 g	丹参 20 g	白蒺藜 15 g	蔓荆子 15 g
木香 9 g	生甘草 6 g	珍珠母 60 g	炒枣仁 30 g
焦三仙各 20 g	羌活 20 g	黄连 15 g	葛根 30 g
郁金 30 g	香附 15 g	玫瑰花 15 g	阿胶 50 g

上方药量 ×10，制作膏方，服用 30 天。

此方以头痛 1 号方为底方，平肝潜阳，通络止痛，另加入珍珠母重镇安神，炒枣仁滋阴安神，焦三仙顾护胃气，羌活疏通经络，黄连清中焦之热，葛根升举清阳，郁金、香附、玫瑰花疏肝解郁，阿胶收膏。

医案三　刘某，女，四十五岁。

主诉：失眠 2 年余。患者 2 年前开始出现失眠症状，刻下症见失眠，易怒，伴有胸闷、气短，胃部胀痛，偶感头晕，月经正常，饮食可，大便调。舌暗红，苔薄黄，脉弦细。

辨证：患者肝郁化火，扰动心神，心不藏神，故见失眠、易怒；肝气横逆犯胃，脾失健运，胃失和降，则到胃脘部胀痛。辨为肝郁化火，扰动心神证，舌苔黄、脉弦细亦为佐证。

诊断：失眠（肝郁化火，扰动心神）。以滋阴泻火、宁心安神为治则，给予宁心解郁方加减治疗，整方如下：

黄芪 30 g	麦冬 15 g	五味子 3 g	川芎 15 g
丹参 20 g	郁金 24 g	香附 15 g	玫瑰花 9 g
炒枣仁 30 g	紫石英 30 g	木香 9 g	琥珀粉 2 g^(冲服)
生甘草 6 g	珍珠母 30 g	石菖蒲 15 g	远志 12 g
白蒺藜 20 g	蔓荆子 20 g	元胡 20 g	苏梗 15 g

15 剂，日 1 剂，水煎服 400 mL，分早晚两次空腹温服。

不寐病因是阴阳失和，阴不敛阳，阳不入阴分，此外，不寐与五脏关系密切。《素问·天元纪大论》曰："人有五脏化五气，以生喜怒忧思恐。"人的情志以五脏精气为基础。而五志过极皆伤心神，故情志病变与五脏功能失常密切相关。古代医家在此基础上对情志疾病的认识有了不同的发展。如元代朱丹溪言："气血冲和，百病不生。一有怫郁，诸病生焉。"并提出气、血、痰、火、湿、食六郁之说。又如《金匮钩玄》云："郁者，结聚而不得发越也，当升者不得升，当降者不得降，当变化者不得变化，故传化失常而郁病作矣。"故本病病位在肝、心、脾、肾，病机主要为肝失疏泄、脾失健运、心失所养、脏腑气血失调，其中肝失疏泄最为重要。

医案四　扇某，男，五十九岁。

主诉：眠差 7 年余，既往有慢性非萎缩性胃炎病史，刻下症见多梦易醒，心悸健忘，面色少华，腹部发凉，四肢倦怠乏力，踝关节肿痛，纳食差，二便调。舌淡红，苔白滑，脉弱。

辨证：由于心脾两虚，营血不足，不能奉养心神，致使心神不安，而生失眠、多梦、醒后不易入睡；血虚不能上荣于面，所以面色少华而萎黄；心悸、心慌、神疲、乏力均为气血不足之象；脾气虚则饮食无味。辨为心脾两虚证，舌淡、脉弱亦为佐证。

诊断：不寐（心脾两虚）。以补益心脾为治则，给予宁心安眠方加减治疗，整方如下：

黄芪 30 g	麦冬 15 g	五味子 3 g	川芎 15 g
丹参 20 g	栀子 20 g	柴胡 9 g	炒枣仁 30 g
茯神 30 g	石菖蒲 15 g	远志 15 g	紫石英 30 g
木香 9 g	生甘草 6 g	珍珠母 45 g	焦三仙各 15 g
茯苓 30 g	肉桂 15 g	制附子 20 g（先煎）	

15 剂，日 1 剂，水煎服 400 mL，分早晚两次空腹温服。

二诊：患者睡眠、心悸、倦怠情况均有改善，二便调，舌淡红，苔薄白，脉弱。效不更方，继服 7 剂。

全方从心、肝、胃、肾多方入手，集活血、行气、除湿、清热于一体，调和阴阳，以达到祛邪安神的效果，另加珍珠母重镇安神，茯苓健脾益气，肉桂温中补虚，制附子温补元阳，焦三仙顾护脾胃。

医案五　郑某，男，六十二岁。

主诉：入睡困难 5 年余。自诉入睡困难，伴有多梦 5 年余，头晕耳鸣，胸闷气短，腰膝酸软，潮热盗汗，遗精，小腹偶有针刺样疼痛，饮食可，二便正常。舌暗红，少苔，脉细数。

辨证：肾水亏虚，不能上济于心，心火炽盛，阳不入阴，故出现入睡困难、腰膝酸软、潮热盗汗等表现。辨为心肾不交证，舌暗红、少苔、脉细数亦为佐证。

诊断：不寐（心肾不交）。以交通心肾为治则，给予宁心安眠方加减治疗，整方如下：

黄芪 30 g	麦冬 15 g	五味子 3 g	川芎 15 g
丹参 20 g	栀子 20 g	柴胡 9 g	炒枣仁 30 g
茯神 30 g	石菖蒲 15 g	远志 15 g	紫石英 30 g
木香 9 g	生甘草 6 g	珍珠母 60 g	枳壳 12 g
胆南星 12 g	石菖蒲 20 g	远志 15 g	苏梗 20 g
元胡 20 g	焦三仙各 30 g	杜仲 15 g	肉桂 6 g

15 剂，日 1 剂，水煎服 400 mL，分早晚两次空腹温服。

方中黄芪、麦冬、五味子、川芎、丹参活血化瘀，滋阴安神为君药；炒枣仁、茯神、紫石英重镇宁心安神为臣药。柴胡、木香、山栀、石菖蒲、远志疏肝泄热，交通心肾为佐药，生甘草调和诸药为使药。另入珍珠母重镇安神，枳壳、苏梗行气宽中，胆南星清热化痰，石菖蒲、远志安神定志，元胡行气止痛，焦三仙顾护脾胃，杜仲、肉桂温补肾阳。

医案六　高某，女，六十五岁。

主诉：眠差 10 年余。刻下症见多梦易醒，心悸健忘，头晕目眩，伴有四肢倦怠，腰部及双下肢酸痛，周身乏力，精神萎靡，双下肢水肿，纳食减少，二便正常。既往有面瘫病史。舌淡红，边有齿痕，脉弱。

辨证：脾虚血亏，心神失养，神不守舍，则见多梦易醒、心悸健忘；脾主运化水谷精微，脾虚不运，清阳不升，则见头晕目眩、四肢倦怠、周身乏力；脾主运化水液，脾虚运化失司，水液不能正常代谢，则见双下肢水肿。辨为心脾两虚证，舌淡红、边有齿痕、脉弱亦为佐证。

诊断：不寐（心脾两虚）。以补益心脾、养心安神为治则，给予宁心安眠方加减治疗，整方如下：

黄芪 30 g	麦冬 15 g	五味子 3 g	川芎 15 g
丹参 20 g	栀子 20 g	柴胡 9 g	炒枣仁 30 g
茯神 30 g	石菖蒲 15 g	远志 15 g	紫石英 30 g
木香 9 g	生甘草 6 g	泽泻 30 g	珍珠母 60 g
肉桂 12 g	杜仲 15 g	牛膝 30 g	焦三仙各 30 g
连翘 30 g	乌贼骨 30 g	郁金 30 g	香附 20 g

玫瑰花 20 g

15 剂，日 1 剂，水煎服 400 mL，分早晚两次空腹温服。

方中黄芪、麦冬、五味子、川芎、丹参活血化瘀，滋阴安神为君药；炒枣仁、茯神、紫石英重镇宁心安神为臣药；柴胡、木香、山栀、石菖蒲、远志疏肝泄热，交通心肾为佐药；生甘草调和诸药为使药。另加入泽泻利水消肿，珍珠母重镇安神，肉桂、杜仲、牛膝温补肾阳，乌贼骨、焦三仙保护胃黏膜，消食化积，连翘稍清胃热，郁金、香附、玫瑰花疏肝解郁，调节情绪。

医案七　初某，女，五十九岁。

主诉：眠差 4 年余。刻下症见入睡困难，心中烦躁，口黏，头皮发麻，颈部不适，腰膝酸痛，精神不振，饮食可，二便正常。舌暗红，苔白腻，脉沉细。

辨证：患者年过半百，肾水亏虚，不能上济于心，心火独亢于上则心中烦躁、入睡困难；腰膝酸痛或遗精为肾水亏虚之象；患者中阳受阻，清阳不升，则见口黏、头皮发麻、颈部不适、精神不振症状。辨为心肾不交，中阳受阻证。

诊断：不寐（心肾不交，中阳受阻）。以交通心肾、疏肝和胃为治则，给予宁心安眠方加减治疗，整方如下：

黄芪 30 g	麦冬 15 g	五味子 3 g	川芎 15 g
丹参 20 g	栀子 20 g	柴胡 9 g	炒枣仁 30 g
茯神 30 g	石菖蒲 15 g	远志 15 g	紫石英 30 g
木香 9 g	生甘草 6 g	珍珠母 60 g	白蒺藜 30 g
蔓荆子 30 g	石斛 60 g	天花粉 30 g	羌活 30 g
独活 30 g	威灵仙 30 g	秦艽 30 g	郁金 30 g
香附 20 g	玫瑰花 20 g	阿胶 50 g	

上方药量 ×10，制作膏方，服用 30 天。

夜不能寐者，乃心不交于肾也。夫心肾之所以不交者，心过于热，而肾过于寒也。心原属火，过于热则火炎于上，而不能下交于肾；肾原属水，过于寒则水沉于下，而不能上交于心矣。然则治法，使心之热者不热，肾之寒者不寒，两相引而自两相合也。方中黄芪、麦冬、五味子、川芎、丹参活血化瘀，滋阴安神；炒枣仁养肝阴，主烦心不得眠，茯神宁心安神，紫石英镇心安神；柴胡、木香、山栀、石菖蒲、远志疏肝泄热，石菖蒲化湿以和中，远志开心气、宁心安神；生甘草调和诸药。另加珍珠母重镇安神，白蒺藜、蔓荆子疏散风热，清利头目，石斛、天花粉滋阴和胃，羌活、独活、威灵仙、秦艽疏通经络，郁金、香附、玫瑰花疏肝解郁，阿胶收膏。

失眠是临床常见病证之一，虽不属于危重疾病，但常妨碍人们正常的生活、工作和学习，并能加重或诱发心悸、胸痹、眩晕、头痛、中风等病证。顽固性的失眠，会给病人带来长期的痛苦，甚至形成对安眠药物的依赖。而长期服用安眠药物又可引起医源性疾病。《医宗必读·不得卧》将失眠原因概括为"一曰气盛，一曰阴虚，一曰痰滞，一曰水停，一曰胃不和"五个方面。

五十三、胸前闷痛胃脘胀，参术姜草补中气

医案 张某，女，六十岁。

主诉：胸前区闷痛3年余，加重2天。刻下症见胸前区疼痛，伴有后背发胀，胃脘部胀满不适，口干，平日怕冷，纳食可，睡眠调，二便正常。舌暗红，苔白腻，脉弱。

辨证：中焦虚寒，阳气不运，津液不能上呈，故口干；阳气不运，阻滞胸中，则见胸痛；阳虚不能温运血脉，后背失荣，则见后背发胀；阳气虚弱，故平素怕冷；客气冲逆则见胃部痞满。辨为阳气虚微，痰湿壅滞证，舌暗红、苔白腻、脉弱亦为佐证。

诊断：胸痹（阳气虚微，痰湿壅滞）。以温阳散寒、除湿宣痹为治则，给予人参汤加减治疗，整方如下：

人参 30 g	白术 15 g	生姜 15 g	薏苡仁 30 g
川芎 15 g	丹参 30 g	元胡 15 g	木香 9 g
生甘草 6 g	桔梗 20 g	枳壳 15 g	焦三仙各 20 g
连翘 30 g	乌贼骨 30 g	厚朴 20 g	代赭石 30 g
石斛 30 g			

7剂，日1剂，水煎服400 mL，分早晚两次空腹温服。

二诊：患者服药7剂后，胸前区闷痛、背部发胀减轻，仍胃脘部胀满、口干、怕冷，舌暗红，苔白腻，脉滑。效不更方，继服7剂。

三诊：患者服药7剂后，胸前区闷痛减轻，背部发胀已除，胃脘部胀满、口干、怕冷改善，舌暗红，苔白，脉滑。上方继服7剂。

"胸痹心中痞，留气结在胸，胸满，胁下逆抢心，枳实薤白桂枝汤主之，人参汤亦主之。"此方以人参汤为底方，温阳补气，散寒止痛，加薏苡仁除湿健脾，川芎行气开郁，丹参通经止痛，枳壳、桔梗宣通气机，石斛益胃滋阴，焦三仙、连翘、乌贼骨顾护胃气，厚朴温中除胀，代赭石质重而降胃气。

人参汤出自《金匮要略》，由人参、甘草、干姜、白术组成，主治胸痹心中痞，留气结在胸，胸满，胁下逆抢心，有补气、固脱、生津、安神、益智作用。人参汤补虚作用非常强大，对身体虚弱的人，特别是老年人、久病卧床的人，非常适合。人参汤可以给体质弱的人补元气，使其经脉能够得到恢复，相关症状减轻，促进人体的新陈代谢。另外，对于男性阳痿、早泄等关于性方面的疾病，以及女性身体虚弱、没有力气等表现，都可以应用人参汤进行调理。

黄煌教授讲，人参汤是治疗消化系统虚寒性病症的代表方。这种虚寒性疾病，其特征就是消化液分泌亢进但吸收功能却低下。在上可见口腔唾液分泌增多，成人可为多唾，小儿可为流涎。此症也可继发于口腔溃疡。在中可因胃液分泌增多而有脘腹疼痛、嗳气吐酸。在下则肠液分泌增多而有泄泻。

本方证痛不如大小建中汤证，胀不如大小承气汤证，痞不如诸泻心汤证。同为主利，五苓散证有小便不利、口渴，本方证则小便清长而口不渴。

本方也可治疗上有口疮下有腹泻证，但当与甘草泻心汤证相鉴别。彼方也有人参、干姜、甘草，但更有黄连、黄芩、半夏，证以痞为多见，且口疮也多色红，疮口分泌物多色黄，伴口苦、心烦不安。本方证则纯寒无热，不难鉴别。

五十四、寒热交替惹人恼，看似怪病实不然

医案 王某，女，六十五岁。

主诉：胸前区不适 10 年余。在春夏季节前胸发热，秋冬季节前胸发凉，伴胃部痞塞不适，食凉后甚，畏寒肢冷，纳食少，睡眠差，情绪低落，二便正常。舌暗红，苔薄白，脉沉细。

辨证：患者心阳不足，不能温煦肢体，故见畏寒肢冷；阳虚则生寒，寒凝经脉，心脉痹阻，胸阳不展，故见心胸憋闷或作痛；心主神志，失去心阳的鼓动和振奋，则精神、意识和思维活动减弱，情绪低落；脾胃虚寒，则气机升降失司，阻滞中焦，则胃部痞塞不适。辨为心阳不足，脾胃虚寒证。

诊断：胸痹（心阳不足，脾胃虚寒）。以温补心阳、交通上下为治则，给予宁心消痞方加减治疗，整方如下：

黄芪 30 g	麦冬 15 g	五味子 3 g	川芎 15 g
丹参 20 g	半夏 9 g	陈皮 15 g	焦三仙各 30 g
乌贼骨 30 g	木香 15 g	砂仁 6 g	连翘 15 g
生甘草 6 g	珍珠母 60 g	枇杷叶 30 g	栀子 20 g^{（先入）}
肉桂 20 g	制附子 30 g^{（先煎）}	牛膝 30 g	羌活 20 g
独活 20 g	郁金 30 g	香附 15 g	玫瑰花 15 g
阿胶 50 g			

上方药量 ×10，制作膏方，服用 15 天。

此方以宁心消痞方为底方，益气滋阴，行气消痞，另加入珍珠母重镇安神，枇杷叶润肺降逆，栀子清热利湿，肉桂、制附子温补元阳，牛膝补肝肾，强筋骨，羌活、独活疏通经络，郁金、香附、玫瑰花疏肝解郁，阿胶收膏。

五十五、秋季干咳多风燥，用药之外多食梨

医案一　王某，女，四十一岁。

主诉：咳嗽 4 年余。刻下症见咳嗽痰少，有痰难咳出，秋冬季多发，颈部不适，面部黄褐斑，情绪低落。饮食、睡眠可，小便正常，大便干燥。舌红，苔腻略黄，脉沉细。

辨证：秋季气候干燥，燥邪从口鼻侵入，使肺气被束，肺气壅遏不畅，肺失肃降，肺气上逆，故见咳嗽；燥邪伤津，肠液减少，则见大便干燥。辨为燥邪伤肺，肺津不足证。

诊断：咳嗽（燥邪伤肺，肺津不足）。以清燥润肺、生津止渴为治则，给予咳嗽 2 号方加减治疗，整方如下：

连翘 20 g	桑叶 12 g	菊花 12 g	瓜蒌 30 g
桔梗 15 g	杏仁 9 g	芦根 12 g	薄荷 9 g
生甘草 12 g	皂刺 30 g	浙贝 20 g	郁金 30 g
香附 30 g	玫瑰花 20 g	羌活 20 g	独活 20 g
白芷 20 g	白及 15 g	白附子 25 g	生地 30 g
赤芍 30 g	苍术 20 g	白术 20 g	阿胶 50 g

上方药量 ×10，制作膏方，服用 10 天。

咳嗽 2 号方诸药相伍，使上焦风热得以疏散，肺气得以宣降，则表证解，咳嗽止。另加皂刺、浙贝化痰止咳，焦三仙固护中焦气机，羌活、独活疏经通络，白芷、白及、白附子淡化面部黄褐斑，生地、赤芍活血补血，苍术、白术健脾益气，郁金、香附、玫瑰花行气解郁，阿胶收膏。

医案二　李某，男，四十岁。

主诉：咳嗽 5 年余。患者多于秋冬季节发病，干咳，无痰，咽喉干燥，伴有胸闷、心慌、气短，颈部及腰部不适，饮食调，睡眠欠佳，二便正常。舌暗红，苔白，脉弱。

辨证：秋季气候干燥，燥邪从口鼻侵入，使肺气被束，肺气壅遏不畅，肺失肃降，肺气上逆，故见咳嗽；久咳不愈，肺气虚损，则见胸闷、心慌、气短；燥邪伤津，故见咽喉干燥。辨为燥邪伤肺，肺津不足证。

诊断：咳嗽（燥邪伤肺，肺津不足）。以清燥润肺、生津止渴为治则，给予咳嗽2号方加减治疗，整方如下：

连翘20g	桑叶12g	菊花12g	瓜蒌30g
桔梗15g	杏仁9g	芦根12g	薄荷9g
生甘草12g	双花20g	元胡20g	三七6g
珍珠母60g	苏梗20g	防风20g	杜仲20g
牛膝15g	青蒿20g	独活20g	焦三仙各30g
沙参20g	石斛60g	郁金30g	香附20g
阿胶50g			

上方药量×10，制作膏方，服用15天。

在咳嗽2号方基础上，加元胡、三七活血止痛，珍珠母重镇安神，防风、苏梗发散风邪，宣肺止咳，杜仲、牛膝补肝肾，强筋骨，青蒿滋阴清热，独活疏经通络，焦三仙固护中焦气机，沙参、石斛滋阴润肺，郁金、香附行气解郁，阿胶收膏。

中医认为秋季对应的是燥气。梨能润肺止咳，对秋燥症状有很好的疗效。秋梨味酸甜、性寒凉，能生津、止渴、润肺、清心、利肠解毒，对热病伤津所致的烦渴、胸中热闷、肺燥干咯、大便秘燥等症有较好治疗作用。临床上常用秋梨与其他具有生津降火止咳、润肺的药物配伍，用以治疗因燥热伤津所引起的诸症。梨能促进食欲，帮助消化，并有利尿、通便、解热的作用；梨还可补充水分和营养，在秋季气候干燥时，人们常感到皮肤瘙痒、口鼻干燥，有时干咳少痰，每天吃一两个梨可缓解秋燥，有益健康。另外，也可以到超市或药店购买秋梨膏服用。秋梨膏润肺止咳，生津利咽，是一道传统的药膳，相传始于唐朝，以精选之秋梨（或鸭梨、雪花梨）为主要原料，配以其他止咳、祛痰、生津、润肺药物，如生地、葛根、萝卜、麦冬、藕节、姜汁、贝母、蜂蜜等药食同源的原材料精心熬制而成的药膳饮品，临床上常用于治疗因热燥伤津所致的肺热烦渴、便干燥闷、劳伤肺阴、咳吐白痰、久咳咯血等呼吸道病症。秋梨膏过去是宫廷内专用的药品，直到清朝由御医传出宫廷，才在民间流传。

五十六、胸痹 2 号经验方，益气养阴去瘀血

医案一　孙某，女，七十五岁。

主诉：心前区不适 1 年余。患者 1 年前开始出现胸闷、胸痛症状，心胸刺痛，胸闷憋气，动则加重，伴心悸、汗出，短气乏力，眼干发涩，排便困难，平日血压偏高，测血压 140/80 mmHg。舌暗红，苔黄，脉细涩。

辨证：心气亏虚，推动血脉无力，则见心悸、汗出、短期乏力；血液流动不畅，日久血瘀形成，导致心胸刺痛；眼部缺乏血液滋养，则见眼干发涩。辨为气虚血瘀证，舌暗红、苔白、脉细涩亦为佐证。

诊断：胸痹（气虚血瘀）。以益气养阴、祛瘀止痛为治则，给予胸痹 2 号方加减治疗，整方如下：

黄芪 30 g	麦冬 15 g	五味子 3 g	生地 15 g
川芎 15 g	丹参 30 g	元胡 15 g	木香 9 g
生甘草 6 g	羌活 30 g	葛根 30 g	天花粉 30 g
石斛 60 g	酒大黄 30 g	郁李仁 20 g	瓜蒌仁 20 g
黄连 15 g	黄芩 20 g	焦三仙各 30 g	阿胶 50 g

上方药量 ×10，制作膏方，服用 15 天。

方中黄芪味甘，性微温，归脾、肺经，入气分，善入脾胃，可补气健脾，益卫固表，为补中益气要药，常与人参、升麻等品合用。丹参，味苦，性微寒，归心、心包、肝经，可活血调经，祛瘀止痛。本品善于通行血脉，祛瘀止痛，广泛用于各种瘀血病证，尤其适用于血脉瘀阻之胸痹心痛。两者共为君药，可益气养阴，活血祛瘀止痛。麦冬，味甘、微苦，性微寒，归肺、胃、心经，功效滋阴润肺，益胃生津，清心除烦。生地，味甘、苦，性寒，归心、肝、肾经，功效可清热凉血，养阴生津。本品苦寒入血分，为清热、凉血、止血之要药。麦冬、生地可益气生津，滋阴养心。川芎，味辛，性温，归肝、胆、心包经，功效活血行气，祛风止痛。本品辛散温通，既能活血化瘀，又能行气止痛，为"血

中之气药"，故可治气滞血瘀之胸胁、腹部诸痛。元胡味辛、苦，性温，归心、肝、脾经，功效活血、行气、止痛。其辛散温通，为活血行气止痛之良药，前人谓其能"行血中之气滞，气中血滞，故能专治一身上下诸痛"。以上四味药共为臣药，既可以助黄芪益气养阴，又可以助丹参行气活血，祛瘀止痛。五味子，味酸、甘，性温，归肺、心、肾经，既可益气生津，又有收敛固涩之功。木香味辛、苦，性温，归脾、胃、胆、大肠、三焦经，芳香行散，功效行气止痛，健脾消食。其辛行苦泄，性温通行，可通畅气机，气行则血行，通则不痛，故可止痛。两者共为佐药，可行气活血止痛，益气敛阴止汗。生甘草为使药，味甘，性平，归脾、胃、心、肺经，气和性缓，既可补脾益气，又能缓急止痛，且可调和诸药。另加羌活、葛根疏经通络，天花粉、石斛滋养胃阴，酒大黄、郁李仁、瓜蒌仁润肠通便。舌苔黄，说明中焦有郁热，加黄连、黄芩清郁热。加焦三仙顾护脾胃，阿胶收膏。

医案二　李某，女，四十三岁。

主诉：心前区刺痛感10余年，加重3天。刻下症见心前区刺痛，夜间加重，发作频繁，于家中自行服用丹参滴丸后，症状有所缓解，伴有周身乏力，情绪低落，睡眠欠佳，饮食可，二便正常。舌暗红有瘀斑，脉涩。

辨证：心前区刺痛，夜间加重，均为瘀血之象；肝气失于条达，则见情绪低落；肝气郁结，脾运化失司，不能营养四肢，则见周身乏力。辨为气虚血瘀，肝气不疏证，舌暗红有瘀斑、脉涩亦为佐证。

诊断：胸痹（气虚血瘀，肝气不疏）。以行气疏肝、祛瘀止痛为治则，给予胸痹2号方加减治疗，整方如下：

黄芪30 g	麦冬15 g	五味子3 g	生地15 g
川芎15 g	丹参30 g	元胡15 g	木香9 g
生甘草6 g	郁金30 g	香附15 g	玫瑰花15 g
苏梗20 g	珍珠母30 g		

7剂，日1剂，水煎服400 mL，分早晚两次空腹温服。

方中黄芪补气健脾，丹参祛瘀止痛，两者共为君药。麦冬、生地可益气生津，滋阴养心。川芎行气止痛，为"血中之气药"，故可治气滞血瘀之胸胁、腹部诸痛。元胡行血中之气滞，气中血滞。以上四味共为臣药。五味子可益气生津，木香芳香行散，共为佐药。生甘草为使药，既可补脾益气，又能缓急止痛，且可调和诸药。另加郁金、香附、玫瑰花疏肝解郁，调节情志，苏梗通血脉，珍珠母重镇安神。

医案三　李某，女，三十四岁。

主诉：胸闷、憋气 1 年余。刻下症见胸闷、憋气，活动后加重，胃部胀满不适，颈部僵硬，腰部疼痛，饮食可，大便干燥，睡眠欠佳，夜梦繁多。舌暗红，苔黄，脉沉。

辨证：患者肝气不疏，横逆犯胃，则见胃部胀满不适；胃不和则卧不安，故见睡眠欠佳、夜梦繁多；心气亏虚，则见胸闷、憋气、活动后加重；气虚推动血液无力，日久生瘀，则见颈部僵硬；肾气亏虚，则见腰部疼痛，脉沉亦为肾气亏虚之佐证。辨为心肾气虚，肝气不疏证。

诊断：胸痹（心肾气虚，肝气不疏）。以行气疏肝、补气益肾为治则，给予胸痹 2 号方加减治疗，整方如下：

黄芪 30 g	麦冬 15 g	五味子 3 g	生地 15 g
川芎 15 g	丹参 30 g	元胡 15 g	木香 9 g
生甘草 6 g	珍珠母 60 g	焦三仙各 20 g	厚朴 20 g
酒大黄 30 g	羌活 20 g	独活 20 g	郁金 30 g
香附 15 g	玫瑰花 15 g	苏梗 15 g	

7 剂，日 1 剂，水煎服 400 mL，分早晚两次空腹温服。

此方在胸痹 2 号方基础上，加珍珠母重镇安神，焦三仙、厚朴、酒大黄宽中下气，行气通便，羌活、独活活血通经，郁金、香附、玫瑰花改善情志，苏梗行心气，通心脉，改善心肌缺血。

医案四　部某，男，五十八岁。

主诉：胸闷、心慌 1 年余，加重 2 天。刻下症见时有心慌、胸闷，活动后明显，入睡困难，夜梦繁多，情志抑郁。纳食可，二便正常。既往有血压高 20 余年，最高达 160/110 mmHg，现服用法替洛尔、复方丹参片，血压控制可。舌红，苔薄白，脉弱。

辨证：情志抑郁，气机不畅，胸阳失展，则见胸闷；情绪扰动，忤犯心神，心神动摇，不能自主而心悸、失眠。辨为肝气不疏，心虚胆怯证。

诊断：胸痹（肝气不疏，心虚胆怯）。以行气疏肝、重镇安神为治则，给予胸痹 2 号方加减治疗，整方如下：

黄芪 30 g	麦冬 15 g	五味子 3 g	生地 15 g
川芎 15 g	丹参 30 g	元胡 15 g	木香 9 g
生甘草 6 g	珍珠母 45 g	钩藤 45 g	黄芩 20 g
黄连 15 g	泽泻 30 g	黄柏 20 g	苍术 20 g
牛膝 20 g	煅龙骨 45 g	煅牡蛎 45 g	肉桂 6 g

阿胶 50 g

上方药量 ×10，制作膏方，服用 15 天。

此方在胸痹 2 号方基础上，加珍珠母、煅龙骨、煅牡蛎平肝潜阳，重镇安神，钩藤平肝。气有余则化火，加黄芩、黄连、黄柏清郁热。再加泽泻、苍术健脾，防肝木乘脾土，牛膝补肝肾，肉桂温补心阳，阿胶收膏。

五十七、宁心消痞畅气机，阴阳调和百病消

医案一　刘某，女，四十三岁。

主诉：胃部痞闷不适 2 年余。刻下症见胃部痞闷不适，胀满时减，喜温喜按，偶感心慌、少气懒言，身倦乏力，手足发凉，带下色黄，纳差，大便溏薄，睡眠差。舌暗淡，苔黄厚，脉沉无力。既往超声检查示有子宫肌瘤、卵巢囊肿病史。

辨证：脾胃虚弱，中气不足，纳运失职，升降失调，胃气壅塞，而生痞满；脾主四肢，脾气虚弱，不能运化津液，营养周身，则见少气懒言、身倦乏力；手足发凉、大便溏薄乃阳虚之象。辨为脾胃阳虚证，脉沉无力亦为佐证。

诊断：痞证（脾胃阳虚证）。以健脾益气、升清降浊为治则，给予宁心消痞方加减治疗，整方如下：

黄芪 30 g	麦冬 15 g	五味子 3 g	川芎 15 g
丹参 20 g	半夏 9 g	陈皮 15 g	焦三仙各 30 g
乌贼骨 30 g	木香 15 g	砂仁 6 g	连翘 15 g
生甘草 6 g	珍珠母 30 g	黄柏 30 g	苍术 30 g
白术 30 g	泽泻 30 g	皂刺 30 g	浙贝 20 g
羌活 20 g	独活 20 g	柴胡 15 g	枳壳 15 g
白芍 20 g	白蔻仁 30 g^{（后入）}	藿香 20 g	佩兰 20 g
阿胶 50 g			

上方药量 ×10，制作膏方，服用 30 天。

二诊：患者自诉夜间睡眠好转，心慌减轻，仍感周身乏力。嘱上方加人参 15 g、仙鹤草 30 g，制作膏方，继续服用 30 天。

方中以黄芪、麦冬、半夏为君药，益气健脾，滋养胃阴；川芎、丹参、焦三仙为臣药，活血行气，消食导滞；五味子、木香、砂仁、陈皮、连翘、乌贼骨为佐药，疏肝理气，制酸止痛；生甘草为使，调和诸药。加珍珠母重镇安神，黄

柏、泽泻利水渗湿，以去黄带，苍术、白术健脾益气，皂刺、浙贝消积软坚，羌活、独活活血通络，柴胡、枳壳、白芍疏肝柔肝，白蔻仁、藿香、佩兰芳香醒脾，阿胶收膏。

医案二　崔某，男，五十五岁。

主诉：胃部痞闷不适 10 年。患者体胖，刻下症见胃部痞闷，时有刺痛，纳食欠佳，晨起咽喉部不适，有白痰，时见心慌气短，活动后加重，睡眠欠佳，胃炎、咽炎病史 10 余年，未述明显不适。舌暗，苔白，脉濡。

辨证：患者体胖，不耐劳动，时感心慌气短，活动后加重，均为气虚之象；患者纳食欠佳，脾胃运化失司，湿聚成痰，则见咽喉不适。辨为气虚痰阻证，舌暗、苔白、脉濡亦为佐证。

诊断：痞满（气虚痰阻）。以补中益气、行气化痰为治则，给予宁心消痞方加减治疗，整方如下：

黄芪 30 g	麦冬 15 g	五味子 3 g	川芎 15 g
丹参 20 g	半夏 9 g	陈皮 15 g	焦三仙各 30 g
乌贼骨 30 g	木香 15 g	砂仁 6 g	连翘 15 g
生甘草 6 g	珍珠母 60 g	白蔻仁 30 g^{（后入）}	藿香 20 g
佩兰 20 g	苏梗 20 g	射干 15 g	元胡 20 g
羌活 20 g	独活 20 g	郁金 30 g	香附 15 g
玫瑰花 15 g	阿胶 50 g		

上方药量 ×10，制作膏方，服用 30 天。

方中以黄芪、麦冬、半夏为君药，益气健脾，滋养胃阴；川芎、丹参、焦三仙为臣药，活血行气，消食导滞；五味子、木香、砂仁、陈皮、连翘、乌贼骨为佐药，疏肝理气，制酸止痛；生甘草为使，调和诸药。加珍珠母重镇安神，白蔻仁、藿香、佩兰、苏梗芳香化湿，理气醒脾，射干消痰利咽，元胡活血止痛，羌活、独活疏经通络，郁金、香附、玫瑰花疏肝气，调情志，阿胶收膏。

医案三　张某，女，四十岁。

主诉：腹胀 1 周余。患者直肠切除术后 1 年，刻下症见心下胀满，头晕，精神不振，睡眠差，夜梦繁多，纳差，小便正常，大便黏，自诉舌体发硬。舌红，边有齿痕，苔白腻，脉弱。

辨证：痰湿困脾，脾胃失健，水湿不化，酿生痰浊，痰气交阻于胃脘，胃气壅塞，升降失司，则见心下胀满；脾失健运，清阳不升，则见头晕、精神不振；大便黏、舌有齿痕均为痰湿困脾之象；痰气扰心，则见睡眠差、夜梦繁多。辨为痰湿阻滞证。

诊断：痞满（痰湿阻滞）。以健脾除湿、清热化痰为治则，给予宁心消痞方加减治疗，整方如下：

黄芪 30 g	麦冬 15 g	五味子 3 g	川芎 15 g
丹参 20 g	半夏 9 g	陈皮 15 g	焦三仙各 30 g
乌贼骨 30 g	木香 15 g	砂仁 6 g	连翘 15 g
生甘草 6 g	珍珠母 30 g	羌活 20 g	石菖蒲 20 g
远志 12 g	黄连 15 g	黄芩 20 g	郁金 30 g
香附 15 g	玫瑰花 15 g	阿胶 50 g	

上方药量 ×10，制作膏方，服用 30 天。

方中以黄芪、麦冬、半夏为君药，益气健脾，滋养胃阴；川芎、丹参、焦三仙为臣药，活血行气，消食导滞；五味子、木香、砂仁、陈皮、连翘、乌贼骨为佐药，疏肝理气，制酸止痛；生甘草为使，调和诸药。加珍珠母重镇安神，石菖蒲、远志化湿醒脾，安神益智，黄连、黄芩清热燥湿，羌活疏经通络，郁金、香附、玫瑰花疏肝气，调情志，阿胶收膏。

医案四 吴某，女，三十四岁。

主诉：胃部胀满不适 1 周。刻下症见胃部胀满，情绪受刺激时加重，左背部发紧，时感心慌，双侧乳腺疼痛。纳食可，睡眠欠佳，二便正常。舌暗，苔薄黄，脉弱。既往有高血压病、冠心病、高胆固醇血症病史。

辨证：肝主条达，肝气不疏，横逆犯胃，则见胃部胀满，情绪受刺激时加重；乳腺为肝经之所过，肝气不疏，则见乳房疼痛。辨为肝气不疏证。

诊断：痞满（肝气不疏，脾胃失和）。以行气疏肝、调和脾胃为治则，给予宁心消痞方加减治疗，整方如下：

黄芪 30 g	麦冬 15 g	五味子 3 g	川芎 15 g
丹参 20 g	半夏 9 g	陈皮 15 g	焦三仙各 30 g
乌贼骨 30 g	木香 15 g	砂仁 6 g	连翘 15 g
生甘草 6 g	珍珠母 60 g	郁金 30 g	香附 15 g
玫瑰花 15 g	羌活 15 g	独活 15 g	元胡 20 g
仙鹤草 30 g	皂刺 20 g	浙贝 15 g	

7 剂，日 1 剂，水煎服 400 mL，分早晚两次空腹温服。

二诊：胃部不适改善，乳腺疼痛减轻，睡眠仍欠佳，舌红，苔黄厚，脉弦。上方加夜交藤 15 g，继服 7 剂。

方中以黄芪、麦冬、半夏为君药，益气健脾、滋养胃阴；川芎、丹参、焦三仙为臣药，活血行气，消食导滞；五味子、木香、砂仁、陈皮、连翘、乌贼骨为佐药,疏肝理气,制酸止痛;生甘草为使,调和诸药。加珍珠母重镇安神,郁金、香附、玫瑰花疏肝解郁,羌活、独活疏经通络,改善背部发紧,元胡行气止痛,仙鹤草补虚,皂刺、浙贝软坚散结,疏通乳腺。

医案五　王某,男,六十五岁。

主诉:腹胀1周余。刻下症见腹中气胀,偶有疼痛,咽喉疼痛,神疲乏力,平素怕冷,腰膝酸软,纳食可,睡眠欠佳,小便正常,大便干燥。舌红,苔黄腻,脉细。既往超声检测示有甲状腺结节。

辨证:痰湿困脾,脾胃失健,水湿不化,酿生痰浊,痰气交阻于胃脘,升降失司,胃气壅塞,则见腹中气胀;脾失健运,升清不升,神疲乏力,腰膝酸软,平素怕冷,均为肾阳亏虚之表现。辨为湿热痰阻兼肾阳亏虚证。

诊断:痞满(湿热痰阻兼肾阳亏虚)。以清热除湿、温补肾阳为治则,给予宁心消痞方加减治疗,整方如下:

黄芪 45 g	麦冬 15 g	五味子 3 g	川芎 15 g
丹参 20 g	半夏 9 g	陈皮 15 g	焦三仙各 30 g
乌贼骨 30 g	木香 15 g	砂仁 6 g	连翘 30 g
生甘草 6 g	珍珠母 90 g	白蔻仁 45 g（后入）	藿香 45 g
佩兰 45 g	苍术 30 g	白术 30 g	山慈菇 30 g
蜂房 45 g	浙贝 20 g	生牡蛎 45 g	皂刺 45 g
天花粉 60 g	三棱 30 g	莪术 30 g	鳖甲 20 g
厚朴 15 g	郁金 30 g	杜仲 30 g	牛膝 30 g
桑寄生 45 g	升麻 10 g	柴胡 20 g	杏仁 20 g
桔梗 30 g	枳壳 20 g	瓜蒌 45 g	白芍 45 g
制附子 20 g	肉桂 6 g	阿胶 50 g	

上方药量×30,制作膏方,服用90天。

此方在宁心消痞方基础上,另加珍珠母重镇安神,白蔻仁、藿香、佩兰、苍术、白术祛湿健脾,山慈菇、蜂房、浙贝、生牡蛎、皂刺、升麻,清热解毒,消痈散结,天花粉生津,缓解咽喉疼痛,三棱、莪术消食和胃,鳖甲滋补肾阴,厚朴、枳壳行气宽中,郁金、柴胡、解郁行气,凉血清心,杜仲、牛膝、桑寄生补肝肾,杏仁、瓜蒌宽胸宣肺通便,桔梗清利咽喉,白芍柔肝缓急,制附子、肉桂温补肾阳,阿胶收膏。

医案六　刘某,女,三十岁。

主诉:胃部不适10年余。刻下症见胃部发胀,颈部不适,纳食可,睡眠欠佳,精神不振,小便正常,大便黏滞难解。舌暗红,苔薄白,脉沉。

辨证：肝主条达，肝气不疏，横逆犯胃，则见胃部胀发胀，脾胃不和；升降失司，则见大便难解；脾不升清，则见精神不振。辨为肝气不疏，脾胃不和证。

诊断：痞满（肝气不疏，脾胃失和）。以行气疏肝、调和脾胃为治则，给予宁心消痞方加减治疗，整方如下：

黄芪 30 g	麦冬 15 g	五味子 3 g	川芎 15 g
丹参 20 g	半夏 9 g	陈皮 15 g	焦三仙各 30 g
乌贼骨 30 g	木香 15 g	砂仁 6 g	连翘 15 g
生甘草 6 g	珍珠母 60 g	羌活 20 g	葛根 30 g
酒大黄 30 g	瓜蒌 30 g	郁金 30 g	香附 15 g
玫瑰花 15 g	阿胶 50 g		

上方药量 ×10，制作膏方，服用 30 天。

此方在宁心消痞方的基础上，加珍珠母重镇安神，羌活、葛根生津液，滋养筋脉，酒大黄、瓜蒌通便，郁金、香附、玫瑰花疏肝解郁，调节情志，阿胶收膏。

医案七　杨某，女，二十八岁。

主诉：胃部不适 10 年，加重 3 天。刻下症见胃部胀满不适，颈部不适，腰膝酸软，平素怕冷，精神不振，纳食可，睡眠差，小便正常，大便黏滞不爽。舌暗红，苔薄白滑，脉细弱。

辨证：脾阳虚衰，则运化失司，中焦升降不调，则见胃部发胀；脾阳虚衰，湿邪阻滞，则见大便黏滞不爽；脾不升清，则见精神不振；肾阳虚衰，则见腰膝酸软、平素怕冷。辨为脾肾阳虚证，舌暗红、苔薄白滑、脉细弱亦为佐证。

诊断：痞满（脾肾阳虚）。以祛湿健脾，温补元阳为治则，给予宁心消痞方加减治疗，整方如下：

黄芪 30 g	麦冬 15 g	五味子 3 g	川芎 15 g
丹参 20 g	半夏 9 g	陈皮 15 g	焦三仙各 30 g
乌贼骨 30 g	木香 15 g	砂仁 6 g	连翘 15 g
生甘草 6 g	珍珠母 45 g	白蔻仁 30 g $^{(后入)}$	藿香 20 g
佩兰 20 g	杜仲 20 g	牛膝 15 g	肉桂 20 g
制附子 30 g $^{(先煎)}$	羌活 20 g	阿胶 50 g	

上方药量 ×10，制作膏方，服用 30 天。

此方在宁心消痞方基础上，加珍珠母重镇安神，白蔻仁、藿香、佩兰芳香祛湿醒脾，杜仲、牛膝、肉桂、制附子温补元阳，羌活除湿止痛，缓解腰膝疼痛，阿胶收膏。

医案八　王某，男，五十一岁。

主诉：胃部不舒 1 月余，加重 2 天。刻下症见胃部不适，胀满拒按，嗳腐吞酸，口臭，汗多，浑身乏力，双侧脚踝内侧不适，饮食可，睡眠调，二便正常。舌红，苔黏腻，脉沉。

辨证：食滞中焦，则见胃部不适、胀满拒按；郁而化热，则见口臭、爱腐吞酸；肾阳不足，则见浑身乏力。辨为食滞中焦，肾阳不足证，舌红、苔黏腻、脉沉亦为佐证。

诊断：痞证（食滞中焦，肾阳不足）。以为消食和胃、温补元阳为治则，给予宁心消痞方加减治疗，整方如下：

黄芪 30 g	麦冬 15 g	五味子 3 g	川芎 15 g
丹参 20 g	半夏 9 g	陈皮 15 g	焦三仙各 30 g
乌贼骨 30 g	木香 15 g	砂仁 6 g	连翘 15 g
生甘草 6 g	黄连 15 g	黄芩 20 g	羌活 20 g
独活 20 g	杜仲 20 g	牛膝 15 g	元胡 15 g

7 剂，日 1 剂，水煎服 400 mL，分早晚两次空腹温服。

以宁心消痞方为底方，疏肝和脾，另加入黄连、黄芩清中、上焦之热，羌活、独活疏通经络，杜仲、牛膝补肝肾，强筋骨，元胡行气止痛。

医案九　刘某，女，七十五岁。

主诉：胃部不适 2 年余，加重 3 天。刻下症见胃部不适，食后加重，胸闷，憋气，食差，便干，睡眠可。舌红，苔黄厚，脉弦滑。

辨证：脾胃虚弱，健运失职，升降失司，故见胃部不适、食后加重；纳食差，脾不能输布津液，则湿邪内生；日久化热，阻滞肠道，则见大便干燥。辨为脾胃虚弱，湿热阻滞证。

诊断：痞证（脾胃虚弱，湿热阻滞）。以补气健脾、清热除湿为治则，给予宁心消痞方加减治疗，整方如下：

黄芪 30 g	麦冬 15 g	五味子 3 g	川芎 15 g
丹参 20 g	半夏 9 g	陈皮 15 g	焦三仙各 30 g
乌贼骨 30 g	木香 15 g	砂仁 6 g	连翘 15 g
生甘草 6 g	代赭石 30 g	旋覆花 30 g^(包)	羌活 15 g
独活 15 g	黄连 12 g	黄芩 15 g	杜仲 15 g
怀牛膝 20 g	柴胡 9 g	升麻 6 g	栀子 20 g

7 剂，日 1 剂，水煎服 400 mL，分早晚两次空腹温服。

此方以宁心消痞方为底方，益气活血，行气消痞，另加代赭石、旋覆花降气和胃，羌活、独活祛湿止痛，黄连、黄芩清中、上焦之热，柴胡、升麻疏肝解郁，升阳举陷，栀子清热。

医案十　李某，女，五十岁。

主诉：胃部堵塞、胀痛不适1周，加重1天。刻下症见胃部堵塞不适，伴有打嗝，睡眠欠佳，二便正常。舌暗红，苔黄，脉弱。

辨证：肝脾不和，气机上逆，气机运行不畅，阻滞中焦，则见胃部堵塞胀痛；胃气不降，则见打嗝。辨为肝脾不和证。

诊断：痞证（肝脾不和）。以疏肝和脾为治则，给予宁心消痞方加减治疗，整方如下：

黄芪30 g	麦冬15 g	五味子3 g	川芎15 g
丹参20 g	半夏9 g	陈皮15 g	焦三仙各30 g
乌贼骨30 g	木香15 g	砂仁6 g	连翘15 g
生甘草6 g	珍珠母45 g	厚朴20 g	槟榔12 g
元胡20 g	白蔻仁30 g^(后入)	藿香20 g	佩兰20 g
代赭石30 g	旋覆花20 g^(包)	郁金30 g	玫瑰花15 g

7剂，日1剂，水煎服400 mL，分早晚两次空腹温服。

以宁心消痞方为底方，益气滋阴，行气消痞，另加入珍珠母重镇安神，厚朴、槟榔温中行气，元胡行气止痛，白蔻仁、藿香、佩兰芳香醒脾，代赭石、旋覆花降气和胃，郁金、玫瑰花行气解郁。

医案十一　李某，男，五十五岁。

主诉：胃部胀满不适，打嗝3年余，加重3天。刻下症见胃部胀满不适，双目干涩，咽部异物感，饮酒后症状加重，睡眠欠佳，二便正常。舌暗红，苔黄，脉弱。

辨证：肝脾不和，气机上逆，则出现嗝气；气机运行不畅，阻滞中焦，则见胃部胀满不适；津液不能上呈，则见双目干涩。辨为肝脾不和证。

诊断：痞证（肝脾不和）。以疏肝和脾为治则，给予宁心消痞方加减治疗，整方如下：

黄芪30 g	麦冬15 g	五味子3 g	川芎15 g
丹参20 g	半夏9 g	陈皮15 g	焦三仙各30 g
乌贼骨30 g	木香15 g	砂仁6 g	连翘15 g
生甘草6 g	珍珠母60 g	厚朴20 g	白蔻仁30 g^(后入)
藿香20 g	佩兰20 g	元胡15 g	桔梗20 g

代赭石 30 g　　　旋覆花 20 g^(包)　葛根 30 g　　　　黄连 12 g

7 剂,日 1 剂,水煎服 400 mL,分早晚两次空腹温服。

以宁心消痞方为底方,益气滋阴,行气消痞,另加入珍珠母重镇安神,厚朴温中除胀,白蔻仁、藿香、佩兰芳香醒脾,元胡行气止痛,桔梗利咽,代赭石、旋覆花降气和胃,葛根升发脾胃清阳之气,黄连清中焦之热。

医案十二　赵某,女,五十岁。

主诉:胃部胀满不适 1 月余,加重 2 天。刻下症见胃脘部胀满不适,纳食减少,睡眠差,汗出,血小板偏低,二便正常。舌红,苔白,脉弱。

辨证:肝脾不和,肝气犯胃,则出现胃部不适;气机运行不畅,脾胃运化失司,所进食物不能转化成后天之精,心失其养,则失眠。辨为肝脾不和证。

诊断:痞证(肝脾不和)。以疏肝和脾为治则,给予宁心消痞方加减治疗,整方如下:

黄芪 30 g	麦冬 15 g	五味子 3 g	川芎 15 g
丹参 20 g	半夏 9 g	陈皮 15 g	焦三仙各 30 g
乌贼骨 30 g	木香 15 g	砂仁 6 g	连翘 15 g
生甘草 6 g	珍珠母 60 g	白蔻仁 30 g^(后入)	藿香 20 g
佩兰 20 g	苍术 20 g	白术 20 g	杜仲 15 g
牛膝 15 g	桑寄生 30 g	肉桂 20 g	浮小麦 30 g
麻黄根 30 g	生牡蛎 30 g		

7 剂,日 1 剂,水煎服 400 mL,分早晚两次空腹温服。

以宁心消痞方为底方,疏肝和脾,另加入珍珠母重镇安神,白蔻仁、藿香、佩兰芳香醒脾,苍术、白术健脾祛湿,杜仲、牛膝、桑寄生补肝肾,强筋骨,肉桂温补下元,浮小麦、麻黄根、生牡蛎收敛止汗。

五十八、心阳虚衰心悸证，桂枝甘草牡蛎汤

医案 李某，男，六十岁。

主诉：心慌 1 月余，加重 3 天。刻下症见心慌、憋气，动则尤甚，夜寐不安，周身乏力，面色苍白。既往有慢性支气管扩张病史 15 年，高血压病史 20 余年，平日服用利血平、丹参片，测血压 140/80 mmHg。纳食可，睡眠调，二便正常。舌暗红，苔黄厚腻，脉弱。

辨证：由于患者为年老男性，阳气虚衰，心神失养，心主不安，故心下动悸；心阳亏虚，心神失养，不能潜敛，故致心神浮越于外而见心烦、夜寐不安，动则尤甚；宗气外泄，不能助肺司呼吸，故见憋气；心阳虚损，日久损及脾肾之阳，脾阳虚而失于健运，则无力充养四肢，故见周身乏力。辨为心阳虚衰证。

诊断：眩晕（心阳虚衰）。以温补心阳、安神定悸为治则，给予桂枝甘草龙骨牡蛎汤加减治疗，整方如下：

桂枝 6 g	甘草 12 g	牡蛎 12 g	龙骨 12 g
珍珠母 45 g	茯苓 30 g	牛膝 20 g	沙参 15 g
麦冬 15 g	石菖蒲 15 g	远志 12 g	当归 15
桃仁 15 g	红花 10 g	瓜蒌 20 g	薤白 10 g
补骨脂 10 g	黄芪 20 g	白术 15 g	五味子 3 g

7 剂，日 1 剂，水煎服 400 mL，分早晚两次空腹温服。

此方以桂枝甘草龙骨牡蛎汤为底方，补益心阳，阳气旺则鼓动血行，促使血流通畅，气血调和，阴平阳秘。方中桂枝、炙甘草温补心阳；生龙骨、生牡蛎安神定悸；当归、桃仁、红花补血活血；瓜蒌、薤白宽胸散结；补骨脂补肾助阳，温脾止泻；黄芪、白术补气健脾；五味子滋阴，以阴中求阳。另加珍珠母重镇安神，茯苓健脾除湿，牛膝补肝肾，强筋骨，沙参、麦冬滋养肺胃之阴，石菖蒲、远志交通心肾。

二诊：患者心慌，憋气减轻，面色好转。嘱上方继服7剂。

桂枝甘草龙骨牡蛎汤出自《伤寒论》第118条："火逆下之，因烧针烦躁者，桂枝甘草龙骨牡蛎汤主之。"桂枝甘草龙骨牡蛎汤方："桂枝一两（去皮），甘草二两（炙），牡蛎二两（熬），龙骨二两，上四味，以水五升，煮取二升半，去滓，温服八合，日三服。"本条论述了心阳虚烦躁的证治。太阳病，病在表，当用汗法，但汗法之施，只可以辛温、辛凉发汗解表，不可以火法取汗，否则，烧针劫汗，迫津外泄，心阳必耗，加之火邪内迫，津液受创，心神被扰，可产生类似阳明里热之证。医者不察，又妄投攻下之剂，盖已因火疗致逆，又行攻下之法，一误再误，必使心阳受伤。心阳虚损，心神不但失于温养，且又不能潜敛于心，故致心神浮越于外，而生烦躁之症。烧针发汗，损伤心阳，其机理与桂枝甘草汤相似，病人可见心悸。即《伤寒论》第64条："发汗过多，其人叉手自冒心，心下悸，欲得按者，桂枝甘草汤主之。"心神不敛，非热邪所为，病人还当见舌淡、苔白等。治宜温通阳气，潜镇安神，方以桂枝甘草龙骨牡蛎汤。

由此可见，本方证为心阳虚损，心神浮越所致。症见心悸不安，胸闷气短，面色苍白，形寒肢冷，舌淡，苔薄白，脉象虚弱或沉细而数。治宜温通心阳，潜镇安神。多适应于由心虚胆怯、心血不足、心阳不振等因素引起，最终导致阳气衰弱，不能温养心脉而心神浮越的阳虚心悸证。方中桂枝性味辛甘，归心经，具有温通心阳、和畅心气的作用；炙甘草性味甘平，归心脾经，具有补中益气、补养心气的作用，与桂枝相用，温养以补阳，共为主药。生龙骨性味甘平，归心肾经，具有镇静安神，使神明内守的作用；生牡蛎性味微寒咸，归肝肾经，可以潜镇浮阳之躁动，有使神藏于心的作用，与生龙骨相用，镇静安神功用倍增。诸药合用，以温补心阳，安神定悸，从而使心阳得复以顾护心神，心神得护则潜藏而不外动，诸症得除。

对于桂枝甘草龙骨牡蛎汤的配伍，古代医家亦有精辟论述，如《注解伤寒论》："辛甘发散，桂枝、甘草之辛甘也，以发散经中火邪；涩可去脱，龙骨、牡蛎之涩，以收敛浮越之正气。"《伤寒贯珠集》："桂枝、甘草，以复心阳之气；牡蛎、龙骨，以安烦乱之神。"《绛雪园古方选注》："桂枝、甘草、龙骨、牡蛎，其气取重于龙、牡之固涩，仍标之曰桂、甘者，盖阴纯之药，不佐阳药不灵。故龙骨、牡蛎之纯阴，必须借桂枝、甘草之清阳，然后能飞引入经，收敛浮越之火、镇固亡阳之机。"

桂枝甘草龙骨牡蛎汤的常用剂量为：桂枝 10—15 g，甘草 10—20 g，牡蛎 20—30 g，龙骨 20—30 g。该方具有温通心阳、镇静安神、收敛固涩的功效，常用于治疗心阳虚所致的心悸、不寐、自汗等病，特别是对心律失常（包括窦速、频发房早、房颤、阵发性室上速、频发室早、房室传导阻滞、病窦综合征等）和心血管神经症具有较好的疗效。除此之外，此方还用于治疗甲亢、焦虑症、小儿遗尿、更年期综合征等。

桂枝甘草龙骨壮蛎汤加减：（1）对于缓慢型心律失常者加重桂枝用量，若四肢不温，畏寒明显者将桂枝改用肉桂或熟附片。（2）快速型心律失者常加苦参、麦冬、五味子。（3）心血管神经症者加黄芪、珍珠母、郁金。（4）不寐者加炒枣仁、夜交藤、合欢花。（5）自汗者加白芍、五味子、麻黄根、浮小麦。（6）更年期综合征者加仙茅、仙灵脾或加女贞子、旱莲草。（7）血瘀明显者加三七粉、白芍、丹参。（8）惊悸明显者加远志、夜交藤、磁石，并加重生龙骨、生牡蛎用量。（9）痰湿盛、纳差者加姜半夏、茯苓、白术、焦三仙。

五十九、冻疮冬季反复发，中药外洗加火针

医案 张某，女，五十九岁。

主诉：双手冻疮 5 年余。每年冬季反复发作，刻下症见双手肿胀疼痛，手足发凉，腰痛，气短懒言，面色少华，平日易疲劳，纳食可，睡眠调，二便正常。舌红，苔薄白，脉虚大无力。

辨证：寒冷之邪外袭，加之平素气血虚弱，寒冷之邪外袭，耗伤阳气，以致气血运行不畅，气血瘀阻，而成冻疮，辨为气血亏虚，寒邪侵袭证，舌红、苔薄白、脉虚大无力亦为佐证。

诊断：冻疮（气血亏虚，寒邪侵袭），以益气养血、祛瘀通脉为治则，给予当归四逆汤加减治疗，整方如下：

当归 12 g	桂枝 9 g	细辛 3 g	白芍 9 g
通草 6 g	炙甘草 6 g	大枣 8 枚^(擘)	杜仲 20 g
桑寄生 20 g	独活 15 g	仙鹤草 30 g	

7 剂，日 1 剂，水煎服 400 mL，分早晚两次空腹温服。

嘱同时用纯艾条点燃后置于阿是穴上方 5 cm 左右灸治，以感觉温热舒适、灸至皮肤潮红为度。每日 1—2 次。

二诊：症状明显好转，嘱上方继服 7 剂，巩固疗效。

此方以当归四逆汤加减。当归四逆汤出自《伤寒论》，主要功效是温经散寒，养血通脉，另加入杜仲、桑寄生补肝肾，强筋骨，独活祛风通络止痛，仙鹤草补一身元气。

冻疮是人体遭受寒邪侵袭所引起的局部性和全身性损伤，以严寒冬季在户外工作者多见，多发生在秋末冬初气温变冷而未及时添加衣物鞋帽等进行防冻保护时，如局部冻伤，病情较轻，临床表现为局部皮肤呈紫红色水肿、不规则红斑、硬结、肿胀、灼热、痒痛，局部温暖后尤甚，重者出现水泡、溃疡；全身

性冻伤，以体温下降，四肢僵硬，甚至阳气亡绝而死亡为主要特点。冻疮"一年发病，年年复发"，给人们的工作、学习和生活带来不便。

冻疮多见于人的手足、耳廓、面颊、鼻尖等暴露或衣着保护较差的部位，并且反复发作难以根治。痒、痛、破溃等症状严重影响病人的正常工作和生活，给病人带来极大痛苦。因此，在冬季来临之前，要未雨绸缪，防范治疗。往年曾患过冻疮者，可在冻疮还未复发之前，选用一些紫皮独头蒜，去皮捣烂后，放在烈日下曝晒，等到蒜液升温后，取大蒜汁涂擦患过冻疮的皮肤部位上，每日 3—4 次，连涂 4—5 日，可预防冻疮。若皮肤起泡，可暂停用。如冻疮已患，而且疮口已经溃烂，可将蒜汁涂敷于患部四周。

临床上，中医以温经通阳，散寒化瘀，通脉消肿为治则。中药冻疮洗剂：辛夷、白芷、甘松、红花、干姜、山奈、附子、儿茶、乳香等。中药辛夷为辛温之品，有祛风散寒之功，白芷可祛风除湿通窍消肿，甘松行气止痛温经散寒，红花活血化瘀通络，干姜、山奈可发散诸经之寒气，附子温经散寒，除湿通络，儿茶、乳香消肿收湿止痛，祛腐生肌敛疮。诸药合用对于各型冻疮均有显著疗效。现代研究表明，以上诸药外用能够改善患处血液循环，抑制组织中的蛋白酶、透明质酸酶的活性，并且有明显抑制渗出、加速炎性物质吸收、促进溃疡愈合的作用。

另外，火针中脘穴对冻疮也有较好疗效。中脘穴是八会穴之腑会，六腑皆禀于胃，亦为胃之募穴。胃为水谷之海，与脾相表里，是气血生化之源。火针具有温经通络，祛风散寒的作用。火针中脘穴可收温经通络、行气活血之效，故可用于治疗冻疮，且有奇效。

六十、中焦升降气机失，土困还需木气疏

医案 贾某，男，六十二岁。

主诉：胃部胀痛 1 月余，加重 2 天。刻下症见胃胀，伴烧心、反流、口干、口苦，清晨醒后症状明显，并且胸胁部有走窜样疼痛，右侧胸胁症状明显，纳食欠佳，睡眠可，二便正常。舌暗红，苔薄黄，脉弦。

辨证：情志不遂，肝失疏泄，肝气横逆犯胃，胃气郁滞，则胃脘胀满疼痛；走窜不定，气郁化火，则见口干、口苦；木郁作酸，则见反酸。辨为肝胃不和证，舌暗红、苔薄黄、脉弦亦为佐证。

诊断：痞证（肝胃不和）。以疏肝和胃为治疗原则，给予越鞠丸和枳术丸加减治疗，整方如下：

香附 30 g	川芎 15 g	栀子 15 g	苍术 15 g
神曲 20 g	枳实 30 g	白术 15 g	砂仁 6 g
生甘草 6 g	黄连 15 g	黄芩 15 g	石斛 30 g
天花粉 30 g	郁金 30 g	青皮 12 g	川楝子 12 g
元胡 15 g			

7 剂，日 1 剂，水煎服 400 mL，分早晚两次空腹温服。

二诊：患者疼痛已除，胀满减轻，口干、口苦症状改善。上方去川楝子、元胡，继服 7 剂。

此方以越鞠丸疏肝解郁，枳术丸健脾消痞，另加入砂仁化湿开胃，黄连、黄芩清中、上焦之热，石斛、天花粉益胃滋阴，郁金、青皮、川楝子疏肝泄热，元胡行气止痛。

对于痞证，必须审其兼证，诊其脉理，辨明寒热虚实，探求病因，分清病势部位，才能对证治疗。痞证必须是无形气结，若心下痞硬，按之疼痛，为痰热结胸之结胸证，当用大陷胸丸、大小陷胸汤治之。

　　功能性胃肠病是一组以胃肠功能障碍为主的全身性疾病，其症状不能用结构的异常来解释。功能性胃肠病的临床表现有腹胀、腹痛、恶心、呕吐、泛酸、早饱、腹泻及排便困难等。主要包括非糜烂性胃食管反流病、功能性消化不良、肠易激综合征等。功能性胃肠病是消化门诊常见的疾病。随着现代社会经济压力的增大，精神心理因素这一病因的重要性与所占比例日益凸显。有学者认为，社会、心理因素的相互作用和胃肠动力的改变、内脏敏感性的增强和脑肠轴调节障碍等这种心理—社会疾病模式更能解释功能性胃肠病的发病机制。西医对情志治疗为抗抑郁药，也有学者证实确实有效。但抗抑郁药对人神经系统、消化系统、泌尿系统、造血系统等多个系统有影响，造成包括视力模糊、恶心、肝功能损害等副作用。

　　古代医书中对功能性胃肠病有诸多叙述。《灵枢·口问》："夫百病之始生也，皆生于风雨寒暑，阴阳喜怒，饮食居处。"《素问·阴阳应象大论》："人以五脏化五气，以生喜怒悲忧恐……暴怒伤阴，暴喜伤阳。厥气上行，满脉去形。"说明情绪的异常是疾病发生发展的重要因素。又有《素问·举痛论》言："余知百病生于气也。怒则气上，喜则气缓，悲则气消，恐则气下，惊则气乱，思则气结……喜怒不节则伤脏。"

　　中医学中，情志活动以五脏精气为物质基础，其中肝"在志为怒"，脾"在志为思"。脏腑气血变化反之亦影响情志变化，如："血有余则怒，不足则恐"，"肝气虚则怒，实则恐"。肝与脾关系密切，郁怒伤肝又可横逆犯胃，如《素问·六元正经大论》说："木郁之发……故民病胃脘当心而痛，上支两胁，隔咽不通，食欲不下……"《脾胃论·脾胃虚实传变论》言："喜怒忧恐耗元气，资助心火，火与元气不两立，火胜则乘其土位，此所以病也。"《丹溪心法》："忧郁伤脾，不思饮食。"《素问·举痛论》："思则心有所存，神有所归，正气留而不行，故气结矣。"叶天士《临证指南医案》云："肝为起病之源，胃为传病之所。"张仲景指出"见肝之病，知肝传脾，当先实脾"。《医家心法》："凡是吞酸，尽属肝木曲直作酸也。"《四明心法》："凡为吞酸，尽属肝木，尽是木气郁甚，熏蒸湿土而成也。"《类证治裁·痞满》："暴怒伤肝，气逆而痞。"《医方考》云："泻责之于脾，痛责之于肝，肝责之实，脾责之虚，脾虚肝实，故令痛泻。"《景岳全书·泄泻》说："凡遇怒气便作泄泻者……此肝脾二脏之病也。"又云："盖以肝木克土，脾气受伤而然。"由此可见肝郁脾虚可导致反酸烧心、痞满、痛泻的症状。著名老中医周鸣声提出"情志可患五脏疾，非独肝，不离乎肝"的论述，颇有见地。

　　食管为管腔性器官，为"胃之系"，也属于腑，所以具有"传化物""泻而不藏""以通为用"等六腑的生理特点。其具体特点如下：（1）以降为顺。气有清浊之分，气机有升降之别。清气宜升，浊气宜降，脾主升清，胃主降浊。食管系之于胃，胃气以降为顺，食管之气亦以降为顺。若胃失和降，或肝气横逆，或胆气上犯，均可导致浊气上逆，干扰食道，出现噫、哕、呕、闷等病症。若气与痰交结，阻于咽喉，则咽中如有炙脔，咯吐不出，吞咽不下，伴胸膈满闷，即"梅核气"。因此浊气不降则诸病从生，正如《脾胃论》所言："浊气在阳，乱于胸中"，"清气不升，浊气不降，清浊相干，乱于心中"。（2）以空为用。《素问·五脏别论》曰："水谷入口，则胃实而肠虚，食下，则肠实而胃虚。"胃肠如此虚实交替，完成饮食的消化与吸收。而食道则不然，只宜虚，不能实，正如《医学指要》说"胃管柔空"，《医贯》称食管为"清道"。因此，"空""清"是食管完成吞咽和传送食物的生理基础。（3）以柔为喜。叶天士在《临证指南医案》中说："阳明阳土，得阴自安。"食管为阳明胃腑之系，位于胸中阳位，下传食物，体阳而用阴。柔，阴也，柔阴是食管的重要生理特性之一。

《内经》云："饮食自倍，肠胃乃伤"，"湿伤脾"。饮食内伤或外感六淫，均可损伤脾胃。若胃气受伤则纳谷异常，能化难纳，食少纳呆，或胃中嘈杂，多食善饥；脾气受损则运化失司，能纳难化，食后腹胀，大便溏薄，消瘦乏力。脾胃病多是病程日久，脾病及胃，胃病及脾，往往是脾胃同病，如饮食减退和食后腹胀同存，多食善饥与消瘦疲乏并见，故治疗时要脾胃两顾，纳运同理。脾主升，胃主降，升与降是脾与胃矛盾统一体的两个方面。升就是升清，"脾升"是指脾摄取水谷之精微上输于心肺，布达运行于全身；降就是降浊，"胃降"是指胃气将经过初步消化的食物下移于肠，以保持肠胃的虚实更替，并将食物糟粕由大肠排出体外。清气上升，浊气才能下降，浊气下降，清气才能上升，《临证指南医案》"脾宜升则健，胃宜降则和"的论点，是对脾胃生理特性的精辟概括。脾胃的纳运，必赖于升降，浊气降胃方可受纳，清气升脾才能运化，升降协调是脾胃纳运的前提条件。

肝胆属木，主升发疏泄，能协调脾胃气机的升降平衡。脾土必得肝木的条达才能升清举阳，从而水谷精微得以运化输布；胃气必赖肝木的疏导才能畅通和降，从而纳食得以消磨传导，正如《血证论》所言"食气入胃，全赖肝木以疏泄之"。肝气郁结、肝火内炽、肝胆湿热均可横逆损脾伤胃，导致肝脾不和、肝胃不和之证，所以《临证指南医案》说"肝为起病之源，胃为传病之所"，《内经》说"邪在胆，逆在胃"。由于脾胃病常由肝木乘犯所致，所以前贤们有"治疗脾胃必先疏肝理气"之验。调和肝与脾胃，重在"疏"与"和"，方法有疏肝理气法、清泄肝火法、柔肝缓急法、利胆降逆法等，四逆散、柴胡疏肝汤、逍遥散、痛泻要方等是临床调和肝脾胃的常用有效方剂。

六十一、咳嗽发作当止咳，内外寒热需辨清

医案一 罗某，男，六十岁。

主诉：咳嗽1周余，加重1天。刻下症见咳嗽、咳痰，量多色白，晚上易憋气，周身乏力，平素畏寒，便秘，纳食可，小便正常。舌红，苔少，脉浮。

辨证：风寒束表，肺气失宣，则见咳嗽，咳痰色白；患者平素畏寒，说明素体阳虚。辨为风寒表虚证。

诊断：咳嗽（风寒表虚）。以疏风散寒为治则，给予桂枝汤加减治疗，整方如下：

| 桂枝 15 g | 白芍 20 g | 杏仁 6 g | 桔梗 12 g |
| 枳壳 12 g | 酒大黄 20 g | 生甘草 6 g | |

7剂，日1剂，水煎服400 mL，分早晚两次温服。

方中桂枝为君药，解肌发表，散外感风寒，又用芍药为臣，益阴敛营。桂、芍相合，一治卫强，一治营弱，合则调和营卫，是相须为用。杏仁，苦，微温，有小毒，归肺、大肠经，降利肺气，止咳平喘，润肠通便。桔梗，性味苦辛平，开宣肺气，祛痰排脓，能开肺气之结，宣心、肺之郁。枳壳，性味辛苦微寒，归脾、胃、大肠经，破气消积，化痰除痞。《内经》云："肺苦气上逆，急食苦以泄之。"枳壳味苦，能泄至高之气。二者相伍，升降气机，有"通肺利膈下气"之效。酒大黄润肠通便，甘草之用有二：一为佐药，益气和中，合桂枝以解肌；二是调和诸药。

医案二 黄某，女，五十九岁。

主诉：咳嗽20余天，加重2天。刻下症见咳嗽，咳痰，痰黄量少，痰稠难咳，头晕头痛，活动后加重，咽痛，饮食可，睡眠调，二便正常。舌红，苔黄，脉浮数。

辨证：风夹热邪侵袭于肺，则肺气壅遏不宣，清肃之令失常，气道不利，肺气上逆，因而引起咳嗽；热邪侵袭咽喉，则见咽痛；风热上攻于头，则见头

晕头痛。辨为风热侵袭证。

诊断：咳嗽（风热侵袭）。以解表散热、疏风止咳为治则，给予咳嗽 2 号方加减治疗，整方如下：

双花 20 g	连翘 20 g	桑叶 12 g	菊花 12 g
瓜蒌 30 g	桔梗 15 g	杏仁 9 g	芦根 12 g
薄荷 9 g	生甘草 12 g	木蝴蝶 20 g	牛蒡子 15 g
焦三仙各 12 g	乌贼骨 30 g	羌活 15 g	独活 20 g

7 剂，日 1 剂，水煎服 400 mL，分早晚两次空腹温服。

二诊：咽痛已除，咳嗽减轻，痰已易咳，上方去双花，加竹叶 15 g，继服 7 剂。

此方以咳嗽 2 号方为底方，解表散热，疏风止咳，另加入木蝴蝶、牛蒡子利咽润肺，焦三仙、乌贼骨保护胃气，羌活、独活祛风散寒，疏通经络。

咳嗽是呼吸系统疾病的常见症状之一。中医认为有声无痰谓之咳，有痰无声谓之嗽。引起本病的原因有二：一为外感，因肺主皮毛，最易感受外邪，以从其合；二为内伤，多属受母脏气影响，如土不生金、木火刑金、金水不能相生等。《景岳全书》记载："以余观之，则咳嗽之要，止惟二证。何为二证？一曰外感，一曰内伤而尽之矣。"《内经》认为咳嗽是由于"皮毛先受邪气"所致，又说"五脏六腑皆令人咳，非独肺也"。可见，外邪犯肺或内脏功能失调，均可致咳。其中外感咳嗽在临床上很常见，中医治疗有一定优势。外感咳嗽以风寒和内热为多。风寒咳嗽，痰多稀薄；风热咳嗽，痰黏不爽，或干咳无痰。二者均有喉痒、鼻塞，较重的有发热、头痛等症。治宜宣化上焦，前者用杏苏散、止嗽散，后者用银翘散。刘河间的《河间六书》也曾说过："治咳者，治痰为先，治痰者，下气为上。"

（一）咳嗽的辨病技巧

1. 辨外感内伤

外感咳嗽，多为新病，起病急，病程短，常伴恶寒、发热、头痛等肺卫表证。内伤咳嗽，多为久病，常反复发作，病程长，可伴他脏见症。

2. 辨证候虚实

外感咳嗽以风寒、风热、风燥为主，一般均属邪实。而内伤咳嗽多为虚实夹杂，本虚标实，其中痰湿、痰热、肝火多为邪实正虚；肺阴亏耗则属正虚或虚中夹实。应分清标本主次缓急。

3. 咳嗽特点的鉴别

包括时间、节律、性质、声音以及加重的有关因素。

咳嗽时作，白天多于夜间，咳而急剧，声重，或咽痒则咳作者，多为外感风寒、风热或风燥引起；若咳声嘶哑，病势急而病程短者，为外感风寒、风热或风燥，病势缓而病程长者，为阴虚或气虚；咳声粗浊者，多为风热或痰热伤津所致；早晨咳嗽，阵发加剧，咳嗽连声重浊，痰出咳减者，多为痰湿或痰热咳嗽；午后、黄昏咳嗽加重，或夜间有单声咳嗽，咳声轻微短促者，多属肺燥阴虚；夜卧咳嗽较剧，持续不已，少气或伴气喘者，为久咳致喘的虚寒证；咳而声低气怯者属虚，洪亮有力者属实；饮食肥甘、生冷加重者多属痰湿；情志郁怒加重者因于气火；劳累、受凉后加重者多为痰湿、虚寒。

4. 咳痰特点的鉴别

包括痰的色、质、量、味等。

咳而少痰者多属燥热、气火、阴虚；痰多者常属湿痰、痰热、虚寒；痰白而稀薄者属风、寒；痰黄而稠者属热；痰白质黏者属阴虚、燥热；痰白清稀、透明且泡沫样的属虚、寒；咯吐血痰者，多为肺热或阴虚；如脓血相兼者，为痰热瘀结成痈之候；咳嗽，咯吐粉红色泡沫痰，咳而气喘，呼吸困难者，多属心肺阳虚，气不主血；咳痰有热腥味或腥臭气者为痰热，味甜者属痰湿，味咸者属肾虚。

（二）常见证型

1. 外感咳嗽

（1）风寒袭肺证

临床表现：咳嗽声重，气急，咽痒，咳痰稀薄色白，常伴鼻塞、流清涕、头痛、肢体酸楚，或见恶寒发热、无汗等表证。舌苔薄白，脉浮或浮紧。

证机概要：风寒袭肺，肺气失宣。

治法：疏风散寒，宣肺止咳。

代表方：三拗汤合止嗽散加减。

（2）风热犯肺证

临床表现：咳嗽频剧，气粗或咳声嘶哑，喉燥咽痛，咳痰不爽，痰黏稠或黄，咳时汗出，常伴鼻流黄涕、口渴、头痛、身楚，或见恶风、身热等表证。舌苔薄黄，脉浮数或浮滑。

证机概要：风热犯肺，肺失清肃。

治法：疏风清热，宣肺止咳。

代表方：桑菊饮加减。

（3）风燥伤肺证

临床表现：干咳，连声作呛，喉痒，咽喉干痛，唇鼻干燥，无痰或痰少而黏,不易咯出,或痰中带有血丝,口干,初起或伴鼻塞、头痛、微寒、身热等表证。舌质红干而少津,苔薄白或薄黄,脉浮数或细数。

证机概要:风燥伤肺,肺失清润。

治法:疏风清肺,润燥止咳。

代表方:桑杏汤加减。

2. 内伤咳嗽

(1)痰湿蕴肺证

临床表现:咳嗽反复发作,咳声重浊,痰多,因痰而嗽,痰出咳平,痰黏腻或稠厚成块,色白或带灰色,每于早晨或食后则咳甚痰多,进甘甜油腻食物加重,胸闷脘痞,呕恶食少,体倦,大便时溏。舌苔白腻,脉象濡滑。

证机概要:脾湿生痰,上渍于肺,壅遏肺气。

治法:燥湿化痰,理气止咳。

代表方:二陈平胃散合三子养亲汤加减。

(2)痰热郁肺证

临床表现:咳嗽,气息粗促,或喉中有痰声,痰多质黏厚或稠黄,咯吐不爽,或有热腥味,或咯血痰,胸胁胀满,咳时引痛,面赤,或有身热,口干而黏,欲饮水。舌质红,舌苔薄黄腻,脉滑数。

证机概要:痰热壅肺,肺失肃降。

治法:清热肃肺,豁痰止咳。

代表方:清金化痰汤加减。

(3)肝火犯肺证

临床表现:上气咳逆阵作,咳时面赤,咽干口苦,常感痰滞咽喉而咯之难出,量少质黏,或如絮条,胸胁胀痛,咳时引痛,症状可随情绪波动而增减。舌红或舌边红,舌苔薄黄少津,脉弦数。

证机概要:肝郁化火,上逆侮肺。

治法:清肺泻肝,顺气降火。

代表方:黛蛤散合泻白散加减。

(4)肺阴亏耗证

干咳,咳声短促,痰少黏白,或痰中带血丝,或声音逐渐嘶哑,口干咽燥,或午后潮热、颧红、盗汗,日渐消瘦,神疲。舌质红,少苔,脉细数。

证机概要:肺阴亏虚,虚热内灼,肺失润降。

治法:滋阴润肺,化痰止咳。

代表方:沙参麦冬汤加减。

六十二、酸水浸淫反流证，调整升降理气机

医案一 张某，女，六十四岁。

主诉：胃部不适 1 年余，加重 2 天。刻下症见胃部不适，反酸，进食后症状加重，时有头痛，口干口苦，纳食少，入睡困难，二便正常。舌暗红，苔黄，脉弦。

辨证：情志不遂，肝失疏泄，气郁化火，则见口干口苦；木郁作酸，则见反酸。辨为肝胃不和证，舌暗红、苔薄黄、脉弦亦为佐证。

诊断：痞证（肝胃不和）。以疏肝和胃为治疗原则，给予宁心消痞方加减治疗，整方如下：

黄芪 30 g	麦冬 15 g	五味子 3 g	川芎 15 g
丹参 20 g	半夏 9 g	陈皮 15 g	焦三仙各 30 g
乌贼骨 30 g	木香 15 g	砂仁 6 g	连翘 15 g
生甘草 6 g	珍珠母 60 g	煅瓦楞子 45 g	黄芩 15 g
黄连 15 g	石斛 30 g	羌活 15 g	蔓荆子 20 g
白蒺藜 20 g			

7 剂，日 1 剂，水煎服 400 mL，分早晚两次空腹温服。

二诊：患者反酸症状减轻，服药期间未见头痛，口干口苦症状改善。嘱上方继服 7 剂。

此方以宁心消痞方为底方，益气滋阴，行气消痞，另加入珍珠母重镇安神，煅瓦楞子消痰化瘀，制酸止痛，黄连、黄芩清中、上焦之热，石斛益胃滋阴，羌活发散风寒，蔓荆子、白蒺藜清利头目。

医案二 董某，女，六十三岁。

主诉：胃脘部胀痛 1 年余。刻下症见胃胀、反酸，颈部不适，纳食欠佳，睡眠可，二便正常。舌暗红，苔薄黄，脉弦。

辨证：情志不遂，肝失疏泄，肝气横逆犯胃，胃气郁滞，则胃脘胀满疼痛；

木郁作酸，则见反酸。辨为肝胃不和证，舌暗红、苔薄黄、脉弦亦为佐证。

诊断：痞证（肝胃不和）。以疏肝和胃为治疗原则，给予宁心消痞方加减治疗，整方如下：

黄芪 30 g	麦冬 15 g	五味子 3 g	川芎 15 g
丹参 20 g	半夏 9 g	陈皮 15 g	焦三仙各 30 g
乌贼骨 30 g	木香 15 g	砂仁 6 g	连翘 15 g
生甘草 6 g	珍珠母 60 g	煅瓦楞子 45 g	厚朴 20 g
槟榔 15 g	羌活 20 g	葛根 30 g	元胡 20 g

7剂，日1剂，水煎服400 mL，分早晚两次空腹温服。

二诊：胃部胀痛减轻，反酸改善，颈椎仍有不适。上方葛根改60 g，继服7剂。

此方以宁心消痞方为底方，益气滋阴，行气消痞，另加入珍珠母重镇安神，煅瓦楞子消痰化瘀，制酸止痛，厚朴温中除胀，槟榔消积下气，羌活疏通上部经络，葛根疏通太阳经气，祛除风湿，濡养经脉，元胡行气止痛。

《伤寒论》中有众多治疗痞证的方剂。若属实热痞证，则用大黄黄连泻心汤和大柴胡汤；虚寒痞证，则用旋覆代赭汤或桂枝人参汤；寒热错杂用半夏泻心汤。无论何种痞证，首要辨证，然后随证治之。

反酸是指胃内容物经过食管反流后到达口咽部，使口腔感觉出现酸性物质的症状，其与十二指肠的内容物经胃与食管反流后到达口咽部，口腔感觉到出现苦味物质的症状统称反酸。在临床诊断中应排除胃炎及消化道肿瘤、消化道溃疡、慢性结缔组织病、糖尿病胃肠功能紊乱等腹部器质性疾病。临床上一般表现为口腔感觉到出现酸性或苦性物质，一般给予抑制胃酸分泌药物治疗，但患者症状缓解与发作常交替，且无明显固定诱因，故常不能坚持服药。胃部反酸多由胃酸过多引起，引起胃酸过多的原因有精神紧张、长期酗酒、大量吸烟、喜食辛辣食物、不按时进餐、喝过多汽水或服用某些对胃有损害的药物如非甾体抗炎药阿司匹林、吲哚美辛等。功能性胃部反酸属中医学"脾胃病"范畴，脾胃病治法甚多，然其目的皆在于恢复脾胃的升降、运化、受纳、消化功能，所以临证时，必须熟知脾胃之特性，脾胃同居中焦，为升降之枢，脾以升为健，胃以降为顺，脾胃升降有序，才能完成饮食物的消化、吸收与输布，若其升降失常，清阳不升，浊阴不降，则变生脾胃诸疾。故治当通调，以复中焦升降之职。总之，升与降是脾胃运动的基本形式，脾气升则胃得降而发挥其受纳腐熟水谷之功；胃气降则脾得升而发挥其运化输布水谷精微之功。中医升降理论源于《内经》，是阐释人体气机运动的理论。如《素问·六微旨大论》记载："故非出入，则无以生长壮老已；非升降，则无以生长化收藏。"可知气的升降出入在人体的生命活动中有重要作用。临床若将升降两法恰当配伍应用，能收到事半功倍之效。

六十三、神经根型颈椎病，药物牵引加针推

医案 艾某，女，五十三岁。

主诉：双手麻木疼痛1年余，加重2天。刻下症见双手麻木，劳累后加重，伴畏寒肢冷，少气，周身乏力，颈部僵硬，活动不利，纳食可，睡眠调，二便正常。舌暗红，苔薄黄，脉沉迟。

辨证：阳虚则气行不畅，气为血帅，气血之间相互依存，相互为用，气行则血行，气滞则血瘀，经气血脉不流通，形成结节，引起局部阻滞，压迫经络，遂出现麻木。辨为阳虚寒凝，气滞血瘀证。

诊断：痹证（阳虚寒凝，气滞血瘀），以祛风除湿、行气活血为治疗原则，给予黄芪桂枝五物加减治疗，整方如下：

黄芪30g	桂枝12g	白芍12g	生姜25g
大枣4枚	丹参20g	鸡血藤30g	片姜黄15g
生甘草6g	水蛭9g	僵蚕12g	丝瓜络20g
威灵仙30g	徐长卿20g	葛根30g	

7剂，日1剂，水煎服400mL，分早晚两次空腹温服。

二诊：患者服方7剂后，双手麻木减轻，仍感周身乏力。嘱上方继服7剂。

三诊：患者服方7剂后，症状基本消失。

此方以黄芪桂枝五物汤为底方，益气温经，和营通痹。黄芪桂枝五物汤出自《金匮要略》，由桂枝汤去甘草倍生姜加黄芪而成，是一首振奋阳气，温运血行的方剂。本方原为治疗"血痹"而设，《金匮要略》云："血痹，阴阳俱微，寸口关上微，尺中小紧，外证身体不仁，如风痹状，黄芪桂枝五物汤主之。"方中黄芪甘温，补虚益损，并"通营卫二气""祛诸证之痛"。桂枝温阳行气，通络，能"利关节""壮筋通脉""横行手臂治痛风"。白芍"除血痹止痛"，与桂枝相辅，和营除痹。生姜、大枣调和营卫。诸药合用，益气和营，温阳散寒，通脉利痹，能通达全身，具有温、补、通、调等作用。另加丹参、鸡血藤活血通

络；水蛭、僵蚕祛风解痉，化痰散结；丝瓜络、威灵仙疏通经络，徐长卿祛风化湿、止痛；葛根疏通太阳经气，祛除风湿，濡养经脉。

神经根型颈椎病是因颈椎间盘退变、突出，刺激或压迫颈神经根而出现的以颈肩胸背部及上肢疼痛麻木为主要临床表现的一类疾病。神经根型颈椎病的发生发展是一个渐进的过程，常与身体素质、职业、生活习惯、外感风寒相关。胃肠吸收差、生活不规律、长期工作紧张、思想高度集中者，是神经根型颈椎病高发人群，如财务人员、电脑操作员、驾驶员、教师、缝纫工等。该类疾病本是中老年人的常见病、多发病，但由于工作生活节奏的加快，劳动复杂程度的提高，使神经根型颈椎病发病有年轻化的趋势。神经根型颈椎病属中医"痹证"范畴，凡风寒湿热之邪，乘虚侵袭人体引起气血运行不畅，经络阻滞，或痰浊瘀血，阻于经脉，深入关节筋脉而发病。

中国传统医学对神经根型颈椎病的有关论述，主要散见于"颈肩痛""痹证""项强""颈筋急""痿证""痉证""头痛""眩晕"和"项肩痛"等条目中。从《黄帝内经》起即有相关病症的描述记载。如《灵枢·大惑论》："故邪中于项，因逢其身之虚……入于脑则脑转，脑转则引目系急，目系急则目眩以转矣。"《素问·至真要大论》："湿淫所胜……病冲头痛，目似脱，项似拔，腰似折，髀不可以回，腘如结，（腨）如裂。"《素问·逆调论》："病名曰骨痹，是人当挛节也。""人之肉苛者，虽近衣絮，犹尚苛也，是谓何疾？荣气虚，卫气实也，荣气虚则不仁，卫气虚则不用，荣卫俱虚，则不仁不用，肉如故也。人身与志不相有，曰死。"《灵枢》有"不可以顾，肩似拔，臑似折……颈、颌、肩、臑、肘、臂外后廉痛"及"臂厥"等有关运动系统功能障碍、肢体麻木、感觉减退的描述，与神经根型颈椎病的表现十分类似。

本病的病位在颈部。督脉、手足三阳经均循行于颈部，故督脉、手足三阳经的病证尤其是手三阳经的病证亦与神经根型颈椎病的表现亦有相似之处。

（一）病因病机

1. 内因

（1）肝肾亏虚

肝肾亏虚，筋骨衰退是本病的发病基础。《素问·六节藏象论》曰："肝者，罢极之本……其充在筋，以生血气。"肝之阴血不足，则筋骨失养，颈肩僵直疼痛，转侧不利。"肾主骨，藏精生髓"，"肾生气，肾虚则气少……骨酸懈惰，不能举动"。由此可见肝肾乃筋骨之根本，骨关节系统的生长、发育及各种损伤后的修复，都要靠肝肾精气来滋养。人至中年以后，肝肾亏虚、气血不足、筋骨失养，致使椎间盘失水萎缩变性，颈椎骨质增生，颈部韧带肥厚钙化，颈椎生理曲线改变，引起颈椎失稳，颈椎小关节错位，神经根受压，因此肝肾亏虚是颈椎病的内因。

（2）气血不足

"血气者，人身之根本也。"血气不和，百病乃变化而生。气血无处不到，皮肉、筋骨、经络、脏腑，都离不开气血的滋养。故气血不足会引起气虚血瘀，是劳损内伤本虚标实证候的原因之一，亦是外邪、劳损、外伤的致病基础。正如《医林绳墨》所说："大率痹由气血虚弱，荣卫不能和通，致令邪气乘于腠理之间，殆见风乘则气纵而不收，所以为麻痹。"积劳成损，经脉之气不能贯穿，瘀血阻脉，不通则痛；瘀血不除，新血不生，气虚无援，血运不畅，荣养失职，气虚血瘀日久，引起肢麻、疼痛等症状。

2. 外因

（1）外邪痹阻

主要见于神经根型颈椎病初期，如冒雨涉水，或居处潮湿，或气候剧变，冷热交替等原因，以致风寒湿邪乘虚侵袭人体，流注于关节经络，使气血痹阻而为痹证。《素问·痹论》："风寒湿三气杂至，合而为痹也"，"痛者寒气多也，有寒故痛也。其风气胜者为行痹，寒气胜者痛痹，湿气胜者为着痹"，明确指出了痹证的病因是"风寒湿"三邪杂至。风为百病之长，风邪伤人可致营卫失和，出现颈项强痛、痛处不定等症状。寒为阴邪，易伤阳气，主凝滞，主收引，使经脉不通，不通则痛，筋脉失养，肌肉挛缩。湿性重着，其性黏腻，缠绵难愈。正如《类证治裁》所谓："诸痹，良由营卫先虚，腠理不密，风寒湿乘虚内袭，正气为邪气所阻，不能宣行，因而留滞，气血凝涩，久而成痹。"

（2）外伤及慢性劳损

诸如闪挫、久坐、落枕等外伤及慢性劳损因素皆可引发本病。《证治准绳·杂病篇》中有提到"由挫闪及久坐而致颈项不可转移者"，"颈痛头晕，非是风邪，即是气挫，亦有落枕而成痛者"，由此可知，上述因素均可引起颈椎退变，局部关节错位、局部筋伤，从而阻遏气机，瘀血痰湿阻滞，导致清窍失养，而引起颈项疼痛。长期低头伏案，已成为现今颈椎病发病最重要的原因之一。

综上所述，神经根型颈椎病乃是本虚标实之证，多由虚实兼夹杂合而为病。在本为肝肾亏虚，气血不足，在标为风、寒、湿邪侵袭致经脉阻滞，气血不和，兼有劳损、外伤等因素。

（二）诊断

患者的年龄、外伤史、症状、体征等，都是诊断本病的重要依据。体格检查时，先观察颈部外形，个别颈椎病患者可因颈背部肌肉痉挛紧张而轻度强直，个别患者颈部轻度侧弯，可使对侧椎间孔扩大，从而缓解神经根的压迫。触摸颈椎时，以第七颈椎棘突定位，向上触摸以确定棘突的位置，检查棘突有无压痛，棘突两侧有无条索状硬结或压痛等。颈部活动功能检查时，嘱患者做前屈、后伸、左右旋转及左右侧弯等动作。观察活动是否灵活，功能有无阻碍或受限。正常的颈部活动范围是：前屈时下巴可接触到胸骨锁骨关节区；后伸时鼻与前额的平面儿近水平位置，但检查时应要求病人挺直腰，并防止胸脊和腰脊的活动。

在临床检查中，神经根型患者颈后伸或向病侧弯曲时，上肢和手部出现放射性麻木和疼痛，称臂丛牵拉试验阳性。

（三）治疗

神经根型颈椎病除药物治疗外，还有很多非药物疗法，介绍如下。

1. 推拿

除药物外，另可配合颈部推拿手法治疗，颈部推拿手法能促使紊乱的颈椎椎间结构恢复至正常的状态，重建颈椎力学平衡，椎间盘移位回缩减轻或消除对血管的刺激和压迫，从而使症状缓解或消除。常用于神经根型颈椎病的推拿法主要分为理筋类手法和整复类手法。理筋手法操作时一般先用按、推、摩、揉、擦等手法，镇痛解痉，散瘀活血，疏松肌肉；继用屈伸、旋转、牵抖、摇晃等手法，调和营卫，理顺经络，分离粘连；最后运用叩击、揉搓、运展等手法，调和气血静脉。整复类手法可以纠正颈椎错位，纠正旋转移位的椎体，恢复关节突关节的排列，扩大椎间孔、横突孔的有效孔径，从而恢复颈椎内外平衡，使颈椎生理曲度恢复正常或代偿曲。提端旋转整复手法作用的椎体较多，作用力分散；定点旋转整复手法作用范围较局限但作用力集中。理筋类手法多根据经络的走行，以足太阳、督脉经穴位为主，手法宜轻柔细腻，其主要机制为缓解肌肉痉挛、松解粘连、滑利关节和理筋整复，从而使临床症状逐渐得以缓解和消失，切忌粗暴操作。

2. 针刺

针刺治疗，可取穴风池、颈夹脊、肩俞、曲池等。

3. 牵引

颈椎牵引是治疗神经根型颈椎病的有效方法之一。元代《永类铃方》中就有"用毛巾一条，绳一茎系在房上，垂下来，以毛巾兜缚颌下，系于后脑，杀缚，接绳头"的记载，其他如《普济方》的手巾兜缚牵引法，《伤科汇纂》的汗巾提法等均是早期的牵引疗法。颈椎牵引是国际、国内常用的治疗方法之一。牵引可以使颈椎制动，有利于组织水肿消退，解除因颈部肌肉痉挛对椎间盘的压力；增大椎间隙和椎间孔，缓和神经根所受的刺激和压迫，同时有利于血运；牵开被嵌顿的小关节滑膜，缓解疼痛；减少突出纤维环组织向周围的压力并利于其消肿，同时可以加速局部炎性物质的消散。方法一般采用枕颌布带牵引法，患者取坐姿或卧姿，根据临床表现的严重情况而采用间断或持续牵引疗法。同时应根据患者性别、年龄、体质、颈部肌肉发育情况，以及对牵引治疗的反应，适当地调整牵引重量和延长牵引时间。

4. 物理因子治疗

物理因子治疗神经根型颈椎病是比较重要的辅助手段，包括红外线、超声波、直流电离子导入、透热、低频脉冲、磁疗、醋疗、水疗、中药导入等。物理因子治疗法的作用包括消除神经根水肿，改善局部血供和营养状态，缓解肌肉痉挛，防止韧带及关节囊的钙化，改善自主神经功能及全身钙磷代谢。

5. 封闭疗法

封闭疗法是将最有效的药物，在最短时间内，透入最需要的病灶处。对于局部有明确压痛点的患者疗效确切，只要封闭部位准确，即可达到迅速止痛的目的。对于神经根型颈椎病常选用颈椎椎间孔封闭来治疗。

6. 运动疗法

在平时生活工作中，良好的颈部锻炼可以预防神经根型颈椎病的发生发展。颈部的保健及运动应该得到提倡，并加大对颈椎保健知识的普及。颈部的锻炼方法很多，通常有一定效果，但应当因人制宜，同时注意在锻炼前先进行热身，具体方法有：

（1）拔项法：拔项法是防治颈椎病的最有效的方法之一，具体做法如下：头顶向上伸展，下颌微收，双肩下沉，锻炼颈部后方肌肉，坚持3分钟，然后放松，锻炼次数不限，可因人而异。

（2）项臂争力：两手交叉，屈肘上举，用手掌抱颈项部，用力向前，同时头颈尽量用力向后伸，对抗手掌的压力，随着呼吸有节奏地进行锻炼，每次锻炼5—10分钟，长期坚持，可预防项颈部肌肉劳损，防止颈椎病的发生。

（3）肩部锻炼：主要是进行双侧肩颈关节内收内旋和外展外旋运动。颈部棘突是肩部多数肌肉的附着点，肩部锻炼能促进颈部双侧肌力平衡，促进局部血运。

（4）低头仰头：双手叉腰，先低头看地，闭口使下颌尽量紧贴前胸，停留片刻，然后头颈伸起，两眼看天，保持一段时间，这样反复进行，以舒适为度。

（5）回头望月：头部转向一侧，视线盯住后上方，头顶自然偏向对侧，如观望身后的月亮，保持这种动作片刻，然后双侧交替锻炼。

（6）保健"米字操"：首先要保持上身与地面垂直，双手自然下垂于身体两侧，挺胸，抬头，目视前方，颈部向左侧屈，配合呼吸慢慢转回，接着向右侧屈，再复原。保持节律性，接着颈前屈和后伸的动作，务必尽力屈伸，使局部肌肉得到有效锻炼。然后依照前法，头分别向左斜上方、右斜上方、左斜下方、右斜下方摆动动至最大限度，整个过程就像头部在写出一个"米"字的感觉。

六十四、肝阳上亢眩晕证，眩晕 1 号平肝阳

医案一 张某，女，六十一岁。

主诉：头胀不适 1 周。患者体型肥胖，刻下症见时感头胀，头重脚轻，心烦失眠，烦躁易怒，纳食可，二便正常。既往高血压病史 10 年余，测血压：120/84 mmHg。舌红，苔黄，脉弦细。

辨证：肝为刚脏，体阴用阳。肝阳升发太过，血随气逆，冲扰于头，则头目胀痛。辨为肝阳上亢证，舌红、苔黄、脉弦细亦为佐证。

诊断：眩晕（肝阳上亢）。以平肝潜阳为治则，给予眩晕 1 号方加减治疗，整方如下：

钩藤 45 g^(后入)	黄连 12 g	黄芩 15 g	泽泻 20 g
川芎 30 g	丹参 20 g	羌活 15 g	野葛根 30 g
木香 9 g	生甘草 6 g	焦三仙各 30 g	连翘 30 g
乌贼骨 30 g	独活 20 g	石斛 30 g	

7 剂，日 1 剂，水煎服 400 mL，分早晚两次空腹温服。

二诊：患者服药 7 剂后，头胀减轻，仍睡眠欠佳，舌红，苔薄黄，脉弦。上方加酸枣仁 45 g，继服 7 剂。

三诊：患者服药 7 剂后，头胀已除，睡眠好转。嘱上方继服 7 剂，巩固疗效。

四诊：患者服药 7 剂后，症状基本消失，病情痊愈。

此方以眩晕 1 号方为底方，平肝潜阳，另加珍珠母重镇安神，焦三仙、连翘、乌贼骨保护胃气，独活配羌活，发散风寒，疏通经络，石斛滋阴清热。

医案二 高某，男，五十九岁。

主诉：头胀半月余。刻下症见头胀，头晕，急躁易怒，入睡困难，无耳鸣，无心慌表现，纳食可，二便正常。舌暗，苔黄腻，脉弦紧。

辨证：患者平素急躁易怒，忧郁恼怒太过，肝失条达，气郁化火，肝阴耗

伤，风阳易动，上扰头目，则见头晕、头胀；因痰热扰乱心神，以致心神不宁，则入睡困难。辨为肝阳上亢，湿热内扰证，舌暗、苔黄腻、脉弦紧亦为佐证。

诊断：眩晕（肝阳上亢，湿热内扰）。以平肝潜阳、清热祛痰为治则，给予眩晕1号方加减治疗，整方如下：

钩藤 45 g^(后入)	黄连 12 g	黄芩 15 g	泽泻 20 g
川芎 30 g	丹参 20 g	羌活 15 g	野葛根 30 g
木香 9 g	生甘草 6 g	蔓荆子 20 g	白蒺藜 20 g
珍珠母 45 g	郁金 30 g	香附 15 g	玫瑰花 15 g
焦三仙各 15 g			

7剂，日1剂，水煎服400 mL，分早晚两次空腹温服。

二诊时，患者头晕、头胀减轻，睡眠仍差，舌脉同前。在前方基础上改珍珠母为60 g，加酸枣仁30g，继服30天。

此方以眩晕1号方为底方，平肝潜阳，另加蔓荆子、白蒺藜平肝潜阳，疏风清热，珍珠母重镇安神，改善睡眠，郁金、香附、玫瑰花舒畅肝气，调节情志，焦三仙顾护脾胃。

医案三　费某，女，六十八岁。

主诉：阵发性头晕、胸闷10余年，加重半月。刻下症见头晕、胸闷、心慌，腰部酸痛，周身乏力，饮食调，睡眠可，二便正常。舌淡，苔薄白，脉缓。心电图检查示：T波改变。

辨证：肝阳上亢，上冒清窍，故见头晕；肝肾同源，肝肾阴虚，腰部不受濡养，则见腰部酸痛。辨为肝肾阴虚，肝阳上亢证。

诊断：眩晕（肝肾阴虚，肝阳上亢）。以滋补肝肾，平肝潜阳给治则，给予眩晕1号方加减治疗，整方如下：

钩藤 45 g^(后入)	黄连 12 g	黄芩 15 g	泽泻 20 g
川芎 30 g	丹参 20 g	羌活 15 g	野葛根 30 g
木香 9 g	生甘草 6 g	焦三仙各 20 g	连翘 20 g
乌贼骨 20 g	杜仲 20 g	牛膝 20 g	仙鹤草 30 g

7剂，日1剂，水煎服400 mL，分早晚两次空腹温服。

此方以眩晕1号方为底方平肝潜阳，另加焦三仙、连翘、乌贼骨顾护脾胃，杜仲、牛膝补肝肾，强筋骨，仙鹤草改善周身乏力症状。

医案四　释某，女，七十七岁。

主诉：眩晕1月余，加重1天。刻下症见眩晕，伴有口干、口苦，心慌，尿频，血压150/82 mmHg。既往有高血压病史，最高达210/100 mmHg。舌红，苔黏腻，脉弦。

辨证：患者年过半百，肾阴素亏，水不涵木，肝阳上亢，肝风内动，亦可发为眩晕；阴不足故阳偏胜，阳胜则热，见口干、口苦；肾阴不能上济心阳，则见心慌。辨为肝阳上亢证，舌红、苔黏腻、脉弦亦为佐证。

诊断：眩晕（肝阳上亢）。以平肝潜阳为治疗原则，给予眩晕1号方加减治疗，整方如下：

钩藤 45 g (后入)	黄连 12 g	黄芩 15 g	泽泻 20 g
川芎 30 g	丹参 20 g	羌活 15 g	野葛根 30 g
木香 9 g	生甘草 6 g	焦三仙各 15 g	石斛 30 g
天花粉 15 g			

7剂，日1剂，水煎服400 mL，分早晚两次空腹温服。

此方以眩晕1号为底方平肝潜阳，另加焦三仙顾护胃气，石斛、天花粉滋肺胃阴。

医案五　李某，男，七十岁。

主诉：头晕1周，加重2天。刻下症见头晕，经常嗝气，腹痛、腹泻。舌红，苔厚腻、微黄，脉沉细。

辨证：肝阳偏亢，风阳上扰，故头晕。《医方考》说："泻责之脾，痛责之肝；肝责之实，脾责之虚，脾虚肝实，故令痛泻。"肝脾不和，所以患者腹痛腹泻。辨为肝阳上亢，肝脾不和证，舌红、苔厚腻、微黄、脉沉细亦为佐证。

诊断：眩晕（肝阳上亢，肝脾不和）。以平肝潜阳、补脾柔肝为治则，给予眩晕1号方加减治疗，整方如下：

钩藤 45 g (后入)	黄连 12 g	黄芩 15 g	泽泻 20 g
川芎 30 g	丹参 20 g	羌活 15 g	野葛根 30 g
木香 9 g	生甘草 6 g	珍珠母 45	葛根 15 g
代赭石 30 g	旋覆花 15 g (包)	焦三仙各 15 g	乌贼骨 30 g
干姜 15 g	制附子 15 g (先煎)		

7剂，日1剂，水煎服400 mL，分早晚两次空腹温服。

给予眩晕1号方平肝潜阳，另加珍珠母平肝潜阳，葛根升清阳之气，代赭石、旋覆花降逆止嗝，焦三仙、乌贼骨顾护胃气，干姜、制附子温补下元。

眩是指眼花或眼前发黑，晕是指头晕甚或感觉自身或外界景物旋转。二者常同时并见，故统称为"眩晕"。轻者闭目即止；重者如坐车船，旋转不定，不能站立，或伴有恶心、呕吐、汗出，甚则昏倒等症状。

眩晕最早见于《内经》，称为"眩冒"。在《内经》中对本病的病因病机做了较多的论述，认为眩晕由肝所主，与髓海不足、血虚、邪中等多种因素有关。如《素问·至真要大论》云："诸风掉眩，皆属于肝。"《灵枢·海论》曰："髓海不足，则脑转耳鸣，胫酸眩冒。"肾为先天之本，主藏精生髓，脑为髓之海。若年高肾精亏虚，髓海不足，无以充盈于脑；或体虚多病，损伤肾精肾气；或房劳过度，阴精亏虚，均可导致髓海空虚，发为眩晕。

预防眩晕之发生，应避免和消除能导致眩晕发生的各种内、外致病因素。要适当锻炼，增强体质；保持情绪稳定，防止七情内伤；注意劳逸结合，避免体力和脑力的过度劳累；饮食有节，防止暴饮暴食，过食肥甘醇酒及过咸伤肾之品，尽量戒烟戒酒。眩晕发病后要及时治疗，注意休息，严重者当卧床休息；注意饮食清淡，保持情绪稳定，避免突然、剧烈的体位改变和头颈部运动，以防眩晕症状的加重，或发生昏仆。

六十五、心悸兼有失眠症，心悸1号养气阴

医案 毛某，女，四十七岁。

主诉：心悸1年余，加重2天。刻下症见心悸，劳累后症状加重，有时感右胁部疼痛，纳食可，睡眠欠佳，小便正常，大便黏腻。舌暗红，苔白厚，脉弱。

辨证：禀赋不足，素质虚弱，加之久病伤正，耗损心之气阴，或劳倦太过伤脾，生化之源不足，气血阴阳亏乏，心血运行受阻，故见右胁部疼痛；痹阻心脉，致心神失养，发为心悸，劳则耗气，故心悸症状加重；另舌苔白厚，知有湿浊之气，湿浊内生，扰动心神，加重心悸。辨为气阴两虚，湿浊内阻证，舌暗红、苔白厚、脉弱亦为佐证。

诊断：心悸（气阴两虚，湿浊内阻）。以益气养阴、化湿醒脾为治则，给予心悸1号方加减治疗，整方如下：

黄芪 30 g	麦冬 15 g	五味子 30 g	川芎 15 g
丹参 20 g	琥珀粉 2 g^{（冲服）}	炒枣仁 30 g	紫石英 30 g
木香 9 g	生甘草 6 g	珍珠母 45 g	青皮 15 g
川楝子 15 g	苍术 15 g	白术 15 g	藿香 20 g
佩兰 20 g	薏苡仁 30 g		

7剂，日1剂，水煎服400 mL，分早晚两次空腹温服。

二诊：患者服药7剂后，心悸减轻，服药期间右胁部未疼痛，舌暗红，苔白厚，脉沉。嘱上方继服7剂。

三诊：患者服药7剂后，心悸症状明显减轻，现已可正常进行家务劳动，舌暗红，苔薄白，脉缓。嘱继服7剂，巩固疗效。

心悸1号方是陈守强老师的自拟方。方中黄芪、紫石英为君药，麦冬、五味子、川芎、丹参、炒枣仁为臣药，琥珀粉、木香为佐药，生甘草为使药。其中黄芪味甘，性微温，归脾、肺经，入气分，善入脾胃，可补气健脾，益卫固表，

为补中益气要药。紫石英味甘，性温，归心、肺、肾经，可镇心安神，温肾助阳，质重能镇，为温润镇怯之品，常与酸枣仁、柏子仁等同用治疗心悸、虚烦失眠。两者共为君药，可补益心气，镇静安神。麦冬，味甘、微苦，性微寒，归肺、胃、心经，功效滋阴润肺，益胃生津，清心除烦。五味子，味酸、甘，性温，归肺、心、肾经，既可益气生津，又有收敛固涩之功。川芎味辛，性温，归肝、胆、心包经，既能活血化瘀，又能行气止痛，为"血中之气药"，故可治气滞血瘀之胸胁、腹部诸痛。丹参味苦，性微寒，归心、心包、肝经，善于通行血脉，祛瘀止痛，广泛用于各种瘀血病证，尤其适用于血脉瘀阻之胸痹心痛。炒枣仁味甘、酸，性平，归心、肝、胆经，功效为养心益肝，安神，敛汗，生津，为养心安神要药。以上五药共为臣药，既可以助黄芪益气养阴，又可养心安神，敛汗生津，从而使心有所养，心神内守。琥珀粉味甘，性平，归心、肝经，质重，能镇静安神，为重镇安神的常用药。木香味辛、苦，性温，归脾、胃、胆、大肠、三焦经，芳香行散，可通畅气机，气行则血行，通则不痛，故可止痛。两者共为佐药，既可镇静安神，行气活血。生甘草为使药，味甘，性平，归脾、胃、心、肺经，气和性缓，可补脾益气，又能缓急止痛，且可调和诸药。

综观全方，既有补气养心、养阴敛汗生津之品，又有重镇安神、养心安神之品，还有行气活血化瘀之品，使心有所养，神有所依。

此处另加入珍珠母重镇安神，青皮、川楝子疏泄肝热，解郁止痛，苍术、白术、薏苡仁健脾除湿，藿香、佩兰芳香化湿，以加强疗效。

心悸是指病人自觉心中悸动，惊惕不安，甚则不能自主的一种病证，临床一般多呈阵发性，每因情志波动或劳累过度而发作，且常伴胸闷、气短、失眠、健忘、眩晕、耳鸣等症。本病分为惊悸与怔忡两种。大凡惊悸发病，多与情绪因素有关，可由骤遇惊恐、忧思恼怒、悲哀过极或过度紧张而诱发，多为阵发性，病来虽速，病情较轻，实证居多，可自行缓解，不发时如常人。怔忡多由久病体虚，心脏受损所致，无精神等因素亦可发生，常持续心悸，心中惕惕，不能自控，活动后加重，多属虚证，或虚中夹实，病来虽渐，病情较重，不发时亦可兼见脏腑虚损症状，惊悸日久不愈。心悸病机虚实夹杂，可为气血两虚，可为阴阳两虚，可为痰饮，可为痰火，甚或夹瘀，与心、肝、肾、脾、胃多处脏器有关。在当今快节奏社会生活中，工作压力大，起居不规律，饮食不节制，都是本病发病率较高的外在因素，且患病人群也越来越年轻化。

六十六、心悸兼有烧心症，养阴还需清胃火

医案 郝某，女，五十岁。

主诉：心悸1年余，加重3天。刻下症见心慌，伴有烧心感，夜间睡前加重，伴有双下肢麻木，情绪低落，饮食可，睡眠差，夜梦多，二便正常。舌暗红，苔白，脉弱。

辨证：心气郁结，阴血暗耗，不能养心而心悸；肝气横逆，乘脾犯胃，胃失和降，胃中浊气上逆扰心，则见烧心；肝气郁滞，血行不畅，故见双下肢麻木。辨为心气不足，痰热内扰证，舌暗红、苔白、脉弱亦为佐证。

诊断：心悸（心气不足，痰热内扰）。以清热化痰、宁心安神为治则，给予心悸2号方加减治疗，整方如下：

黄芪30 g	麦冬15 g	五味子3 g	川芎15 g
丹参20 g	青蒿20 g	黄连12 g	瓜蒌20 g
木香9 g	生甘草12 g	黄精15 g	沙参15 g
玉竹20 g	石斛30 g	郁金30 g	香附15 g
玫瑰花15 g	川楝子20 g		

7剂，日1剂，水煎服400 mL，分早晚两次空腹温服。

二诊：患者服药7剂后，心悸、烧心症状减轻，双下肢仍感麻木，舌暗红，苔白，脉弱。上方加地龙15 g，牛膝30 g，继服7剂。

三诊：患者服药7剂后，上述诸症均明显改善，嘱继服7剂，巩固疗效。

心悸2号方是老师的自拟方。黄芪、瓜蒌为君药，麦冬、川芎、丹参、青蒿、黄连为臣药，五味子、木香为佐药，生甘草为使药。其中黄芪味甘，性微温，归脾、肺经，入气分，善入脾胃，可补气健脾，益卫固表，为补中益气要药。瓜蒌味甘、微苦，性寒，归肺、胃、大肠经，功效有清热化痰，宽胸散结，润肠通便，善清肺热，润肺燥而化热痰、燥痰，常与黄芩、胆南星、川贝母配伍。两者共为君药，可补益心气，清化痰热。丹参，味苦，性微寒，归心、心

包、肝经，善于通行血脉，祛瘀止痛，广泛用于各种瘀血病证，尤其适用于血脉瘀阻之胸痹心痛。麦冬，味甘、微苦，性微寒，归肺、胃、心经，功效可清心除烦，益胃生津。川芎，味辛，性温，归肝、胆、心包经，辛散温通，既能活血化瘀，又能行气止痛。黄连味苦，性寒，归心、脾、胃、胆、大肠经，长于清中焦湿热，又可泻火解毒，善于清心经实火。青蒿味苦、辛，性寒，归肝、胆经，可清透虚热，凉血除蒸，解暑，截疟。以上五味药共为臣药，既可清体内痰热，又可活血行气化体内痰瘀。五味子，味酸、甘，性温，归肺、心、肾经，既可益气生津，又有收敛固涩之功。木香味辛、苦，性温，归脾、胃、胆、大肠、三焦经，芳香行散，可通畅气机，气行则血行，通则不痛，故可止痛。两者共为佐药，可行气活血止痛，益气敛阴止汗。生甘草为使药，味甘，性平，归脾、胃、心、肺经，气和性缓，既可补脾益气，又能缓急止痛，且可调和诸药。方中既有清热化痰之品，又有益气养阴活血之品，可使痰化热清，心有所养。

　　肝气横逆，乘脾犯胃，胃失和降，久之则虚实夹杂。病机以脾胃虚弱为本，肝气横逆郁滞为标。此方另加入黄精、沙参、玉竹、石斛益胃滋阴。《素问·至真要大论》："诸呕吐酸，暴注下迫，皆属于热。"指出胃经有热，便会蕴酿成酸。《素问玄机原病式》："酸者肝木之味也。由火盛制金，不能平木，则肝木自甚，故为酸也。"这说明烧心与肝气相关，故加郁金、香附、玫瑰花疏肝解郁，川楝子泄肝经之热。

六十七、肝阳上亢头痛证，头痛 1 号平肝阳

医案一　董某，女，四十五岁。

主诉：头痛、头胀半月余，加重 1 天。刻下症见头痛、头胀，有时感心慌，睡眠欠佳，平素易怒，纳食可，二便正常。舌红，苔薄黄，脉滑数。既往高血压 4 年余，最高血压达 160/110 mmHg。

辨证：患者平素多烦躁易怒，情绪抑郁，日久肝失条达，疏泄无权，气郁阳亢，循经上扰清窍而致头胀；肝阳上亢，阳不入阴，故见寐不安；久则心神失养，出现心悸。辨为肝阳上亢证。

诊断：头痛（肝阳上亢）。以平肝潜阳、通络止痛为治则，给予头痛 1 号方加减治疗，整方如下：

钩藤 45 g^(后入)	黄连 12 g	黄芩 15 g	泽泻 20 g
川芎 30 g	丹参 20 g	白蒺藜 15 g	蔓荆子 15 g
木香 9 g	生甘草 6 g	珍珠母 30 g	炒枣仁 30 g
焦三仙各 15 g	连翘 15 g	乌贼骨 30 g	法半夏 15 g
防风 20 g	僵蚕 9 g		

7 剂，日 1 剂，水煎服 400 mL，分早晚两次空腹温服。

二诊：服药后，患者头胀轻，心慌已除，睡眠仍欠佳。上方加夜交藤 30 g，茯神木 20 g，继服 7 剂。

三诊：服药后，患者头胀、睡眠改善，效不更方，继服 7 剂。

此方以头痛 1 号方为底方，方中钩藤、黄连为君药，黄芩、泽泻、川芎、丹参、白蒺藜为臣药，蔓荆子、木香为佐药，生甘草为使药。钩藤，味甘，性凉，功能为清热平肝，息风止痉，入肝经，可清肝热，平肝阳，用治肝火上炎或肝阳上亢之头痛、眩晕等症。黄连，味苦，性寒，归心、脾、胃、胆、大肠经，功可清热燥湿，泻火解毒。两者共为君药，可清肝经实火，平肝潜阳。黄芩，味苦，性寒，归肺、胆、脾、大肠、小肠经，功可清热燥湿，泻火解毒。泽泻味甘、淡，

性寒，可清膀胱湿热，泄肾经虚火，因肝肾同源，故亦可泄肝火。川芎，味辛，性温，归肝、胆、心包经，既能活血化瘀，又能行气止痛，故可治气滞血瘀之胸胁、腹部诸痛。丹参，味苦，性微寒，归心、心包、肝经，善于通行血脉，祛瘀止痛，广泛用于各种瘀血病证。白蒺藜，辛、苦，性温，有小毒，归肝经，既可疏郁平肝，又可入血分而活血，常与钩藤、珍珠母、菊花等平肝潜阳药同用。以上共为臣药，可助君药平肝潜阳，又可行气活血，化瘀止痛。蔓荆子为发散风热药，味辛、苦，入肝经，可用治风邪上扰之偏头痛，常与蝉蜕、白蒺藜同用。木香味辛、苦，性温，其辛行苦泄，性温通行，芳香行散，功可行气止痛。两者共为佐药，既可清利头目，祛风止痛，又可行气活血，化瘀止痛，正体现了"不通则痛"的治疗原则。生甘草为使药，既可补脾益气，又能缓急止痛，且可调和诸药。

另加入珍珠母重镇安神，酸枣仁养阴安神，焦三仙、连翘、乌贼骨顾护胃气，法半夏祛痰安神，防风、僵蚕驱散外风。

医案二　贾某，女，五十九岁。

主诉：头痛2周余，加重2天。刻下症见头痛、恶心、腰痛，两周前确诊有高血压病，最高血压达190/120 mmHg，平素服用依那普利等降压药物，纳食可，睡眠差，二便正常。舌暗红，苔白，脉弦数。

辨证：年过半百，下元亏虚，加之忧郁恼怒，情志不遂，肝失条达，气郁阳亢，或肝郁化火，阳亢火生，上扰清窍，可发为头痛；肝气横逆犯胃，胃失和降，故见恶心；肝郁气滞，阻滞经络，故见腰痛。辨为肝阳上亢，经络受阻证，舌暗红、苔白、脉弦数亦为佐证。

诊断：头痛（肝阳上亢，经络受阻）。以平肝潜阳、通络止痛为治则，给予头痛1号方加减治疗，整方如下：

钩藤45 g^{（后入）}	黄连12 g	黄芩15 g	泽泻20 g
川芎30 g	丹参20 g	白蒺藜15 g	蔓荆子15 g
木香9 g	生甘草6 g	半夏9 g	陈皮12 g
珍珠母45 g	独活20 g	元胡20 g	桂枝9 g
葛根30 g			

7剂，日1剂，水煎服400 mL，分早晚两次空腹温服。

二诊：患者服药7剂后，恶心已除，头痛减轻，腰痛改善，舌暗红，苔白，脉弦数。上方继服7剂。

三诊：患者服药后，诸症明显改善，嘱继服7剂巩固疗效。

方中钩藤、黄连清肝火，平肝潜阳，共为君药，黄芩泄肾经虚火，因肝肾同源，故亦可泄肝火。川芎活血行气，祛风止痛。丹参通行血脉，祛瘀止痛，白蒺藜平肝疏郁，祛风明目，以上共为臣药，可助君药平肝潜阳，又可行气活血，化瘀止痛。蔓荆子为疏散风热，清利头目，木香性温行通，芳香行散，两者共为佐药。生甘草为使药，既可补脾益气，又能缓急止痛，且可调和诸药。另加半夏、陈皮行气降逆止恶，珍珠母重镇安神，独活、元胡、桂枝、葛根疏经通络，止痛。

医案三　杨某，男，五十九岁。

主诉：头痛 1 月余，加重 2 天。刻下症见头痛，两侧为重，心烦易怒，伴有口干，时有咳嗽，饮食调，睡眠可，二便正常。舌红，少苔，脉弦。既往高血压病史 2 年。

辨证：肝失条达，气郁化火，阳亢风动，故见头痛；心烦易怒亦为肝火表现；肝火侮逆肺金，则肺气宣降失司，出现咳嗽。辨为肝阳上亢证，舌红、少苔、脉弦亦为佐证。

诊断：头痛（肝阳上亢）。以平肝潜阳，通络止痛为治则，给予头痛 1 号方加减治疗，整方如下：

钩藤 45 g ^(后入)	黄连 12 g	黄芩 15 g	泽泻 20 g
川芎 30 g	丹参 20 g	白蒺藜 15 g	蔓荆子 15 g
木香 9 g	生甘草 6 g	石斛 30 g	天花粉 20 g
桔梗 15 g	杏仁 9 g		

7 剂，日 1 剂，水煎服 400 mL，分早晚两次空腹温服。

此方以头痛 1 号方为底方，平肝潜阳，通络止痛，另加入石斛、天花粉滋肺胃之阴，桔梗、杏仁宣通气机。

病案四　武某，女，七十一岁。

主诉：头晕头痛 1 年余，加重 4 天。刻下症见头晕、头痛，情绪易激动，偶感胸闷、憋气，手脚发凉，睡眠差，饮食调。舌暗红，苔黄，脉弦。既往有冠心病、高血压病病史 20 余年。

辨证：患者年过半百，肝肾阴虚，导致肝阳上亢，出现头晕、头痛；肝失濡养，气机失司，则见胸闷、憋气、情绪激动；阴虚则内热，易失眠；阴损及阳，阳虚则见手脚发凉。辨为肝失疏泄，肝阳上亢证。

诊断：头痛（肝失疏泄，肝阳上亢）。以理气疏肝、平肝潜阳为治则，给予头痛 1 号方加减治疗，整方如下：

钩藤 45 g ^(后入)	黄连 12 g	黄芩 15 g	泽泻 20 g
川芎 30 g	丹参 20 g	白蒺藜 15 g	蔓荆子 15 g

木香 9 g	生甘草 6 g	珍珠母 45 g	桔梗 15 g
枳壳 15 g	苏梗 15 g	肉桂 20 g	制附子 20 g^{（先入）}

7 剂，日 1 剂，水煎服 400 mL，分早晚两次空腹温服。

此方以头痛 1 号方为底方，平肝潜阳，通络止痛，另加入珍珠母重镇安神，桔梗、枳壳调节气机，苏梗宽中理气，肉桂、制附子温补下元。

六十八、过敏鼻炎属鼻鼽，元阳本虚补肾阳

医案一　贾某，女，五十五岁。

主诉：鼻部不适 7 年余，加重 2 天。刻下症见鼻痒，鼻流清涕，憋气，头痛 7 年余，腰膝酸软，双足疼痛，纳食可，睡眠调，二便正常。既往有鼻炎病史。舌暗红，苔黄，脉弱。

辨证：肾主水，肾藏精，主纳气，为气之根，又主命门之火，肾中精气充盛，肺得温养；肺欲司呼吸之功能，须依靠肾之纳气来协助。肾气充沛，摄纳正常，呼吸之气方可由肺气肃降而下纳于肾，肺和鼻才通和。若肾虚不纳，肺失宣降，则出现鼻流清涕、憋气、头痛等；肾经循行起于涌泉，故肾虚见足痛。辨为肺肾气虚证，舌暗红、苔黄、脉弱亦为佐证。

诊断：鼻炎（肺肾气虚证）。以补肺益肾治则，给予金匮肾气丸加减治疗，整方如下：

熟地黄 30 g	山药 30 g	山萸肉 15 g	茯苓 15 g
泽泻 15 g	丹皮 15 g	制附子 12 g^{（先煎）}	肉桂 15 g
桔梗 15 g	枳壳 12 g	元胡 20 g	苍耳子 20 g
白芷 15 g	防风 20 g	僵蚕 9 g	辛夷花 20 g^{（包）}

7 剂，日 1 剂，水煎服 400 mL，分早晚两次空腹温服。

二诊：患者服药 7 剂后，自述鼻痒不显，清涕减少。效不更方，嘱原方继服 7 剂。

三诊：患者服药后，诸症均明显减轻。

此方以金匮肾气丸为底方温补肾阳，另加入桔梗、枳壳宣通气机，元胡行气止痛，苍耳子、辛夷花、白芷通鼻窍，防风、僵蚕驱散外风。

医案二　高某，女，三十一岁。

主诉：鼻部不适半年余，加重 5 天。刻下症见鼻塞不适，伴有头痛、头晕，遇风冷而诱发，腰痛，大便干燥，饮食调，睡眠可。既往有慢性鼻炎病史。舌

红, 苔白, 脉弱。

辨证：肺气虚则卫表不固，不任风寒异气侵袭，宣降失调，营卫不和，故鼻塞不适，遇风冷而诱发。辨为卫表不固，风寒侵袭证。

诊断：鼻渊（卫表不固，风寒侵袭）。以发散风寒为治则，给予苍耳子散合过敏煎加减治疗，整方如下：

苍耳子 20 g	桂枝 15 g	白芷 15 g	防风 20
酒大黄 20 g	银柴胡 15 g	地骨皮 15 g	乌梅 30 g
五味子 6 g	白蒺藜 15 g	蔓荆子 15 g	独活 20 g
辛夷花 20 g^(包)			

7 剂，日 1 剂，水煎服 400 mL，分早晚两次空腹温服。

此方以苍耳子散合过敏煎为底方，另加入白蒺藜、蔓荆子清利头目，加独活祛风湿。苍耳子散出自《济生方》，主治鼻渊，鼻流浊涕不止，原方用于风邪上攻之鼻渊，临床上可用于治疗急、慢性鼻炎，鼻窦炎及过敏性鼻炎等病。方药组成：苍耳子 10 克，辛夷 10 克，白芷 10 克，薄荷 10 克。有黄脓涕者加金银花、生黄芩。苍耳子散有一方歌便于记忆：苍耳子散辛夷花，薄荷白芷四药抓。疏风祛邪通肺窍，鼻塞涕浊效堪夸。过敏煎本书第 18 页已讲，此处不再赘述。

过敏性鼻炎的发病机制实际上是一种吸入外界变应原而导致鼻黏膜发生以免疫球蛋白 E（IgE）介导的鼻黏膜的 I 型变态反应为主的非感染炎症性疾病。过敏性鼻炎的预防着眼于两个方面：一是尽可能确定过敏原，使过敏者避免与之接触；二是针对过敏性鼻炎的发生发展过程，采用脱敏、减敏、重组变应原等特异性免疫治疗方法，切断或干扰其中某些环节，达到防治该病的目的。目前临床常用的第三代抗组胺药物有氯雷他定、西替利嗪等。避免接触变应原是变应性鼻炎防治策略中的一个重要成部分，但通常不容易做到。对于已明确的变应原，应尽可能脱离接触。如改善居室环境，断养猫狗、花鸟，撤换地毯、羽毛褥垫，室内通风及减少灰尘等措施，花粉过敏者应离开花粉播散区，未知过敏原患者则难以避免。

过敏性鼻炎在中医属于"鼻鼽"的范围。由于过敏性鼻炎主要的症状是鼻痒、喷嚏、流清涕、鼻塞等，因此在中医古代文献里也常见有"鼽喷、鼻鼽、鼽水、鼽"等之说。鼻鼽的"鼽"字有二种含义：一是人体解剖部位名称。系指面颊、颧骨处。《素问·气府论》："面鼽骨空各一。"二是指鼽，久也之谓，或曰鼻塞久而不通，如《释名·释疾病》解释为："鼻塞曰鼽。鼽，久也，涕久不通，遂至窒塞也。"或曰鼻长流清涕之谓,如金代刘完素《素问玄机原病式·六气为病》所说:"鼽者,鼻出清涕也。"后世医家多宗此说,将鼻鼽定义为一种以鼻流清涕为主要症状的疾病。《素问·至真要大论》:"少阴之复,燠热内作,烦躁鼽嚏","少阴司天……鼽嚏……"《素问·五常政大论》:"太阳司天,寒气下临,心气上从,鼽嚏善悲。"李东垣《内外伤辨惑论》:"元阳本虚弱,更以冬月助其令,故病者善嚏,鼻流清涕,寒甚出浊涕,嚏不止。"这些都说明了鼻鼽与气候变化的相关性。到金代刘完素在《素问玄机原病式·六气为病》则分别记载有"鼽"与"嚏"各一节,认为"鼽者,鼻出清涕也";"嚏,鼻中因痒,而气喷作于声也",鼽与嚏皆属火热为病。把鼻鼽明确当做独立的病区分开来,其与先天不足、气候异常、七情内郁,六淫外伤、饮食劳役等密切相关。《济生方》曰:"夫鼻者肺之候,职欲常和,和则吸引香臭矣。若七情内郁,六淫外伤,饮食劳役,致鼻气不得宣调,清道壅塞。其为病也,为衄,为清涕,为窒塞不通,为浊脓或不闻香臭。"

六十九、口苦并非全热证，脾胃虚寒亦可发

医案 潘某，男，五十六岁。

主诉：咽干、咽痛5天。刻下症见口苦，口干欲饮，腰痛明显，有时头晕，食欲差，大便干结，双侧扁桃体二度肿大，现血压120/80 mmHg，平日服用维脑路通等药物。舌暗红，苔黄厚腻，脉弦滑。

辨证：咽痛，口干欲饮，大便干结，知体内有热，《灵枢·四时气》曰："胆液泄则口苦，胃气逆则呕苦。"辨为胆胃郁热，胃失和降证，舌暗红、苔黄厚腻、脉弦滑亦为佐证。

诊断：痞证（胆胃郁热，胃失和降）。以疏肝利胆、和胃降逆为治疗原则，给予宁心消痞方加减治疗，整方如下：

黄芪 30 g	麦冬 15 g	五味子 3 g	川芎 15 g
丹参 20 g	半夏 9 g	陈皮 15 g	焦三仙各 30 g
乌贼骨 30 g	木香 15 g	砂仁 6 g	连翘 15 g
生甘草 6 g	黄连 15 g	黄芩 15 g	石斛 30 g
天花粉 30 g	皂刺 15 g	桔梗 20 g	独活 30 g
桂枝 12 g	元胡 20 g		

7剂，日1剂，水煎服400 mL，分早晚两次空腹温服。

二诊：患者服药服7剂后，口苦、呕酸症状明显好转，胃脘胀闷、恶心呕吐减轻，大便通畅。效不更方，继服7剂。

三诊：患者服药7剂后，胃痞闷胀、呕吐苦水、泛酸诸症消除。

此方以宁心消痞方为底方，益气滋阴，行气消痞，另加入黄连、黄芩清中、上焦之热，石斛、天花粉益胃滋阴，加皂刺，《药材学》载其能治扁桃体炎，加桔梗宣通肺气，疏风解表，独活、桂枝温通经络，元胡行气止痛。

近年来出现口干、口苦的人越来越多。人群中约有10%的人会产生口干

感，有调查发现成人中口干的比例可高达 30%。口干症在女性和老年人中比较常见，且常为慢性病的一个症状。西医医学认为，口干是由于唾液分泌减少，引起的口腔干燥状态或感觉，是一种多因素的口腔症状而不是独立性疾病，因大小涎腺分泌减少而致唾液减少，形成口腔干燥等症状和后果。慢性病口苦轻重多与原发病症状呈正相关，口苦难以完全消除，部分口苦症状顽固持久。

祖国医学认为口干多数属于胃火亢盛，津液亏虚，治疗以养阴生津，滋补肝肾，清热泄火之法为主，此为常法。还有部分属于脾肾阳虚，津不上承。在《伤寒论》中，口干有病在三阳及三阴之别，在三阳证中即有阳明津伤胃燥之白虎加人参汤证，也有少阳枢机不利、三焦决渎失调的柴胡桂枝干姜汤证，还有外邪入里，膀胱气化不行，水道失调的五苓散证；在三阴证中有少阴的四逆汤证，还有厥阴的乌梅丸证。

《黄帝内经》曰："口苦者，病名如何？何以得之？""病名为胆瘅""此人者数谋虑不决，故胆虚，气上溢，而口为之苦。""肝气热则胆泄口苦。"其不仅首次提出以口苦为主症的病名为"胆瘅"，并指出了胆热、肝热是形成该病的主要病因，胆泄上溢是其主要病机。《伤寒论》："少阳之为病，口苦，咽干，目眩也。"治疗用小柴胡类和解少阳。脾胃虚寒也可导致口苦出现，脾土为肺金之母，脾阳虚衰，土不生金，则会致肺金虚弱。肺金虚衰，金不制木，胆气上溢，则发为口苦。且因阳虚气不化津，津不上乘，相伴出现口干。苦为心之味，脾为心之子，子虚盗母气，致心脾两虚而出现口苦。还有一类口苦患者，属于肝胆气虚，《医学入门·杂病分类》曰："口病有热亦有虚"，"肝热，口酸而苦，小柴胡汤加龙胆草、青皮、甘草，甚者当归龙荟丸。谋虑不决，胆虚口苦，人参、远志、茯神、甘草为君，柴胡、龙胆草为使，甚者肾气丸"。

口苦有主热者，主寒者，不可一见口苦即投苦寒，戕伐正气，贻误病情。两者之别须从口苦本症及舌苔与全身症状来辨。口苦主热者，口苦且干，渴欲饮水，饮之为快；或口苦，舌上有麻辣感；或口苦，口中伴有臭秽，其苔多见深黄、老黄、黄而干燥、黄腻，舌质偏红或红绛。口苦主寒者，口苦而淡，口渴而不思饮，饮亦不多；或口苦而咸涩多涎；或口多清水，其苔多见白滑或白腻。口苦主热者，为实热或湿热之邪侵淫脏腑，内扰肝胆以致肝热胆泄所致，常见于多种急性炎症、感染、发热病症。口苦主寒者，属中焦虚寒，湿痰浊邪阻滞，肝木乘脾，胆气上溢而成，时见于消化功能紊乱和多种慢性疾病之中。

七十、多种疾病从口入，控制饮食保健康

医案 郭某，女，五十一岁。

主诉：双手肿胀 1 周。刻下证见双手手指肿胀，颈椎不适，睡眠欠佳，大便干燥。舌尖红，苔略黄，脉沉。既往糖尿病病史 3 年余。

辨证：气滞湿泛，溢于皮肤，故见双手手指肿胀；气滞则血行不畅，阻滞于颈部，则颈部僵硬不适；气滞阻于胃肠，胃肠蠕动减慢，则出现大便干燥。辨为气滞血瘀，水湿内停证。

诊断：痹证（气滞血瘀，水湿内停）。以行气除湿、活血化瘀为治则，给予宁心通痹方加减治疗，整方如下：

黄芪 30 g	麦冬 15 g	五味子 3 g	川芎 15 g
丹参 20 g	鸡血藤 30 g	苏木 20 g	地龙 15 g
杜仲 9 g	牛膝 15 g	桑寄生 30 g	木香 6 g
生甘草 6 g	泽泻 30 g	茯苓 20 g	大黄 20 g
炒枣仁 30 g	珍珠母 60 g		

7 剂，日 1 剂，水煎服 400 mL，分早晚两次空腹温服。

此方以宁心通痹方为底方，补气活血，行气通痹，另加入茯苓、泽泻健脾祛湿，利水消肿，大黄泻下，炒枣仁、珍珠母安神利眠。

随着生活水平的提升，糖尿病患者数量急剧上升，据世界卫生组织（WHO）估计，2005—2015 年，中国由于糖尿病及相关心血管疾病导致的经济损失达 5577 亿美元，糖尿病及其并发症给人类健康和社会发展带来沉重负担。糖尿病的诊断一般不难，空腹血糖大于或等于 7.0 mmol/L，或餐后两小时血糖大于或等于 11.1 mmol/L 即可确诊。

糖尿病有 1 型和 2 型两种。1 型糖尿病发病年龄轻，大多 <30 岁，起病突然，多饮多尿多食，消瘦症状明显，血糖水平高，不少患者以酮症酸中毒为首发症状，血清胰岛素和血清 C 肽水平低下，单用口服药无效，需用胰岛素治

疗。2 型糖尿病常见于中老年人，肥胖者发病率高，常可伴有高血压、血脂异常、动脉硬化等病症。起病隐匿，早期无任何症状，或仅有轻度乏力、口渴，血糖增高不明显者需做糖耐量试验才能进一步确诊。进食过多，运动减少导致的肥胖是 2 型糖尿病最主要的环境因素。控制糖尿病，刻不容缓，为此，我们要不断掌握糖尿病防治知识。

糖尿病前期：糖耐量受损，指空腹血糖 6.1—7.0 mmol/L，餐后血糖 7.8—11.1 mmol/L，这时候就要特别注意了，因为你已经处在糖尿病的边缘了，要严格要求自己，控制自己的生活习惯。

糖尿病的并发症：（1）糖尿病肾病。一旦发展到终末期肾脏病，往往比其他肾脏疾病的治疗更加棘手。（2）糖尿病眼部并发症，糖尿病病程 5 年以上者，约 30% 并发眼病，血糖控制不好的晚期患者 100% 并发眼病；（3）糖尿病足。细菌在高糖环境中极易繁殖，引起足部坏疽，后期严重患者，必须进行截肢治疗。

糖尿病的危险因素：有糖调节受损史；年龄 >45；超重、肥胖（BMI>24 kg/mz）；2 型糖尿病患者的一级亲属；有巨大儿（出生体重 >4 kg）生产史、妊娠糖尿病史；心脑血管疾病患者；生活方式为静坐者。而在所有的因素中，生活因素占到 60%。

糖尿病的治疗：有了糖尿病，也不能对生活悲观，要树立战胜疾病的信心，1 型糖尿病需要用胰岛素治疗，非强化治疗者每天注射 2—3 次，强化治疗者每日注射 3—4 次，或用胰岛素泵治疗。2 型糖尿病可先口服降糖药物，首选双胍类，部分患者服用二甲双胍后，出现消瘦、有胃肠道反应等不良反应，要及时去医院调整用药。口服药物效果欠佳者，使用胰岛素治疗。糖尿病的治疗过程中，一定要避免低血糖。

运动不仅有助于降低体重，减少身体脂肪量，还可改善机体对胰岛素的敏感性，增强体力。运动的强度和时间长短因人而异，根据自己的兴趣爱好，找到适合自己的运动，如散步、快步走、健美操、跳舞、打太极拳、跑步、游泳等。

七十一、肾精亏虚耳鸣证，六味地黄最为宜

医案 聂某，男，四十四岁。

主诉：右耳耳鸣 1 年余。刻下症见耳鸣，夜间明显，失眠多梦。舌暗红，苔黄，脉沉细。

辨证：耳为肾之外窍，肾精虚损，阴液不能濡养耳窍，兼之虚火上炎，扰于清窍而致耳鸣。辨为肾精亏损证，舌暗红、苔黄、脉沉细亦为佐证。

诊断：耳鸣（肾精亏虚）。以补肾益精、滋阴潜阳为治则，给予六味地黄汤加减治疗，整方如下：

熟地 15 g	山萸肉 12 g	山药 12 g	牡丹皮 10 g
泽泻 10 g	茯苓 10 g	珍珠母 45 g	生磁石 30 g
焦三仙各 15 g	龙胆草 30 g	石菖蒲 15 g	远志 15 g
杜仲 15 g	牛膝 15 g	桑寄生 30 g	

7 剂，日 1 剂，水煎服 400 mL，分早晚两次空腹温服。

二诊：患者服药 7 剂后，耳鸣减轻，睡眠好转，脉仍沉弱。上方继服 7 剂。

三诊：患者服药 7 剂后，耳鸣明显减轻。继服 7 剂，巩固疗效。

此方以六味地黄汤为底方，滋阴补肾。六味地黄丸系宋代钱乙从《金匮要略》的肾气丸减去桂枝、附子而成，原名"地黄丸"，方中重用熟地黄滋阴补肾，填精益髓，为君药。山茱萸补养肝肾，并能涩精，取"肝肾同源"之意；山药补益脾阴，亦能固肾，共为臣药。三药配合，肾肝脾三阴并补，是为"三补"，但熟地黄用量是山萸肉与山药之和，故仍以补肾为主。泽泻利湿而泄肾浊，并能减熟地黄之滋腻；茯苓淡渗脾湿，并助山药之健运，与泽泻共泻肾浊，助真阴得复其位；丹皮清泄虚热，并制山萸肉之温涩。三药称为"三泻"，均为佐药。六味合用，三补三泻，其中补药用量重于"泻药"，是以补为主。另加珍珠母、生磁石平肝潜阳，焦三仙顾护胃气，龙胆草清肝火，石菖蒲、远志交通心肾，杜仲、牛膝、桑寄生补肝肾，强筋骨。

耳鸣，指患者自觉耳内有鸣响的感觉而周围环境中并无相应的声源，单纯的耳部疾病以及其他全身多种疾病均可引发耳鸣，是一种病因十分复杂的临床上极为常见的症状，通常伴有烦躁、睡眠困难、注意力不集中，严重者可影响工作、娱乐和社会交往。据临床统计，65岁以上老人耳病发生率可达28%，其中耳鸣出现率高达85%。由于它与疼痛一样是一种主观上的感觉，目前尚缺乏切实可行的客观检测手段，对其机理亦不甚明了，因而给临床诊断、分类、治疗及疗效评估均带来一定的困难，耳鸣的发病率日益增高，对患者的身心影响极大。

早在春秋战国时期，人们对耳鸣就有认识，《楚辞》中称耳鸣为"聊啾"。《内经》中多从耳与脏腑经络的关系论述耳鸣的病因病机。晋代以后，历代医家对耳鸣的病因病机与治疗方法进行了大量有益的探索，形成了中医治疗耳鸣独特的优势。《灵枢·海论》："脑为髓之海，其输上在于其盖，下在风府""髓海不足，则脑转耳鸣。"《灵枢·脉度》："肾气通于耳，肾和则耳能闻五音矣。"《灵枢·决气》篇说："精脱者，耳聋。""液脱者……耳数鸣。"《灵枢·师传》说："肾者主为外，使之远听，视耳好恶，以知其性。"《证治准绳·杂病第八册》说："耳聋面颊黑者，为精脱虚。"《灵枢·五阅五使》说："耳者，肾之官也。"

中医认为，肾主耳，司耳的生理功能。耳为肾之外窍，肾之官，为肾行其职能。肾主精气，输注于耳，肾气充沛，则耳窍受养，功能健旺，听觉聪敏；肾脏失调，可引起耳病，肾精亏损，髓海空虚，耳窍失养，听觉失聪，耳鸣耳聋，甚至眩晕，故耳病常从肾论治，如滋肾填精、滋肾降火、温肾利水等。耳鸣辨证以虚实为纲，古人诊耳鸣必辨虚实。按虚实辨证，耳鸣分为实证和虚证，实证主要以肝火上扰、痰火郁结为主，一般发病急，鸣声不断，按之不减，多伴有头痛、面赤、口苦咽干、烦躁易怒，脉弦；虚证以脾胃虚弱、心血不足、肾精不足为主，发病慢，鸣声时作时止，按之减弱，多见头昏失眠、腰膝酸软，劳累后则加剧，脉象虚细。临床上往往虚实夹杂，病情错综复杂，须仔细斟酌辨证。

运用针灸疗法亦是中医治疗耳鸣的一个主要方法，近年来有不少的报导，如局部穴位注射、针刺穴位、电针、头针、耳针及艾灸等，疗效都相当不错。针刺治疗以耳周穴为主，主穴：听会、听宫、耳门、翳风。随证加减：外感风邪者加外关、合谷；痰热郁结者加丰隆、劳宫；肝阳上亢者加太冲、丘墟；肝胆火旺者加外关、足临泣、行间；肾虚者加太溪、肾俞；肝肾阴虚者加内关、神门、太溪、太冲。

防治耳鸣的按摩方法有营治城郭、除耳鸣功、鸣天鼓、鼓膜按摩、穴位按摩等。如《内功图说·分行外功诀·耳功》："营治城郭，以两手按两耳轮，一上一下摩擦之，所谓营治城郭，使人听彻。"除耳鸣功：平坐伸一足屈一足，横伸两手，直竖两掌，向前若推门状。扭头项左右各顾七次，除耳鸣。又《内功图说·十二段锦总诀》有："左右鸣天鼓，二十四度闻。"《景岳全书》亦有载："凡耳窍或损，或塞，或震伤，以致暴聋或鸣不止者，即宜以手中指于耳窍中，轻轻按捺，随捺随放，或轻轻摇动以引其气，按之数次，其气必至，气至则窍自通矣。"

七十二、五脏皆能致腹泻，分清脏腑对证疗

医案一　付某，女，七十一岁。

主诉：腹泻 3 月余，加重 3 天。刻下症见腹泻，每日 2—3 次，伴有小腹疼痛，口干，神色萎倦，肢软无力，纳食可，睡眠调，小便正常，既往有直肠癌病史。舌淡，苔白腻，脉沉。

辨证：腹泻日久，运化无力，脾肾阳衰，不能温煦中焦，固摄无力，故见腹泻；中焦阳气不足，故见腹部冷痛、神色萎倦、肢软无力；脾虚运化无力，津液不能上呈，则见口干。辨为脾肾阳虚证，舌淡、苔白腻、脉沉亦为佐证。

诊断：泄泻（脾肾阳虚），以温补脾肾为治则，给予宁心消痞方加减治疗，整方如下：

黄芪 30 g	麦冬 15 g	五味子 3 g	川芎 15 g
丹参 20 g	半夏 9 g	陈皮 15 g	焦三仙各 30 g
乌贼骨 30 g	木香 15 g	砂仁 6 g	连翘 15 g
生甘草 6 g	白芍 30 g	元胡 20 g	干姜 12 g
炒小茴 15 g	肉桂 15 g	制附子 20 g（先煎）	石斛 30 g
葛根 45 g	泽泻 30 g		

7 剂，日 1 剂，水煎服 400 mL，分早晚两次空腹温服。

二诊：患者服药后，腹痛已除，腹泻减轻，每日 1—2 次，肢软无力改善，仍有口干，舌暗红，苔黄，脉弦细。上方制附子改 30 g（先煎），石斛改 45 g，去泽泻、肉桂，加天花粉 30 g、白蔻仁 30 g（后入），继服 7 剂。

三诊：患者服药后，每日腹泻 1—2 次，无其他不适，神情较前有神，嘱原方继服 7 剂。

此方以宁心消痞方为底方，益气滋阴，另加白芍、元胡缓急止痛，干姜、炒小茴、肉桂、制附子温中止痛，石斛、葛根益胃生津，泽泻祛湿健脾。

泄泻是指因感受外邪或饮食所伤，脾失健运，大肠传导失司，清浊相混杂而下，以大便次数增多，粪质稀薄，甚至泄出如水样为主要临床表现的病证。《素问·阴阳应象大论篇》云："湿胜则濡泻。"《景岳全书·泄泻论证篇》载："泄泻之本，无不由于脾胃，盖胃为水谷之海，而脾主运化，使脾健胃和，则水谷腐熟而化气化血。以行营卫，若饮食失节，起居不时，以致脾胃受伤，则水反为湿，谷反为滞，精华之气不能输化，乃致合污下降而泻痢作矣。"

（一）泄泻病因

泄泻致病原因，有感受外邪、饮食不节、情志所伤及脏腑虚弱等，脾虚、湿盛是导致本病发生的重要因素，两者互相影响，互为因果。湿邪偏盛，治当利小便以实大便。《景岳全书·泄泻》中明确提出："治泻不利小便，非其治也。"《伤寒论·辨太阳病脉证并治下》云："复利不止者，当利其小便。"成无己《注解伤寒论·辨太阳病脉证并治下》释为："下焦主分清浊，下利者，水谷不分也，若服涩剂而利不止，当利小便，以分其气。"因饮食不节，损伤脾胃，运化失常致泄泻，当以消食导滞之法来治之。若脾胃素虚，久病气虚或外邪迁延日久，脾胃受纳、运化失职，水湿内停，清浊不分而下利，治当益气健脾利湿。由情志不调，肝失疏泄，横逆乘脾，运化失常，而成泄泻，治当调畅气机。若肾阳亏虚，命门火衰，不能温煦脾土，腐熟水谷，而致下泄，治当温补脾肾之阳。

（二）泄泻相关脏腑

泄泻为病，虽主要在脾、胃和大小肠，但与其他脏腑亦关系密切。《景岳全书·脾胃》云："五脏中皆有脾气，而脾胃中亦有五脏之气。"脾主运化水谷、运化水湿，《医宗必读》云："脾土强者，自能胜湿，无湿则不泄……若土虚不能制湿，则风寒与热皆得干之而为病。"泄泻之病因，湿邪独居其首，湿困脾土，脾失健运，湿邪下注大肠，则作泄泻，即脾虚湿困之证。治疗上当健脾祛湿，代表方剂是参苓白术散。肾藏人体一身之元阴元阳，是为五脏阴阳之根本。脾之所以能运化水谷精微，全赖肾之阳气温煦。又肾主藏，五脏六腑之精均藏于肾，五脏六腑的滋养、化生亦靠脾所运化的水谷精微。在生理上，肾属先天，脾属后天，两者互相资助，互相促进；病理上，二者同样互相影响，互为因果。《景岳全书·泄泻》云："盖肾为胃关，开窍于二阴，所以二便之开闭，皆肾脏之所主。今肾中阳气不足，则命门火衰而阴寒独盛，故于子丑五更之后，当阳气未复，阴气盛极之时，即令人洞泄不止也。"若肾阳虚不能温煦脾阳而致脾阳虚，运化水湿不利，导致泄泻，治当温补脾肾之阳，代表方剂为四神丸。《名医方论》云："肝为木气，全赖土以滋培，水以灌溉。"《临证指南医案》载："木能疏土而脾滞以行"。若肝木乘脾土，治当抑肝扶脾，代表方剂是痛泻要方。《医经精义·脏腑之官》云："大肠之所以能传导者，以其为肺之腑。肺气下达，故能传导。"肺主皮毛，具通调水道、宣发肃降之职，与大肠互为表里。若外邪来袭，邪气由表及里而致泄泻，治当解表散邪，可用藿香正气散加减治疗。《名医类案》云："盖心，火也；脾，土也，火生土，脾之旺，赖火之燥，心气不足，则火不燥，脾土受湿，故令泄泻。"治当温阳补脾，代表方剂是苓桂术甘汤。

（三）治疗

1.暴泻

（1）寒湿内盛证

临床表现：泄泻清稀，甚则如水样，脘闷食少，腹痛肠鸣，或兼外感风寒，则恶寒，发热，头痛，肢体酸痛。舌苔白或白腻，脉濡缓。

证机概要：寒湿内盛，脾失健运，清浊不分。

治法：芳香化湿，解表散寒。

代表方：藿香正气散加减。

（2）湿热伤中证

临床表现：泄泻腹痛，泻下急迫，或泻而不爽，粪色黄褐，气味臭秽，肛门灼热，烦热口渴，小便短黄。舌质红，苔黄腻，脉滑数或濡数。

证机概要：湿热壅滞，损伤脾胃，传化失常。

治法：清热燥湿，分利止泻。

代表方：葛根芩连汤加减。

（3）食滞肠胃证

临床表现：腹痛肠鸣，泻下粪便臭如败卵，泻后痛减，脘腹胀满，嗳腐酸臭，不思饮食。舌苔垢浊或厚腻，脉滑。

证机概要：宿食内停，阻滞肠胃，传化失司。

治法：消食导滞，和中止泻。

代表方：保和丸加减。

2.久泻

（1）脾胃虚弱证

临床表现：大便时溏时泻，迁延反复，食少，食后脘闷不舒，稍进油腻食物，则大便次数增加，面色萎黄，神疲倦怠。舌质淡，苔白，脉细弱。

证机概要：脾虚失运，清浊不分。

治法：健脾益气，化湿止泻。

代表方：参苓白术散加减。

（2）肾阳虚衰证

临床表现：黎明前脐腹作痛，肠鸣即泻，完谷不化，腹部喜暖，泻后则安，形寒肢冷，腰膝酸软。舌淡，苔白，脉沉细。

证机概要：命门火衰，脾失温煦。

治法：温肾健脾，固涩止泻。

代表方：四神丸加减。

（3）肝气乘脾证

临床表现：泄泻肠鸣，腹痛攻窜，矢气频作，伴有胸胁胀闷，嗳气食少，每因抑郁恼怒，或情绪紧张而发。舌淡红，脉弦。

证机概要：肝气不舒，横逆犯脾，脾失健运。

治法：抑肝扶脾。

代表方：痛泻要方加减。

七十三、失眠病因有三点，外邪情志与饮食

医案一　王某，女，四十岁。

主诉：失眠 2 年余，加重 3 天。刻下症见入睡困难，每晚睡 3—4 小时，时感头痛、恶心，情绪激动时症状加重，饮食可，二便正常。舌暗红，苔薄黄，脉弱。

辨证：肝郁化火，上扰心神，故见失眠；肝火上攻于头则见头痛；肝木克土，脾胃功能受损，胃失和降，故见恶心。辨为肝火扰心，胃失和降证。

诊断：不寐（肝火扰心，胃失和降）。以疏肝泻火、镇心安神、和胃降逆为治则，给予宁心安眠方加减治疗，整方如下：

黄芪 30 g	麦冬 15 g	五味子 3 g	川芎 20 g
丹参 20 g	山栀 20 g	柴胡 9 g	炒枣仁 30 g
茯神 30 g	石菖蒲 15 g	远志 15 g	紫石英 30 g
木香 9 g	生甘草 6 g	珍珠母 60 g	郁金 30 g
香附 15 g	玫瑰花 15 g	白蒺藜 30 g	蔓荆子 30 g
焦三仙各 15 g			

7 剂，日 1 剂，水煎服 400 mL，分早晚两次空腹温服。

二诊：患者睡眠改善，夜间可睡 4—5 小时，恶心、头痛症除。原方酸枣仁改为 60 g，继服 7 剂。

三诊：患者情绪改善，睡眠改善，无明显不适。效不更方，继服 7 剂，巩固疗效。

此方以宁心安眠方为底方，清热除烦，宁心安神，另加珍珠母重镇安神，郁金、香附、玫瑰花疏肝解郁，白蒺藜、蔓荆子清利头目，焦三仙顾护胃气。

医案二　汤某，女，四十三岁。

主诉：失眠、多梦 10 年余。刻下症见入睡困难，夜梦繁多，四肢倦怠，平素怕冷，腰部疼痛，白带多，纳食可，小便正常，大便稀溏。舌暗红，苔薄黄，

脉沉细。

辨证：患者脾虚血亏，心神失养，神不守舍，故出现入睡困难、夜梦繁多；脾主四肢，脾虚不司运化，则见四肢倦怠；脾虚运化失职，湿浊停聚，流注下焦，伤及任带，任脉不固，带脉失约，而致带下、大便稀溏。辨为心脾两虚证，脉沉细亦为佐证。

诊断：不寐（心脾两虚证）。以温补元阳、健脾养心为治则，给予宁心安眠方加减治疗，整方如下：

黄芪 30 g	麦冬 15 g	五味子 3 g	川芎 15 g
丹参 20 g	栀子 20 g	柴胡 9 g	炒枣仁 30 g
茯神 30 g	石菖蒲 15 g	远志 15 g	紫石英 30 g
木香 9 g	生甘草 6 g	珍珠母 60 g	枳实 15 g
胆南星 15 g	杜仲 15 g	牛膝 20 g	肉桂 20 g
制附子 30 g (先煎)	苍术 15 g	白术 15 g	诃子 15 g
阿胶 50 g			

上方药量 ×10，制作膏方，服用 30 天。

二诊：患者睡眠、倦怠、怕冷情况均有改善，二便调，舌淡红，苔薄白，脉沉。效不更方，继服 30 天。

方中黄芪、麦冬、五味子、川芎、丹参活血化瘀，滋阴安神为君药。炒枣仁、茯神、紫石英重镇宁心安神为臣药。酸枣仁，养肝阴，主烦心不得眠。茯神，擅于宁心安神。紫石英，甘，温，镇心，安神，降逆气。柴胡、木香、山栀、石菖蒲、远志疏肝泄热，交通心肾为佐药。石菖蒲辛温行散，苦温除湿，主入心、胃二经，既能除痰利心窍，又能化湿以和中，专为胃不和则卧不安者设。远志既能开心气而宁心安神，又能通肾气而强志不忘，为交通心肾、安定神志、益智强识之佳品。生甘草调和诸药为使药。全方从心、肝、胃、肾多方入手，集活血、行气、除湿、清热于一体，调和阴阳，以达到祛邪安神的效果。另加珍珠母重镇安神，枳实、胆南星清化痰热，和中安神，杜仲、牛膝补肝肾，强筋骨，肉桂、制附子温补元阳，苍术、白术健脾益气，诃子涩肠止泻，阿胶收膏。

医案三　迟某，女，三十八岁。

主诉：眠差 3 年，加重 2 天。刻下症见入睡困难，睡后易醒，平时脾气急躁易怒、心慌，颈部活动僵硬不适，近日与家人吵架生气，纳食可，小便正常，大便发干。舌暗红、苔白黄、脉沉细。

辨证：患者肝血亏虚，血不濡肝，故肝内虚火妄动，以致情绪易激动；夜间肝阳不潜，扰动心神，则出现心慌、入睡困难、夜梦繁多；阴血不足，颈部失去濡养，则见颈部僵硬不适；阴血亏虚，肠道津液不足，则见大便发干。辨为肝阴不足证，舌暗红、苔白黄、脉沉细亦为佐证。

诊断：不寐（肝阴不足证）。以清肝潜阳、疏肝滋阴为治则，给予宁心安眠方加减治疗，整方如下：

黄芪 30 g	麦冬 15 g	五味子 3 g	川芎 15 g
丹参 20 g	栀子 20 g	柴胡 9 g	炒枣仁 30 g
茯神 30 g	石菖蒲 15 g	远志 15 g	紫石英 30 g
木香 9 g	生甘草 6 g	珍珠母 60 g	羌活 20 g
葛根 30 g	酒大黄 30 g	瓜蒌 30 g	郁金 30 g
香附 15 g	玫瑰花 15 g	阿胶 50 g	

上方药量×10，制作膏方，服用30天。

电话随访：患者睡眠改善，颈部仍有不适，上方葛根改成60 g，继服30天。

方中黄芪、麦冬、五味子益气滋阴，柴胡、栀子疏肝清热，川芎、丹参滋养肝血，炒枣仁、茯神滋补肝血，宁心安神，紫石英甘、温，能镇心，安神，降逆气。木香、香附、玫瑰花、郁金疏肝解郁，调节情志。石菖蒲、远志宁心安神。珍珠母安神潜阳。羌活、葛根伸筋通络，祛风，缓解颈部不适。瓜蒌、酒大黄润肠通便，缓解大便干燥。生甘草益气清热调和诸药。阿胶收膏。

医案四　蔡某，女，五十四岁。

主诉：心慌、气短半年余。刻下症见睡眠差，眠中多梦，伴有头痛，胃部不适，打嗝，易汗出，情绪低落，唉声叹气，饮食欠佳，二便正常。舌暗，苔薄白，脉细。

辨证：肝气不疏，则见情绪低落、唉声叹气；久而气郁化火，扰乱心神，则见睡眠差，眠中多梦；火上扰清窍，则见头痛；肝气横逆犯胃，则见胃部不适；胃失和降，则见打嗝，饮食欠佳。辨为肝气不疏，胃失和降证。

诊断：不寐（肝气不疏，胃失和降）。以疏肝解郁、和胃降逆为治则，给予宁心安眠方加减治疗，整方如下：

黄芪 30 g	麦冬 15 g	五味子 3 g	川芎 15 g
丹参 20 g	栀子 20 g	柴胡 9 g	炒枣仁 30 g
茯神 30 g	石菖蒲 15 g	远志 15 g	紫石英 30 g
木香 9 g	生甘草 6 g	珍珠母 60 g	焦三仙各 30 g
白蒺藜 30 g	蔓荆子 30 g	旋覆花 30 g	代赭石 30 g
麻黄根 60 g	浮小麦 30 g	生牡蛎 30 g	黄连 20 g

黄芩 20 g　　　肉桂 6 g　　　　阿胶 50 g

上方药量 ×10，制作膏方，服用 15 天。

此方以宁心安眠方为底方，清热除烦，宁心安神，另加珍珠母重镇安神，焦三仙顾护脾胃，白蒺、蔓荆子清利头目，缓解头痛，旋覆花、代赭石降逆和胃，麻黄根、浮小麦固表敛汗，生牡蛎重镇安神，黄连、黄芩、肉桂清心火，引火归元，阿胶收膏。

失眠，在古籍中有相关记载。《黄帝内经》中，有"卧不安""卧不得安""不得安卧""少卧""目不瞑""夜不瞑""不夜瞑"和"不能眠"等。《难经》始称"不寐"。汉代张仲景亦以"不得眠""不得卧""不能卧"和"不得睡"来称之。《中藏经》中则补充"无眠"的称谓。晋代王叔和的《脉经》亦用了"不得卧""不能卧""不得眠""不眠""卧起不安""起卧不安""卧不能安""不得卧寐""不得睡"等记述此类疾病；南北朝时非医学文献《世说新语》最早出现了"失眠"的病名。

《灵枢·口问》中提到："阳气尽，阴气盛，则目瞑；阴气尽而阳气盛，则寤矣。"阐述了人体阴阳之气与寤寐的关系，阳动阴静；阳主昼，阴主夜；阳尽阴盛，则寐；阴尽阳盛，则寤。

（一）失眠的病机

1. 外感病因

《素问·太阴阳明论》云："贼风虚邪者，阳受之……阳受之则入六府……入六府则身热不时卧，上为喘呼。"提出外感之邪能致不寐。外感之邪作用于人体，产生疾病，其中以风寒、风热、暑热之邪最为常见。

2. 内伤情志

内伤情志具有直接损伤脏腑气机的致病特点，脏腑气机失调，功能失职，"神、魂、魄、意、志"失其所主，则生不寐病证。如《景岳全书·不寐》云："神安则寐，神不安则不寐，其所以不安者，一由邪气之扰，一由营气之不足耳。"《类证治裁·不寐》也说："思虑伤脾，脾血亏虚，经年不寐。"《问斋医案》亦提到："忧思抑郁，最伤心脾，心主藏神，脾司智意，意无所主，神无所归，故为神摇意乱，不知何由，无故多思，通宵不寐。"

3. 饮食不调

饮食不调亦是不寐较为常见的病因。饮食不节，宿食内停，则有"胃不和则卧不安"；又或饮食偏嗜，如喜食肥甘厚腻，则蕴生痰热，痰热扰心则夜卧不安；且"食饮不节，起居不时者，阴受之"（《素问·太阴阳明论》)，即饮食起居失常最易损伤机体的阴液，阴液不足，阳不得入阴，亦故不得卧也。

（二）病机

《黄帝内经》将阴阳失调导致失眠的病机概述如下三种：一为阴亏，阴液不足，则无以涵养及制约阳气，阳气外浮，则发为不寐；二为阳盛，阳气太盛则阴液相对不足，亦使阳气浮越于外而不寐；其三为邪气阻滞，如痰瘀水湿阻碍"阴阳交通"之道，阴阳不交则不寐。人体阴阳二气对睡眠与觉醒活动的调节，是依靠营卫之气的运行实现的，即营卫之气运行以调节睡眠–觉醒的规律性，《内经》将营卫失和致失眠的病机归结为"邪气内扰，卫不入阴"及"营气衰少，卫气内伐"；"今厥气客于五脏六腑，则卫气独卫其外，行于阳，不得入于阴。行于阳则阳气盛，阳气盛则阳跷陷；不得入于阴，阴虚，故目不瞑"（《灵枢·邪客》)。昼卫其外，夜安其内是卫气正常出入阴阳的规律，倘若邪气作用于人体，则卫气与邪交争于外，浮于体表，而不能正常入阴，则夜间不得安守，故不寐。《灵枢·营卫生会》中言："老者之气血衰，其肌肉枯，气道涩，五脏之气相搏，其营气衰少而卫气内伐，故昼不精，夜不瞑。"指出老者气血亏虚，营血不足，卫气内伐，营血不得使之安宁，故易致不寐。

（三）治疗

1. 肝火扰心证

临床表现：不寐多梦，甚则彻夜不眠，急躁易怒，伴头晕头胀，目赤耳鸣，口干而苦，不思饮食，便秘溲赤。舌红，苔黄，脉弦而数。

证机概要：肝郁化火，上扰心神。

治法：疏肝泻火，镇心安神。

代表方：龙胆泻肝汤加减。

2. 痰热扰心证

临床表现：心烦不寐，胸闷脘痞，泛恶嗳气，伴口苦，头重，目眩。舌偏红，苔黄腻，脉滑数。

证机概要：湿食生痰，郁痰生热，扰动心神。

治法：清化痰热，和中安神。

代表方：黄连温胆汤加减。

3. 心脾两虚证

临床表现：不易入睡，多梦易醒，心悸健忘，神疲食少，伴头晕目眩，四肢倦怠，腹胀便溏，面色少华。舌淡苔薄，脉细无力。

证机概要：脾虚血亏，心神失养，神不守舍。

治法：补益心脾，养血安神。

代表方：归脾汤加减。

4. 心肾不交证

临床表现：心烦不寐，入睡困难，心悸多梦，伴头晕耳鸣，腰膝酸软，潮热盗汗，五心烦热，咽干少津，男子遗精，女子月经不调。舌红，少苔，脉细数。

证机概要：肾水亏虚，不能上济于心，心火炽盛，不能下交于肾。

治法：滋阴降火，交通心肾。

代表方：六味地黄丸合交泰丸加减。

5. 心胆气虚证

临床表现：虚烦不寐，处事易惊，终日惕惕，伴气短自汗，倦怠乏力，舌淡，脉弦细。

证机概要：心胆虚怯，心神失养，神魂不安。

治法：益气镇惊，安神定志。

代表方：安神定志丸合酸枣仁汤加减。

七十四、脑鸣病症使人烦，中医治疗有奇效

医案 聂某，男，七十四岁。

主诉：脑鸣20余天，加重2天。刻下症见脑鸣，患者自诉觉脑内如虫住鸣响，时发时止，伴有头晕、盗汗、夜梦繁多，纳食可，二便正常。舌暗红，苔白滑，脉弦紧。

辨证：肝肾阴虚，精血同源，髓海无源，脑中作响；肝肾阴虚，肝阳上亢，气血上冲，故头晕；肾为阴阳（水火）并存之脏，盗汗、夜寐不安皆为水亏火旺之象。辨为肝肾阴虚，肝阳上亢证，舌暗红、苔白滑、脉弦紧亦为佐证。

诊断：眩晕（肝肾阴虚，肝阳上亢），以平肝潜阳为治则，给予眩晕1号方加减治疗，整方如下：

钩藤45 g(后入)	黄连12 g	黄芩15 g	泽泻20 g
川芎30 g	丹参20 g	羌活15 g	葛根30 g
木香9 g	生甘草6 g	珍珠母45 g	紫石英30 g
生磁石30 g	焦三仙各30 g	石菖蒲15 g	远志15 g
泽泻15 g	白术15 g		

7剂，日1剂，水煎服400 mL，分早晚两次空腹温服。

二诊：患者脑鸣减轻，有时自觉手足心热，夜寐欠佳。舌红少津，脉涩。上方去白术，加茯神、夜交藤各30 g，再服7剂。

三诊：诸症好转，守原方再服一周以巩固疗效。

给予眩晕1号方平肝潜阳，另加珍珠母平肝安神，加紫石英、生磁石温阳降逆气，焦三仙顾护胃气，石菖蒲、远志交通心肾，泽泻、白术健脾利水。

脑鸣系中医学病名，魏晋时代《名医别录》有蔓荆子"去长虫，主头风痛、脑鸣"的记载，这是中医古籍中首次提到本病的名称。脑鸣是指患者自觉头脑中有鸣响，或如蝉鸣、鸟叫，或如潮声、雷轰，多为持续性，影响思维，注意力

不能集中。常伴有头痛、眩晕、耳鸣、失眠、健忘、乏力等症状，给患者带来极大痛苦。脑鸣多见于老年人，夜间发作较甚，可能与白天精神紧张、注意力分散有关，常因烦劳、愤怒或食辛辣之品而诱发或加剧。脑鸣可发于任何年龄，脑鸣如果发生在年轻人，特别是学生身上，多数是由于紧张、压力过大等精神因素，属功能性疾病，病人多数有焦虑症状，有的患者颈部僵硬不适，导致头颈部肌肉痉挛不能放松，压迫颈部的血管，致使脑供血不足，或病人血压低，导致血液循环不良，影响脑部供血而引起脑鸣、头晕等症状。如果是年龄比较大的病人，则多数是由于脑供血不足引起的，病人主要表现为脑鸣、头晕和记忆下降。《杂病源流犀烛·头痛》如此论述脑鸣症："有头脑鸣响，状如虫蛀，名曰天蚁者，宜茶子末吹鼻，效。"《灵枢·海论》："髓海有余则轻劲多力，自过其度，髓海不足则脑转耳鸣。"肾精不足，则髓海虚亏，清空失养，发生脑鸣，另外肝肾同源，肝阴不足也可以导致肾精亏虚，髓海不足，出现脑鸣、耳鸣、头晕目眩等症。

（一）常见证型及方药

1. 肾精亏虚

临床表现：脑鸣，耳鸣，健忘，头晕目眩，肢体软弱，腰膝酸痛；舌淡，脉弱。治则：清肝明目，填补肾阴。方用杞菊地黄汤加减：熟地黄15 g、山药12 g、枸杞子15 g、炙甘草15 g、茯苓15 g、山茱萸12 g、知母l0 g、龟板胶15 g、菊花12 g等。

2. 心脾两虚

临床表现：脑鸣，头晕头昏，活动后加重，气短乏力，自汗出，唇甲色淡，心悸不安；舌质淡，苔白，脉细弱。治则：补益心脾，养心安神。方用归脾汤加味：当归15 g、黄芪30 g、党参15 g、酸枣仁15 g、熟地15 g、枸杞10 g、阿胶15 g、茯神15 g、白术12 g、木香10 g、龙眼肉15 g、炙远志15 g、炙甘草15 g等。

3. 肝阳上亢

临床表现：脑鸣，头胀晕，头重脚轻，面红目赤，易怒颤抖，呕恶汗出；舌质红，脉弦数。治则：平肝潜阳，息风止鸣。方用天麻钩藤饮加味：天麻12 g、钩藤15 g、石决明15 g、牛膝15 g、白芍12 g、枸杞15 g、菊花10 g、夏枯草15 g、生龙骨15 g、生牡蛎15 g、黄芩10 g等。

4. 痰湿内阻

临床表现：脑鸣，耳鸣，呕恶汗出，形体肥胖，神疲乏力，肢体沉重；舌质淡胖有齿痕，苔白腻，脉滑数。治则除湿化痰，醒脑开窍。方用半夏白术天麻汤加减：胆南星 12 g、天麻 10 g、泽泻 10 g、茯苓 15 g、白术 15 g、砂仁 10 g、半夏 10 g、瓜蒌 15 g、菊花 12 g、郁金 15 g、石菖蒲 15 g 等。

（二）针刺治疗

治疗取穴：百会、四神聪、上星、印堂、太阳、率谷、头临泣、目窗、正营、承灵、风池、完骨、天柱、列缺、内关、合谷、太冲、太溪、三阴交。操作：患者取仰卧位，选用 0.30 mm×40 mm 毫针，选穴处常规消毒后刺入。百会、四神聪向后平刺 0.5—0.8 寸，施以小幅度快速捻转补法；双侧列缺穴针尖向上斜刺入 0.5—0.8 寸，施以快速捻转泻法，至局部产生麻胀感并向上肢传递；风池、天柱、完骨、太溪用双侧快速捻转补法，内关、太冲施以双侧提插捻转泻法，余穴常规刺入，每日 1 次，每次 30 分钟，14 次为 1 个疗程。

头为诸阳之首，针刺头部腧穴遵循"腧穴所在、主治所在"，以疏调头部经络气血、清利头目的同时，又可调动诸阳经，濡养清窍，补益脑髓止鸣。头临泣、目窗、正营、承灵四穴为足少阳经与阳维脉交会穴，针刺以促进少阳经及阳维脉气血运行，激发经气，枢利气机，沟通阴阳止脑鸣，对头痛、头晕、视物不清等伴随症状有良好效果。脑为元神之府，神宁则五脏安，阴阳和。百会、上星、印堂、内关、三阴交醒脑开窍、镇静安神定志、调神止鸣。风池合完骨、天柱为改善脑血液循环的经典配穴。合谷、太冲为手阳明经和足厥阴经之原穴，上下共治，阴阳同调，"开四关"而调和阴阳，太冲又降虚火而止眩明目。"头项寻列缺"，列缺通任脉，头部不适取之以激发头部经气，清利脑窍。肾藏精，主骨生髓，肝肾同源，太溪、三阴交相配，既能补益肝肾、填精益髓、充养头目，又有滋阴降火、安神止鸣之效。

七十五、耳鸣并非全虚证，若属实证宜清泻

医案 王某，女，三十岁。

主诉：耳鸣 1 年余，加重 3 天。刻下症见左侧耳鸣，时感头晕、目涩、口干心慌，烦躁不宁，颈部不适，有时腰部发酸，大便秘结，纳食可，睡眠调，小便正常。舌红，苔黄，脉弦数有力。

辨证：肝者，将军之官，性刚劲，主升发疏泄，若肝失条达，郁而化火，上扰清窍，则发耳鸣、头痛眩晕、口干；肝火扰心，则见心慌、烦躁不宁。辨为肝阳上亢，肝火上炎，舌红、苔黄、脉弦数有力亦为佐证。

诊断：耳鸣（肝阳上亢，肝火上炎）。以平肝伐木、清肝降火为治则，给予眩晕 2 号方加减治疗，整方如下：

钩藤 45 g ^(后入)	川芎 30 g	丹参 20 g	羌活 15 g
野葛根 30 g	鸡血藤 30 g	苏木 20 g	地龙 15 g
桑枝 20 g	木香 9 g	生甘草 6 g	珍珠母 45 g
生磁石 30 g	焦三仙各 15 g	酒大黄 30 g	瓜蒌 30 g
菊花 15 g	龙胆草 30 g	独活 15 g	石斛 30 g

7 剂，日 1 剂，水煎服 400 mL，分早晚两次空腹温服。

此方以眩晕 2 号方平肝潜阳为底方，加珍珠母、生磁石平肝潜阳，焦三仙顾护胃气，酒大黄、瓜蒌行气通便，菊花清肝明目，龙胆草清泻肝火，羌活、独活疏通经络。

耳鸣是指患者自觉耳内外或颅内外鸣响，而自然界中并无相应声源。耳鸣绝不仅仅只是种声音的感觉，长期枯燥、单调的鸣响声，可影响正常听觉功能的发挥，妨碍语言交流，影响睡眠和日常生活工作，降低患者生活质量；长此以往，继而产生烦躁、焦虑、抑郁、愤怒、恐惧等情绪变化或使患者造成注意力不集中、记忆力下降等情况；严重的可致疑病症、抑郁症，甚至导致自杀倾向。

中医学典籍中很早就有了对耳鸣的认识，"耳鸣"一词在祖国医学典籍中最早记载于《内经》，如《素问·脉解篇》："所谓耳鸣者，阳气万物盛上而跃，故耳鸣也。"《灵枢·口问篇》："黄帝曰：人之耳中鸣者，何气使然？岐伯曰：耳者，宗脉之所聚也，故胃中空则宗脉虚，虚则下溜，脉有所竭者，故耳鸣。"

肾主耳，耳鸣与肾虚的关系，古代的医家早已发现并重视。如《灵枢·海论》："髓海不足，则脑转耳鸣。"《景岳全书卷二十七·耳证》则从肾阴虚和肾阳虚两方面对耳鸣的产生机制作了阐述，曰："肾气充足，则耳目聪明，若劳伤血气，精脱肾惫，必至聋聩。故人于中年之后，每多耳鸣，如风雨，如蝉鸣，如潮声者，是皆阴衰肾亏而然。"提示了肾精不足，髓海空虚与耳鸣的关系。

除虚证外，耳鸣亦有实证，具体如下。

1. 风邪郁络

临床表现：耳鸣、耳聋，伴有发热恶寒或不恶寒，头痛；舌苔薄白或薄黄，脉浮数等。

辨证分析：风邪郁表，故见身热，但邪有风寒、风热之分，故有恶寒或不恶寒之别。风邪上于头部，故头痛；壅遏于耳窍，窍与络脉俱闭，故耳鸣、耳聋。其他如舌苔薄白或薄黄、脉浮数，均属风寒犯表化热或风热郁表之证。治宜宣肺解表，疏风泄热。

首选方剂：银翘散。

2. 少阳失疏

临床表现：耳鸣、耳聋，伴有寒热往来、口苦咽干、心烦喜呕、头晕目眩、胸胁满痛、心下痞硬、不欲饮食；舌苔薄白，脉弦细或沉紧。

辨证分析：外邪侵袭，邪客少阳之经，使少阳失去疏泄之功，邪气郁遏并上犯于耳，引起胸胁疼痛、耳鸣、耳聋等症。邪正纷争于半表半里，故往来寒热、头晕目眩、口苦咽干、心烦喜呕、心下痞满，甚或胀痛、不欲饮食，以及脉弦数或沉紧等症。治宜和解少阳。

首选方剂：小柴胡汤。

3. 痰火壅阻

临床表现：耳如蝉鸣，有时闭塞如聋，胸闷、痰多、口苦、二便不畅；舌苔薄黄而腻，脉象弦滑。

辨证分析：平时饮酒厚味，湿热蕴聚成痰，郁久化火，痰火上攻，或有风热外乘，挟痰火上壅清道，以致耳鸣时作，甚则气闭，渐成耳聋。胸闷、痰多、口苦、二便不畅、舌苔薄黄而腻、脉象弦滑等，均为湿热与痰滞互阻之证。治宜化痰清火，和胃降浊。

首选方剂：二陈汤。

4. 血瘀气滞

临床表现：耳鸣、耳聋多突然发生，伴有头晕头胀，或头刺痛，痛有定处。多有头部、耳部之外伤史；舌质紫暗或有瘀斑，脉细或细涩。

辨证分析：《医林改错》说："耳孔内小管通脑，管外有瘀血，靠挤管闭，故耳聋。"说明各种原因导致的耳部瘀血停留，均可闭塞耳窍而发耳聋。若为外伤而脉络受损、血瘀不行，耳聋则多突然发生；亦有久病入络、气滞血瘀而成聋者，则耳聋常为渐渐酿成。其伴发头晕头胀，或头部刺痛，痛有定处，及舌质紫暗或有瘀斑，脉细而涩等，均属血瘀气滞之象。治宜活血化瘀。

首选方剂：通窍活血汤。

5. 肝胆火热

临床表现：突然耳鸣或耳聋、头痛面赤、口苦咽干、头晕目眩、心烦易怒，怒则鸣，聋更甚，或兼夜寐不安、大便秘结；舌质红，苔黄，脉弦数。

辨证分析：足少阳胆经上入于耳，下络于肝而属于胆，故情志抑郁。肝气失于疏泄，郁而化火，或暴怒伤肝，肝胆之火上扰，清窍被蒙，则生耳鸣、耳聋之证。肝胆火旺，故易怒；怒则气上逆，故耳鸣、耳聋更甚；肝胆邪热上扰心神，故心烦而夜寐不安；大便秘结，乃肠中燥热所致；头痛面赤、口苦咽干、头晕目眩、舌红、苔黄、脉弦数，均为肝胆火盛之证。治宜清肝泻火。

首选方剂：龙胆泻肝汤。

七十六、咽部哽塞如有痰，半夏厚朴苓苏姜

医案 朱某，女，四十一岁。

主诉：咽喉不适 3 月余，加重 3 天。刻下症见咽部不适，如有痰阻，咯吐不出，吞咽不下，偶有恶心，纳差，睡眠欠佳，二便正常。舌淡，苔白，脉滑。

辨证：情志不遂，肝气郁结，肺胃失于宣降，津液不布，聚而为痰，痰气相搏，结于咽喉，则见咽中如有物阻，咯吐不出，吞咽不下。辨为肝郁气滞，痰结阻滞证，舌淡、苔白、脉滑亦为佐证。

诊断：郁证（肝郁气滞，痰结阻滞）。以行气散结、化痰降逆为治则，给予半夏厚朴汤加减治疗，整方如下：

党参 15 g	茯苓 15 g	白术 15 g	甘草 6 g
陈皮 15 g	紫苏 15 g	干姜 6 g	郁金 15 g
柴胡 30 g	清半夏 9 g	厚朴 15 g	

7 剂，日 1 剂，水煎服 400 mL，分早晚两次空腹温服。

二诊：咽喉不适明显减轻，胃部仍有不适，伴有后背发胀。上方加石菖蒲 15 g，藿香 9 g，佛手 15 g，桔梗 15 g，香附 9 g，继服 7 剂。

三诊：胃部不适消除，睡眠改善，纳少，咽喉不适仍有残留，舌边有瘀斑，脉滑。上方去紫苏、干姜、郁金、柴胡，加橘红 9 g，生地 15 g，当归 15 g，川芎 15 g，白芍 15 g，继服 7 剂。

方中半夏辛温入肺胃，化痰散结，降逆和胃，为君药。厚朴苦辛性温，下气除满，助半夏散结降逆，为臣药。茯苓甘淡渗湿健脾，以助半夏化痰；生姜辛温散结，和胃止呕，且制半夏之毒；苏叶芳香行气，理肺舒肝，助厚朴行气宽胸、宣通郁结之气，共为佐药。气不行则郁不解，痰不化则结难散，另加柴胡、郁金疏肝解郁，党参补中益气，和胃生津，祛痰。

此病应与甲状腺结节相鉴别。甲状腺结节是指甲状腺细胞在局部异常生

长所引起的散在病变。近年来国内外甲状腺结节以及甲状腺癌的发病与收治人数不断攀升，甲状腺癌已经跨入最常见恶性肿瘤行列。甲状腺结节的患病率女性高于男性，与放射线接触史有关。甲状腺结节的发病与含碘盐摄入过多有关。我国营养学会是按每人每天 6 克食盐计算推荐补碘量的，可是很多人每天摄入的食盐远远超过 6 克，这就造成了碘摄入过量，对于平日饮用盐量大的人群，建议含碘盐与无碘盐交替使用，对于经常食用海产品如海带、紫菜等的人群，可以食用无碘盐。

有人会问甲状腺结节能吃碘盐吗？其实这个不能一概而论。简单来说，"甲状腺结节"可分成以下几种情况：（1）Graves 甲亢伴甲状腺结节，这类患者需要严格忌碘，禁食海带、紫菜、海鱼等海产品，应食用无碘盐；（2）能分泌甲状腺激素的高功能腺瘤，这类患者也需要严格忌碘，建议食用无碘盐；（3）桥本甲状腺炎伴结节，这类患者无须严格忌碘盐，但也不主张大量进食海产品；（4）无功能结节，这类病人无须忌碘。发现甲状腺结节后，一定要去正规医院就诊。

七十七、失眠多伴心悸证，心悸亦可致失眠

医案一　刘某，女三十五岁。

主诉：失眠2年余，加重3天。刻下症见失眠多梦，偶有心慌，平素怕冷，易感冒。舌红，苔薄白，脉弱。

辨证：脾虚血亏，心神失养，神不安舍，则见失眠多梦；元阳不足，则卫阳不固，出现平素怕冷，易感冒。辨为心脾两虚，元阳不足证，舌红、苔薄白、脉弱亦为佐证。

诊断：不寐（心脾两虚，元阳不足）。以疏肝泻火、镇心安神为治则，给予宁心安眠方加减治疗，整方如下：

黄芪30g	麦冬15g	五味子3g	川芎20g
丹参20g	山栀20g	柴胡9g	炒枣仁30g
茯神30g	石菖蒲15g	远志15g	紫石英30g
木香9g	生甘草6g	珍珠母60g	白术15g
防风9g	杜仲15g	牛膝15g	仙灵脾30g
肉桂15g	焦三仙各15g		

7剂，日1剂，水煎服400mL，分早晚两次空腹温服。

二诊：服药后，夜梦减少，仍怕冷。上方加人参15g，继服7剂。

三诊：服药后，睡眠好转，无明显不适。效不更方，继服7剂，巩固疗效。

此方以宁心安眠方为底方，清热除烦，宁心安神，另加珍珠母重镇安神，白术、防风疏散风寒，预防感冒，杜仲、牛膝补肝肾，强筋骨，仙灵脾、肉桂温补下元，焦三仙顾护胃气。

医案二　杨某，女，四十二岁。

主诉：心慌2年余，加重2天。刻下症见心慌发作，时发时止，易受惊吓，有时头痛，睡眠差，夜梦多，情绪欠佳，纳食可，二便正常。舌红，苔薄白，脉弱。

辨证：心虚胆怯，心神失养，故见心慌发作、易受惊吓、夜梦繁多；头部两侧为胆经之所在，胆经异常，则见头痛。辨为心虚胆怯，心神失养证，舌红、苔薄白、脉弱亦为佐证。

诊断：心悸（心虚胆怯，心神失养）。以镇惊定志、养心安神为治则，给予心悸1号方加减治疗，整方如下：

黄芪 30 g	麦冬 15 g	五味子 30 g	川芎 15 g
丹参 20 g	琥珀粉 2 g（冲服）	炒枣仁 30 g	紫石英 30 g
木香 9 g	生甘草 6 g	珍珠母 45 g	蔓荆子 30 g
白蒺藜 30 g	郁金 15 g	香附 15 g	玫瑰花 15 g
泽泻 15 g	白术 15 g		

7 剂，日 1 剂，水煎服 400 mL，分早晚两次空腹温服。

二诊：心慌减轻，头痛已除，仍有发作，情绪好转。上方去白蒺藜，继服 7 剂。

三诊：诸症减轻，偶感心慌。上方去蔓荆子、泽泻，继服 7 剂。

阴液亏虚，心失荣养，则见心悸，以心悸 1 号方为底方，益气养阴，加珍珠母重镇安神，蔓荆子、白蒺藜清利头目，郁金、香附、玫瑰花疏肝解郁，泽泻补阴不足，白术健脾祛湿。

心悸是指患者自觉心中悸动，惊惕不安，甚至不能自主的一种病证。《内经》虽无心悸或惊悸、怔忡之病名，但已认识到心悸的病因有宗气外泄、心脉不通、突受惊恐、复感外邪等。如《素问·平人气象论》曰："乳之下，其动应衣，宗气泄也。"《素问·举痛论》云："惊则心无所倚，神无所归，虑无所定，故气乱矣。"《素问·痹论》亦云："脉痹不已，复感于邪，内舍于心"，"心痹者，脉不通，烦则心下鼓。"

（一）心悸病因

1. 体虚劳倦

《诸病源候论》云："心藏神而主血脉，虚劳损伤血脉，致令心气不足，因为邪气所乘，则使惊而悸动不定。"指出气血不足可致心失所养。《素问玄机原病式》谓："水衰火旺而扰火之动也，故心胸躁动，谓之怔忡。"可见肾阴不足，水不济火，虚火扰心，同样可见心悸。《伤寒明理论》曰："其气虚者，由阳气内弱，心下空虚，正气内动而为悸也。"提出久病体虚，阳气虚弱，心阳受损，心失温养。禀赋不足，素质虚弱，或久病伤正，耗损心之气阴，或劳倦太过伤脾，生化之源不足，气血阴阳亏乏，脏腑功能失调，致心神失养，发为心悸。如《丹溪心法·惊悸怔忡》所言："人之所主者心，心之所养者血，心血一虚，神气不守，此惊悸之所肇端也。"

2. 七情所伤

《济生方·惊悸论治》指出："惊悸者，心虚胆怯之所致也。"平素心虚胆怯，突遇惊恐，忤犯心神，心神动摇，不能自主而心悸。《素问·金匮真言论》谓："东方色青，入通于肝……其病发惊骇。"提出肝病可导致惊骇。大怒伤肝，肝木横逆，则脏腑失调，气机逆乱，逆乱冲心，或气机失调，变生郁火、痰浊、瘀血等，诸邪皆可扰乱心神而发为心悸。同时《素问·举痛论》曰："惊则心无所倚，神无所归，虑无所定，故气乱矣。"《类证治裁·怔忡惊恐论治》中指出："如思虑郁损心营，而为怔忡惊悸者，逍遥散或益营煎。"长期忧思不解，心气郁结，阴血暗耗，不能养心而心悸。金代刘完素在《素问玄机原病式》中云："所谓恐则喜惊者，恐则伤肾而水衰，心火自甚，故喜惊也。"大恐伤肾，恐则精怯，阴虚于下，火逆于上，亦可动摇心神而发惊悸。李东垣《脾胃论》云："凡怒、忿、悲、思、恐、惧，皆损元气。"可见七情损伤是导致心悸的常见原因。

3. 感受外邪

《内经》早已认识到心悸的发病与外感有关，认为风、寒、湿、火是心悸的常见外因。如《素问·痹论》云："风寒湿三气杂至，合而为痹也……心痹者，脉不通，烦则心下鼓。"《素问玄机原病式》谓："惊，心卒动而不宁也。火主于动，故心火热甚也。"还有巢氏《诸病源候论》中"风邪搏于心，则惊不自安。惊不已，则悸动不定"的记载，强调了心悸发病时风邪的致病作用。在《太平圣惠方》中这一理论得到进一步发挥，强调风虚合邪而致惊悸，首次明确提出心脏中风可致心悸，认为其发病是由于"风邪伤于心经"。此外，孙思邈的《千金要方》首次提出冬季风温伏邪致悸。可见感受外邪是心悸发生的重要原因之一。

4. 药食不当

《内经》认为心悸的发生与饮食有关，指出过食咸味可致心悸。《金匮要略》则提出"食少饮多，水停心下，甚者为悸"。李用粹《证治汇补》则提出"膏粱厚味，积成痰液"导致心悸。可见，饮食不当是导致心悸的又一重要原因。嗜食醇酒厚味、煎炸炙煿，蕴热化火生痰，痰火上扰心神均可引发心悸。正如清代吴澄《不居集》所谓："心者，身之主，神之舍也。心血不足，多为痰火扰动。"或因药物过量或毒性较剧，耗伤心气，损伤心阴，引起心悸，如中药附子、乌头、雄黄、蟾酥、麻黄等；西药锑剂、洋地黄、奎尼丁、阿托品、肾上腺素等；或补液过快、过多等。

附子、乌头、雄黄、蟾酥、麻黄等；西药锑剂、洋地黄、奎尼丁、阿托品、肾上腺素等；或补液过快、过多等。

5. 他病传变，失治误治

由于其他疾病迁延不愈，或失治误治，致使正气受损，或邪气乘之，亦可导致心悸。《内经》指出，痹证迁延不愈，内舍于心，可致心悸。《伤寒论》中亦有太阳病发汗太过或误用下法，少阳病误用汗吐下皆可导致心悸的记载。《诸病源候论》中提出金疮可致惊悸，并对脚气风经五脏惊悸、虚劳惊悸的病机进行了初步论述。唐代孙思邈的《千金要方》指出风癫、风眩二病常伴心悸。《太平圣惠方》提出"伤寒后心虚惊悸"。北宋年间的《圣济总录》对心悸病因病机的认识，在继承《诸病源候论》《备急千金要方》及《太平圣惠方》理论的基础上进一步扩展，提出肝痹、肺疰、气黄、寒瘀、心劳、肾劳、脉极、骨极、传尸骨蒸、传尸劳等他病导致心悸的记载，并首次提出"痛内虚"导致惊悸及肾虚致悸。

（二）失眠与心悸的关系

1. 失眠多伴心悸

失眠以睡眠不足为其主要临床特征，还常可伴随许多不适的症状及精神表现，如头晕目眩、心悸气短、体倦乏力、不思饮食、自汗盗汗、耳鸣耳聋、终日惕惕、胆怯恐惧、急躁易怒、胸胁胀满、恶心口苦、腰酸腿软、注意力不集中、健忘、工作学习效率下降，甚至失去工作和学习的能力。失眠的病位主要在心，它是心主神明功能受到扰乱后产生的病证。又由于心主血脉，产生失眠的病因施受于心，通常也会影响心主血脉的功能。所以各种证候的失眠，均可或多或少地导致心气不足或心血亏虚，所以伴随心悸症状较为常见。这其中可分为虚实两种情况：虚证，如心脾两虚证、心肾不交、心胆气虚证等，本身心气、心血即为不足，心失所养，发为悸动；实证，如肝火扰心证、痰热扰心证等，乃因其受邪气阻遏，局部血脉不通利，致气血相对不充，不能营养心脉而发心悸。

2. 心悸常致失眠

根据临床经验及调查显示，心悸症状为主的患者群中，也常常发现伴有失眠症状。这是因为心主神明，心悸病位在心，邪气极易扰乱心神，使心神不安而发生不寐。在惊悸证中出现以下几种证候时可以出现不寐：

（1）七情内伤

七情为喜、怒、忧、思、悲、恐、惊。情志之伤影响五脏而使人发生不寐。

七情之中以过喜、过怒、过思、过悲更为常见。因为这些情志的活动往往耗伤五脏精气，使脏腑功能失调。其中尤与心关系最为密切。心藏神，劳心过度，耗血伤阴，心火独炽，扰动神明，使心神激动，心悸不宁，神魂不安，发生不寐。

（2）心血不足

劳心过度，耗伤心血，心血不足，血不养心，无以奉养心神而致心悸不寐。

（3）心肾不交

心主火，肾主水。心火下降，肾水上潮，水火既济，心肾交通，睡眠才能正常。由于房劳等各种原因，而致肾阴亏损，肾水不足，不能上济于心火；或心阳衰微，心火不能下温肾水，而使心肾不交出现心悸不寐。

（4）痰火内扰

平素多痰，劳心思虑，痰郁化火，心阴亏虚化火，火炽痰扰，而致心神不安出现不寐。

（5）心胆虚怯

平时心气素虚，善惊易恐，心神不安，终日惕惕，心悸怔忡，酿成不寐。

七十八、夜间睡眠腿不安，风寒湿气合为痹

医案　张某，女，六十四岁。

主诉：下肢抽动 2 年余，加重 3 天。自诉夜间双下肢不自主抽动，揉捏及活动后症状可减轻，平素服用钙片，效果欠佳，饮食、睡眠欠佳，二便正常。舌红，苔薄黄，脉细数。

辨证：中年之后，脾胃渐损，肝肾亏虚，精气暗衰，筋脉失养，虚风内动，则见双下肢不自主抽动。辨为肝肾阴虚证，舌红、苔薄黄、脉细数亦为佐证。

诊断：颤证（肝肾阴虚）。以滋补肝肾为治则，给予芍药甘草汤合六味地黄汤加减治疗，整方如下：

芍药 12 g	甘草 12 g	熟地 15 g	山茱萸 12 g
山药 12 g	丹皮 10 g	泽泻 10 g	茯苓 10 g

　　　　　　7 剂，日 1 剂，水煎服 400 mL，分早晚两次空腹温服。

二诊：不适感减轻大半，发作次数亦有所减少。芍药改 24 g，继服 7 剂。

三诊：双下肢的跳动感和各种不适已经消失，睡眠质量改善明显，入夜除起夜之外没有别的原因中断睡眠，日间精力较前充沛。效不更方，继服 7 剂。

四诊：患者继续接受巩固性治疗至 1 个月止。后随访所有症状均未再发生。

此方用芍药甘草汤合六味地黄汤，滋补肝肾阴，充实营血以治本。

颤证是以头部或肢体摇动颤抖，不能自制为主要临床表现的一种病证。此患者属于西医诊断的不安腿综合征。

不安腿综合征（restless legs syndrome，RLS）是一种常见的神经系统感觉运动障碍疾病。根据国外的流行病学资料，其发病率为 3%—10%，以女性和老年人多见。感觉症状为夜间患者出现小腿深部难以描述的特殊不适，如扯拽、蠕动、蚕食、酸胀、麻木等，活动、敲打、触压可使症状暂时缓解。

不安腿综合征分原发和继发两种。原发性 RLS 常有家族史，不能治愈。继发性不安腿综合征多见于尿毒症、妊娠、缺铁性贫血、叶酸与维生素 B 缺乏、糖尿病、风湿性关节炎、淀粉样变性、帕金森病、肿瘤、干燥综合征等。主要表现：下肢有不适感觉或下肢急促移动，活动可改善，休息或静止时加重，症状呈昼夜节律性变化，常在夜间或晚间休息时发生，伴有睡眠不佳。本病虽然并无器质性改变，但严重扰乱患者睡眠，影响生活质量。《素问·五脏生成》云："故人卧血归于肝。""足受血而能步。""卧出而风吹之。""凝于脉者为泣，凝于足者为厥。""血行而不得反其空，故为厥也。"形象地讲明了本病的发病机制。中医认为不安腿综合征和肝关系密切，肝藏血主筋，若肝血不足，则筋脉失养，可出现肢体酸麻等不适，治当滋补肝肾。

针灸治疗

主穴：阳陵泉、阴陵泉、风市、环跳、蠡沟、绝骨、三阴交、曲泉、血海、委中、太冲、昆仑、安眠、神门、内关、风池。

配穴：足三里、丰隆、解溪、梁丘、阴市、丘墟、居髎、阳交、足五里、太溪、曲池、天枢、关元、百会、四神聪、合谷。以上诸穴不必全取，以主穴为主，每次交替选取相应配穴。

七十九、痤疮面部损形象，火针叩刺加汤药

医案　张某，女，二十五岁。

主诉：面部痤疮 1 年余，加重 5 天。刻下症见满面痤疮，伴有疼痛，手足不温，平素怕冷，纳食可，睡眠调，二便正常。舌淡胖有齿痕，苔白腻，脉沉弱。

辨证：患者手足不温，平素怕冷，可知其肾阳不足。肾阳不足，气血运行缓慢，则痰湿瘀滞，阻于面部，郁而不发，则见痤疮。辨为肾阳不足，痰湿瘀滞证。

诊断：痤疮（肾阳不足，痰湿瘀滞）。以温阳解瘀为治则，给予麻黄附子细辛汤加减治疗，整方如下：

生麻黄 6 g	制附子 6 g（先煎）	细辛 3 g	黄连 6 g
吴茱萸 3 g	炙甘草 6 g	丹参 15 g	白花蛇舌草 15 g
炒白术 10 g	太子参 15 g	生黄芪 20 g	当归 10 g

7 剂，日 1 剂，水煎服 400 mL，分早晚两次空腹温服。

二诊：患者痤疮面积减少，手足仍不温。上方加肉桂 9 g，继服 7 剂。

三诊：患者痤疮颜色变淡，症状好转，效不更方，继服 7 剂。

嘱其不要贪凉饮冷。用清水洗脸，去除皮肤表面的油脂、皮屑和细菌的混合物，但不能过分清洗。忌用手挤压、搔抓粉刺。此外，忌用油脂类、粉类护肤美容化妆品及含有糖皮质激素成分的软膏及霜剂。

此处用麻黄附子细辛汤为底方温补下元，同时发散郁结之阳气。方中麻黄辛温，发汗解表，为君药。附子辛热，温肾助阳，为臣药。麻黄行表以开泄皮毛，逐邪于外；附子温里以振奋阳气，鼓邪达外。二药配合，相辅相成，为助阳解表的常用组合。细辛归肺、肾二经，芳香气浓，性善走窜，通彻表里，既能祛风散寒，助麻黄解表，又可鼓动肾中真阳之气，协附子温里，为佐药。三药并用，补散兼施，使外感风寒之邪得以表散，在里之阳气得以维护，则阳虚外

感可愈。另加黄连、白花蛇舌草清热解毒，吴茱萸、炒白术、炙甘草健脾温中，丹参、当归活血行气，生黄芪利水健脾，太子参滋阴益气。

（一）痤疮病因病机

痤疮，俗称"暗疮""粉刺"，中医又称"肺风粉刺"，一般认为是性腺内分泌功能失调引起的毛囊和皮脂腺的慢性炎症。本病是一种临床多发病，近年来，无论是青少年还是成人，痤疮的发病率均呈上升趋势。

西医认为痤疮是一种多因素的皮肤附属器官疾病，其详细发病机理目前尚未完全清楚。内分泌失调、皮脂溢出过多、毛囊皮脂腺导管角化异常、毛囊内微生物感染及遗传等是本病发生的主要因素。然而，随着现代医学"生理—心理—社会"医学模式的提出，越来越多的学者意识到，患者自身的心理及生存状态在疾病的发生发展过程中起到了重要作用，有时甚至是主导作用。这与中医学的"整体观""天人相应"的思想不谋而合。而痤疮好发部位在面部，好发年龄为青少年，可出现如粉刺、炎症性丘疹、脓包、结节和囊肿等多形性皮损，严重者容易遗留色素沉着或凹陷性疤痕。所以本病虽无明显自觉症状，或仅有轻度瘙痒或疼痛，但由于对于容貌产生的不同程度的影响，却使越来越注重外在形象的现代人，容易在心理层面上产生负面效应，出现焦虑、抑郁、自卑等心理问题，从而进一步对其就业、社交甚至择偶等方面产生影响。故而许多人选择就医更多的是心理上的需求而非生理上的需求。同时，因焦虑、紧张等不良情绪本身也是痤疮的加重因素，因此在疾病本身与心理问题之间容易形成恶性循环，不利于病情的预后，也会影响患者的整体生活质量。

历代中医对痤疮（粉刺）均有描述，最早在《黄帝内经》中就可见到"诸痛痒疮皆属于心，汗出见湿乃生痤痱"的记载。对痤疮的形成，《黄帝内经》中也已有论述，《素问·生气通天论》篇曰："汗出见湿，乃生痤。""劳汗当风，寒薄为皶，郁乃痤。"《素问·生气通天论》王冰后来注曰："皶刺长于皮中，形如米，或如针，久者上黑，长一分，余色白黄而瘦于玄府中，俗曰粉刺。"巢元方在《诸病源候论》中曰："面皶者，谓面上有风热，气生疱，头如米大，亦如谷大，白色者是。"明代《外科正宗》曰："肺风、粉刺、酒渣鼻三名同种，粉刺属肺、酒渣鼻属脾，总皆血热郁滞不散。"清代《医宗金鉴》认为："此证由肺经血热而成，每发于面鼻，起碎疙瘩，形如黍屑，色赤肿痛，破出白粉汁。宜内服枇杷清肺饮，外敷颠倒散。"

总结古代医家对于痤疮（粉刺）的认识，多认为肺胃血热、风热是痤疮的主要病因病机。近年来，各方医家在痤疮的病因病机方面的论著较多，出现了许多新的理论。将传统上痤疮的病因病机中"肺热、风热、血热"几个方面丰富发展起来，提出了肝、肾、脾为病，以及冲任失调、血瘀等新的理论。另外更有学者提出在任何一种类型的痤疮中都存在不同程度的血瘀。则根据中医脏腑经络学说，面部分属不同的脏腑经络，发病部位的不同，邪毒涉及的脏腑各异。皮损聚集于前额、鼻颊沟、鼻尖，多与肺胃有关；在口周，多与脾有关；在面颊两侧，多与肝有关；泛发于胸部、肩背部等皮脂分泌旺盛处，则多与任督二脉有关。

（二）辨证用药

1. 表邪郁滞型

临床表现：感受外邪，汗出不透，邪郁不得发越，郁于皮肤肌腠之间，郁而成痤。以面部为主，丘疹细小，无红肿及化脓，不痛不痒，汗出少或无汗，基本无全身症状，或偶有轻微皮肤觉痒，皮下闷热感；舌淡，苔薄白，脉缓。多见于青少年。

治则：宣透表邪，和解表里。

方剂：麻黄汤合小柴胡汤加减。

2. 肺胃热盛型

临床表现：邪气入里或里热炽盛，肺主皮毛开窍于鼻，胃为阳明行于口周，热盛成毒，发为痤疮。症见于口鼻周围及颈部，粒大红赤，有脓，口臭口干，面部污垢，大便秘结，小便黄；舌红，苔黄干或黄腻，脉滑或数。可见于多种年龄段。

治则：清热解毒，宣肺清胃。

方剂：麻杏石甘汤或白虎汤加减。

3. 肾阴亏虚，心火亢盛型

临床表现：肾阴亏虚，肾水不能上济，心火独亢，发为痤疮。症见面部痤疮色赤粒小，色泽鲜亮，有痛痒感，伴口渴心烦，失眠多梦，五心烦热，小便短赤，口干多饮，口舌生疮，女性经前加重，或兼经前烦躁、乳胀、痛经；舌红，苔少，脉细数。此型女性居多。

治则：滋肾清心，解毒消痤。

方剂：黄连阿胶汤合四妙勇安汤加减。

4. 阳虚血亏，痰瘀互结型

临床表现：素体阳气虚弱，或病后体虚，气血不足，气虚无以推动，阳虚无以温煦，血虚无以滋养，水湿凝滞成痰，血行不畅为瘀，结于皮下为痤。症见面颈部痤疮,基地较大,漫肿无头,色泽暗红不鲜,皮肤、面色不华,久不成脓,久结不散,不痛不痒,溃后难收,形成疤痕,或有畏寒肢冷,口淡不渴,神瘦气怯;舌淡苔薄或有齿痕,脉细或形大而力弱。多见于久病、中年或素体虚弱者。

治则:温阳益气,化痰消瘀。

方剂:肾气丸加减。

(三)针灸治疗

1.皮肤针

(1)取穴

大椎、肺俞、膈俞、胃俞。

(2)操作方法

俯卧位,充分暴露背部。用75%乙醇或0.5%的碘伏棉球在施术部位消毒;将针柄末端置于掌心,拇指居上,食指在下,其余手指呈握拳状握住针柄末端,并针尖对准叩刺部位,用较重的腕力垂直叩刺,即将针尖垂直叩击在皮肤上,并立即弹起,如此反复进行,以局部皮肤明显潮红,可见出血为度。后用闪火法将玻璃罐吸拔于叩刺部位,留10分钟后取下。术后用消毒干棉球擦拭干净,保持清洁。每周1次,8次为1个疗程。

2.火针

(1)取穴

局部取每个结节或囊肿顶部中央及基底部。整体取肺俞、膈俞、脾俞。

(2)操作方法

面部痤疮患者取仰卧位(颈背部皮损患者取俯卧位),医者坐于患者头颈部端,充分暴露皮损部位,选好进针点。左手持酒精灯,灯内酒精装1/3即可尽可能接近施术部位,右手拇、食、中指持针柄,置针于火焰的中焰,先加热针体,再加热针尖,把针烧至发白。若火针温度太低,则疼痛甚。先点刺皮损局部,左手持酒精灯微向外移,烧针后右手运用手腕力量,持针迅速垂直刺入皮损顶部,若皮损为丘疹、黑头、脓疱,常点刺一下即可,稍加挤压,把皮疹上的黑头粉刺或脓疱分泌物、脓栓、脓血清除;若皮损为结节坚硬者,则应在其中心和周围多处点刺,不挤压;若为囊肿,刺破囊壁时则有落空感,用棉签轻轻挤净囊内物,消毒棉签沾干并轻按针孔,酒精再次消毒,暴露针孔。深度取决于皮损深度。以针尖透过皮肤病变组织,未接触正常组织为宜。结节者,刺入皮损中央,切忌挤压,以防炎症扩散。每个皮损部位控制在 5 次内，稀疏均匀。背部俞穴常规消毒，烧针后迅速直刺各穴，每穴点刺 3 下，深度控制在 5 mm 内。出针后，消毒干棉球轻按针孔，严禁揉搓，以防出血。火针治疗后不要搔抓点刺处，点刺处 24 h 内不要沾水，以局部红晕完全消失为度，不要污染局部，如局部微红，则为火针后正常反应。5 天 1 次，连续 4 次，20 天后观察结果。

肺主皮毛，选肺俞以宣通肺气，清泻上焦郁热；膈俞为血会，刺膈俞以清泄血热；脾主肌肉，刺脾俞以健运化湿，促进皮损修复。面部皮损的火针治疗，可以疏畅浅表之经络气血，使积热外泄，软坚散结，促进局部皮肤新陈代谢。

八十、若有过敏鼻炎病，隔姜艾灸神阙穴

医案 赵某，男，三十三岁。

主诉：鼻部不适1年余，加重3天。刻下症见鼻部不适，鼻流清涕，鼻塞不通，遇冷则发，神疲欲寐，纳食可，睡眠调，二便正常，既往有过敏性鼻炎病史。舌红，苔黄，脉数。

辨证：反复遭受风寒、风热侵袭，肺经郁热，清肃失常，气道不清，鼻窍失利，津液壅滞，日久化为浊涕，滋流如渊而成病，故辨为肾阳亏虚，风寒侵袭证。

诊断：鼻炎（肾阳亏虚，风寒侵袭）。以调和气机为治则，给予麻黄附子细辛汤加减治疗，整方如下：

生麻黄6g	制附子6g^{（先煎）}	细辛3g	辛夷花10g
苍耳子6g	白芷20g	薄荷3g	防风6g

7剂，日1剂，水煎服400mL，分早晚两次空腹温服。

二诊：服药后，患者鼻部症状好转，仍有鼻塞不通。上方加杏仁9g，桂枝9g，继服7剂。

此处亦用麻黄附子细辛汤。中医治病很神奇，一个方子，可以治疗多种疾病，一个疾病可以用好多个方子来治疗。此患者素体阳虚，故见神疲欲寐，复受风寒侵袭，肺气虚弱，腠理疏松，卫阳不固，风寒外邪乘虚而入，津液失布，浊阴内停，壅塞鼻窍，而见鼻塞、打喷嚏、流清涕。加辛夷花、苍耳子通鼻窍，白芷芳香通窍。"肝应春""肝化风"等特性分别与过敏性鼻炎发作或加重的时间规律密切相关，故加薄荷疏肝，防风散外风。

过敏性鼻炎即变态反应性鼻炎，既是五官科的常见病，也是呼吸系统的变态反应性疾病，以鼻流清涕、打喷嚏、鼻痒、鼻塞等为主要症状，与机体免疫机能的失调密切相关。过敏性鼻炎是现代社会的常见病，严重影响人们的生活质

量，且难以治愈，给人们带来了极大的困扰。流行病学研究，过敏性鼻炎常与哮喘、结膜炎、中耳炎、鼻窦炎或其他鼻部疾病和眼部疾病合并出现。它并非是一个简单的、孤立的疾病，它的发病与多种因素相关，如遗传因素、外界自然社会环境和自身免疫力的改变等。

过敏性鼻炎临床上以突发鼻痒、喷嚏、流清涕为主要症状，严重者嗅觉减退或消失。西医治疗此病，使用抗过敏药物，而一些抗过敏药物多有困倦不适的副作用，因为抗过敏药多为抗组胺药和激素类药，不但会致人困乏疲倦，对肝肾还有损害，且激素还可能导致肥胖、感染、色素沉着等问题，这些药物也多在用时见效，停药就会复发，甚至加重。因此，许多人选择中医治疗。中医治疗此病，方法种类繁多，有针灸、穴位贴敷等。

隔姜灸属于脐疗的一种。脐疗的发展源远流长，源于春秋，盛于明清。脐疗是指在中医基础理论（特别是在中医经络理论）指导下，在脐上施行药物敷贴、针灸等刺激，从而激发全身的气机，疏经通络、行气活血、祛除外邪、调理阴阳，用于预防和治疗疾病的一种中医手段。脐疗法可分为三大类，敷脐（如敷脐、蒸脐）、物理刺激（如针灸推拿）和气功意守。脐疗作为中医外治法的一种，其操作简便、安全，疗效确切，材料广泛易得，适应症广，少禁忌症，适合在临床上广泛应用。

神阙穴又有气舍、维会、环谷之称。因脐带是传输母体之气、营养的唯一途径，故古代医家认为在脐带被剪断时还留有一点真气在脐下，所以说脐是神气残留的地方，气通先天，也是生命根本。神阙穴为阴脉之海的要穴。神阙穴在胸腹的正中间循行，上连心，中达脾胃，下通肝肾，与督脉、带脉一源三歧，故也曾有脐通百脉的说法。神阙穴不仅与脏腑经络密切相关，还与元气有着紧密的关系。《难经》不只一次记载了脐与元气的关系，如"脐下肾间动气者，人之生命也，十二经之根本也，故名曰原"；又有"诸十二经脉者，皆系于脐下生气之原。所谓生气之原者，谓十二经之根本也，谓肾间动气也。此五脏六腑之本，十二经脉之根，呼吸之门，三焦之源。一名守邪之神"。

艾叶到今天为止仍是灸法的主要材料，艾叶有其独特的性质，其性温味苦辛，《神灸经纶》一书上说："夫灸取于火，以火性热而至速，体柔而用刚，能消阴翳，走而不守，善入脏腑。取艾之辛香作灶，能通十二经，入三阴，理气血，以治百病，效如反掌。"又《本草纲目》记载"艾叶能灸百病"。《本草从新》："艾叶苦辛，生温，熟热，纯阳之性，能回垂绝之阳，通十二经，走三阴，理血气，逐寒湿，暖子宫，止诸血，温中开郁，调经安胎……以之救火，能透诸经而除百病。"可见艾灸可治百病。隔姜灸是艾灸的一类，其功效大致相同，包括回阳救逆、行气通络、活血消肿、升阳举陷、拔毒泄热、防病等。

隔姜灸是常用的隔物灸之一，切取一定厚薄的姜片，置于施灸部位，姜片上放置艾柱，点燃进行操作，跟其他灸法一样都是取艾柱的温热刺激人体的穴位，又生姜性温味辛，辛散上于头面，同时把艾柱的药性往上带。隔姜灸在古籍中早有记载，杨继洲在《针灸大成》曰："灸法用生姜切片如钱厚……然后灸之。"张景岳的《类经图翼》中也有提到用隔姜灸治疗痔疾，"单用生姜切薄片……用艾炷于姜上灸三壮，黄水即出，自消散矣"。李学川的《针灸逢源》与吴尚先的《理瀹骈文》等书上也有隔姜灸治病的记载。

隔姜灸神阙穴，即在肚脐上行隔姜灸，首先脐部皮下没有脂肪，且其腹膜上有着丰富的动静脉网，药力能轻易渗进体内，通过经络气血系统作用到全身；其次生姜发散，能把药力往上带；最后灸法适应症广泛，热证也能用灸的例子不在少数。在治疗过敏性鼻炎中可不分型，可用于所有类型的过敏性鼻炎。具体操作如下：

用鲜生姜切成厚约 0.2—0.5 cm 的薄片，中间用针刺数孔，置于神阙穴上，上面再放置中等艾柱（高 1 cm，直径 1 cm，重 1 g），用线香点燃灸之。待患者有局部灼痛感时，更换艾柱再灸，每次灸 5 壮，以局部潮红为度。一天 1 次，5 次为一疗程。

八十一、阴虚阳搏谓之崩，淋漓难断名为漏

今日我早早起床，步行去医院。护城河面，倒映着天空与白云，吃过早饭后，随众人前往齐河，继续我的跟师义诊。

医案 孙某，女，三十九岁。

主诉：月经量多 1 年余，加重两天。既往有崩血病史，此次月经期间，突然血量增大，夹有瘀块，动则益甚，伴有小腹疼痛拒按，纳食可，睡眠调，二便正常。舌质黯红，舌边有瘀点，脉沉涩或弦紧。

辨证：瘀阻冲任，血不循经，非时而下，发为崩漏。辨为血瘀证，舌质黯红、舌边有瘀点、脉沉涩或弦紧亦为佐证。

诊断：血崩（血瘀）。以祛瘀止血为治则，给予四物汤合失笑散加减治疗，整方如下：

熟地 30 g	白芍 15 g	当归 15 g	川芎 15 g
五灵脂 9 g	益母草 30 g	炒蒲黄 15 g	荆芥炭 9 g
生地榆 30 g	藕节 30 g		

7 剂，日 1 剂，水煎服 400 mL，分早晚两次空腹温服。

电话随访：喝药后，月经量明显减少，小腹疼痛减轻。嘱月经期间勿食凉物。

四物汤中，当归补血养肝，和血调经为君，熟地滋阴补血为臣，白芍养血柔肝为佐，川芎活血行气祛瘀，散结止痛。方中五灵脂苦咸甘温，擅通利血分，散瘀止痛；蒲黄甘平，行血消瘀，二者相须为用，为化瘀散结止痛的常用组合。

崩漏，是指已有月经初潮的女性，不在月经期内，大量的阴道出血，或月经持续的时间太长，阴道出血点滴而出，淋漓难断的一种疾病。出血量多，出血势态急骤的称为"崩"；出血量少，持续时间久，淋漓难断的叫"漏"。崩跟

漏，在出血形式上虽有差别，但在疾病过程当中，二者常常相互转化。崩证病程时间长了，阴道出血量逐渐减少，而后表现出点滴而出，淋漓难尽则转变为漏证；漏证的疾病过程中，又可突然出现阴道出血量增多时，则转变为崩证。由此，临床上常崩漏并称。无论哪一种形式的出血，长此以往，都将导致病人并发贫血，或继发感染，更有甚者不得不切除子宫而丧失生育能力等，给病人造成巨大的身心损伤。

（一）中医病因病机

中医认为，崩漏的发病是肾—天癸—冲任—胞宫生殖轴的严重失调。导致崩漏的常见病因有脾虚、肾虚、血热和血瘀，四者或单独成因，或复合成因，或互为因果，最终导致冲任不固，不能制约经血，子宫藏泻失常。《兰室秘藏》论崩责之脾肾虚，又认为阴虚致崩的机理是"肾水阴虚，不能镇守胞络相火，故血走而崩也"。《素问·阴阳别论》曰："阴虚阳搏谓之崩。"《血证论》指出："出血何根，血即其根也。"《景岳全书·妇人规》认为崩漏与五脏阴虚阳搏有关，"五脏皆有阴虚，五脏皆有阳搏"，"凡阳搏必属阴虚，络伤必致血溢"。《女科撮要》有因肝致崩者论："或因肝经有火，血得热而下行；或因肝经有风，血得风而妄行；或因怒动肝火，血热而沸腾。"《妇科玉尺》概括崩漏的病因："究其源则有六大端，一由火热，二由虚寒，三由劳伤，四由气陷，五由血瘀，六由虚弱。"可见古人早已对崩漏的病因病机进行了较全面的概括。

（二）中医治疗

明代《丹溪心法附余》提出："初用止血以塞其流，中用清热凉血以澄其源，末用补血以还其旧。若只塞其流不澄其源，则滔天之势不能遏；若只澄其源不复其旧，则孤子之阳无以立。故本末无遗，前后不紊，方可言治也。"后世医家将其所倡立的三大治则即"塞流""澄源""复旧"遵为"治崩三法"。至清代，《傅青主女科》提出"止崩之药不可独用，必须于补阴之中行止崩之法"，创"固本止崩汤"和"逐瘀止血汤"，分别用于治疗气虚和血瘀所致之崩。

1. 辨证用药

血热崩漏

证见出血量多，色深红，面赤口干；舌质红，苔黄，脉洪或滑数。治疗方法，实热以舒肝解郁，调冲止血为主，方用丹栀逍遥散或奇效四物汤；虚热以滋阴清热，凉血止血为主，方用清热固经汤。

脾虚崩漏

证见暴崩下血或淋漓不净，色淡质薄，面色苍白或虚浮，身体倦怠或四肢不温，纳少脱闷，大便溏；苔薄白、湿润或腻，舌体胖嫩或有齿印，脉细弱无力。治疗以补脾益气，养血止血为主，方用固本止崩汤。

肾虚崩漏

肾阳虚证见出血量多，或淋漓不断，色淡红，畏寒肢冷，腰膝酸软，面色晦黯，尿清长；舌淡，苔薄白，脉沉细。肾阴虚，证见出血量少或淋漓不断，色鲜红，腰痛；舌质红，苔少或无苔，脉细数。肾阳虚以温肾止血为主，方用右归丸。肾阴虚以滋肾养阴为主，方用左归丸。阴阳两虚者，可综合上述两法，灵活应用。

2. 针灸治疗

针刺取穴：关元、三阴交、地机、太冲。

操作方法：患者平卧位，针刺穴位常规消毒后，使用一次性无菌针灸针，规格为 0.35 mm × 25 mm。各穴位垂直皮肤进针，透皮后缓慢刺入至相应深度，以局部得气为度，得气后行提插捻转，留针 30 分钟，隔 2 日治疗 1 次，10 次为 1 个疗程。

对于气滞血瘀型崩漏，可以采用刺络放血治疗。操作方法：患者俯卧位，在腰骶部周围寻找形如小红虫状或成丝条状的毛细血管处，或皮肤颜色较深处，或局部皮肤瘀青处等阳性点，每次选取 2—3 个点，局部常规消毒后，用一次性使用无菌注射针头（0.5 mm × 38 mm）点刺出血，点刺后用闪罐法加拔火罐，吸出瘀血，留罐 5 分钟，或出血量约 5 mL 即可，隔 2 日治疗 1 次，10 次为 1 个疗程，共治疗 1 个疗程。

八十二、胃不和则卧不安，中州通达心神定

医案 王某，男，六十一岁。

主诉：失眠2年余，加重3天。刻下症见入睡困难，伴有头痛，心悸，腹部胀满，双手颤抖，大便干燥，纳食可，小便正常。舌暗红，苔黄，脉弱。

辨证：情志不遂，暴怒伤肝，肝气郁结，肝郁化火，邪火扰动心神，神不安而不寐；肝火上扰清窍，则见头痛；肝阴受损，虚风内动，则见双手颤抖。辨为肝火扰心证。

诊断：不寐（肝火扰心）。以疏肝泻火、镇心安神为治则，给予宁心安眠方加减治疗，整方如下：

黄芪30 g	麦冬15 g	五味子3 g	川芎20 g
丹参20 g	山栀20 g	柴胡9 g	炒枣仁30 g
茯神30 g	石菖蒲15 g	远志15 g	紫石英30 g
木香9 g	生甘草6 g	珍珠母60 g	白蒺藜30 g
蔓荆子30 g	焦三仙各30 g	乌贼骨30 g	酒大黄30 g
瓜蒌30 g	厚朴20 g		

7剂，日1剂，水煎服400 mL，分早晚两次空腹温服。

此方以宁心安眠方为底方，清热除烦，宁心安神，另加珍珠母重镇安神，白蒺藜、蔓荆子平肝解郁，清利头目，焦三仙、乌贼骨顾护胃气，酒大黄、瓜蒌润肠通便，厚朴温中除胀。

（一）胃不和则则卧不安病机

"胃不和则卧不安"之语，源于《素问·逆调论》，其曰："不得卧而息有音者，是阳明之逆也……阳明者，胃脉也。胃者，六腑之海，其气亦下行。阳明逆，不得从其道，故不得卧也。下经曰：'胃不和则卧不安。'此之谓也。"意即因胃主通降，"其气亦下行"，其道乃通降之道，阳明胃脉气机发生紊乱，不能

顺其本来的通道运行，故而发为卧不安寐。此语之关键在一"和"字，"胃不和"则"卧不安"，而"胃和"则"卧安"。"和"者，阴阳自和也，阴阳交感既济，谐和为用。而人体脏腑正常的生理功能稳态，亦即谓之"和"。如若阴阳的动态平衡破坏引起机体阴阳失调，或各种内外因素导致机体脏腑功能运行失常，此即为"不和"。

胃乃"太仓""水谷气血之海"，为后天之本，气血生化之源，胃之功能健旺，通降调和，才能受纳、腐熟水谷，化为精微，以化生气血津液，使气血充盈，内助五脏六腑之精血，形与神俱，方能静而安卧；若胃之机能紊乱，通降失和，受纳、腐熟水谷失司，不能化生精微，气血生化乏源，五脏六腑无以充养，形神日衰，则致夜寐不宁。《难经》亦云："老人卧而不寐，少壮寐而不寤者，何也？……老人血气衰……故昼日不能精，夜不得寐也。"因此，"气血盛"而"夜瞑"，有赖于胃腑机能的正常运行，即所谓"胃和"也。

"胃和"则营卫行而寐安。前贤认为，人之寤寐是营卫相互协调、循行有度的结果，如《灵枢·营卫生会》篇说："营卫之行，不失其常，故昼精而夜瞑。"《灵枢·大惑》云："夫卫气者，昼日常行于阳，夜行于阴，故阳气尽则卧，阴气尽则寤。若营卫亏虚，或其运行失常，则可导致不寐。"即如《灵枢·营卫生会》所说："营气虚少，而卫气内伐，故昼不精，夜不瞑。"《灵枢·邪客》亦云："今厥气客于五脏六腑，则卫气独卫其外，行于阳，不得入于阴。行于阳则阳气盛，阳气盛则阳跷陷，不得入于阴，阴虚，故目不瞑。"

营气、卫气都属于人体的营养物质，来源于脾胃运化所产生的水谷精微，《灵枢·营卫生会》曰："人受气于谷，谷入于胃，以传与肺，五脏六腑，皆以受气，其清者为营，浊者为卫，营在脉中，卫在脉外，营周不休。"其清者，即水谷精微中最清纯、最精华的部分为营气，而其浊者，即水谷精微中刚悍的部分为卫气。所以，胃腑功能正常是化生"营卫"的基础，而且营卫之气需要脾胃所化营养之气的不断补充，方能保证在体内运行的"营周不休"，才能使"营卫之行不失其常"，如《灵枢·五味》所说："谷始入于胃，其精微者，先出于胃之两焦，以溉五脏，别出两行，营卫之道。"是故胃之通降失和，则化生精微不足，致使营卫虚少，其运行迟滞，或致营卫之行有失其常，卫气当出于阳而不出，当入于阴而不入，因而出现寤寐失常。因此，卫气出阳入阴、营卫循行有度是寤寐形成的基础，而"营卫之行不失其常"全赖"胃和"是也。

胃主通降，脾主升清，二者上通下达，实为五脏六腑气机升降出入之枢纽，故胃和、脾健，则升降出入之道畅而心肾得以相交，肝肺得以升降，阴阳亦得以交会，寐自可成。而且清末名医张聿青在《医案》中说："胃为中枢，升降阴阳,于此交通,心火俯宅坎中,肾水上注离内,此坎离之既济也。水火不济,不能成寐,人尽知之。不知水火不济,非水火不欲济也,有阻我水火相交之道者,中枢是也。"是故"胃不和",既可因中州土弱,无力升降上下致心肾水火无力相济、上下阴阳无以相交,又可因中焦不畅,心肾二脏欲令水火交会而相交之道闭塞,亦无由得济也。

前贤所云,"寐在乎阴,神为主也。卫气内入则寐,外出则寤",而"胃主卫,胃实则卫气盛",如若"胃气独盛于阳,不入于阴",阴阳不和而不眠。

素喜食辛辣温燥之品,化热生火,或情志不遂,气郁化火,火热之邪,郁扰于胃,胃火炽盛,阻碍气机,胃失和降,浊气上逆则夜卧不宁。此乃"胃热炽盛"之"胃不和"。

胃居于中州,为气机升降运动的枢纽,若痰湿内生,阻滞气机,气机升降失常,如明代医家秦景明言:"中脘之气,窒塞不舒,阳明之脉,逆而不下,而不得卧之证作矣。"此乃"痰湿中阻"之"胃不和"。

胃腑以通为顺,以降为和,宜实而不满,泻而不藏,若因饮食不节,食积内停,则胃腑不通,气机阻滞,胃气上逆而夜寐不安,如《张氏医通》言:"中有宿食痰火,此为胃不和则卧不安也。"此乃"宿食停滞"之"胃不和"。

胃主通降,肝主疏泄,若情志不舒,肝气郁滞,疏泄失职,横逆犯胃,气机郁滞,胃失和降,则胃气上逆而不寐。此乃"肝郁犯胃"之"胃不和"。

饮食不节,饥饱失常,或因劳倦伤中,或久病失养,致使胃气亏损,受纳腐熟功能减退,通降失衡,胃气失和,化生水谷精微、气血津液不足而"夜不瞑"。此乃"胃气亏虚"之"胃不和"。

胃喜润恶燥,以降为顺,素体胃阴不足,虚热内生,郁于胃土,胃气失和,或过食辛辣、香燥之品,胃阴受损,胃失滋润,胃纳失权,失于和降,胃气上逆而不得安卧。此乃"胃阴不足"之"胃不和"。

素体中阳不足,虚寒内生,或过食生冷,寒凉之物损伤中阳,阳虚阴盛,浊阴扰胃,寒凝气机,胃气不畅,胃气失于和降而不寐。此乃"胃阳虚衰"之"胃不和"。《素问·逆调论》:"阳明逆,不得从其道,故不得卧也。"《张氏医通·不得卧》:"中有宿食痰火,此为胃不和则卧不安也。""胃不和"看似是实证所致,实则不然,"胃不和"非皆实证,临床所见亦可证实。是故强调以"胃不和"为"卧不安"之辨证依据的同时,更应细究其因,谨守病机,才能辨证施治,否则必犯"虚虚实实"之戒。

（二）治疗

既然"胃不和"有邪实、正虚及虚实夹杂之别，治疗之法当补虚泻实，决渎壅塞，气血化生有度，营血充足，卫气畅行，气才能由阳入阴，则阴阳得和，不寐乃愈。正如《灵枢·邪客》所云："补其不足，泻其有余，调其虚实。"以恢复机体阴阳相和、脏腑功能协和之常态，此为治疗"胃不和"之原则，以"和胃"为"胃不和则卧不安"之施治圣度。

然究"和胃"一法，又有多种，临诊时则须分清虚实，明辨病机，随证加减，方药得理，则"胃和"而"卧安"。如"胃热炽盛"之"胃不和"，当清胃散合泻心汤加减，以清胃泻火而"和胃"，则郁火得除，胃气顺和；"痰湿中阻"之"胃不和"，当二陈汤加味，以燥湿化痰而"和胃"，则湿化痰祛，胃得和降；"宿食停滞"之"胃不和"，方用保和丸加减，以消食导滞而"和胃"，则食积得消，胃气复和；"肝郁犯胃"之"胃不和"，当柴胡疏肝散加减，以疏肝解郁而"和胃"，则气机通畅，胃气得和；"胃气亏虚"之"胃不和"，方宗四君子汤加味，以益气补中而"和胃"，则胃气恢复，通降乃和；"胃阴不足"之"胃不和"，方主益胃汤加味，以益胃养阴而"和胃"，则胃阴得复，胃气通和；"胃阳虚衰"之"胃不和"，方承黄芪建中汤加味，以温中补虚而"和胃"，则中阳振奋，胃气乃和。上述之法，皆从不同方面来"和胃"而求"胃和"，以达"卧安"而"夜寐"也。

中医辨证论治的基本原则，实际上是以寻求机体稳定、脏腑机能协调为目的，如《素问·至真要大论》中说："谨守病机，各司其属。有者求之，无者求之，盛者责之，虚者责之，必先五胜，疏其血气，令其条达，而致和平，此之谓也。"对于"胃不和则卧不安"者，以"和胃"为其大法，客者除之，结者散之，热者寒之，寒者热之，虚者补之，实者泻之，使胃气调和、升降有序，气血化生有源，营卫循其常度，阴阳相和，则自卧安夜眠。是故宗"胃不和则卧不安"之说，究其病机，辨证施治，必获良效。正如《内经》中所云"因而和之，是谓圣度"，所言极是。

八十三、路边小贩骗子多，同伙围前假意购

医院的旁边，有小贩在出售使君子。这种生长在中国南方的常见植物很多北方人并没有见过，独特的形态，容易让人有种价格不菲的感觉。药用使君子为使君子科植物使君子的干燥成熟果实，主要产于广东、广西、云南等地。使君子性甘，温，有小毒。归脾、胃经，有杀虫消积之功效。由于其驱蛔虫、蛲虫作用较强，富含油脂能通便，且味道甘甜适口，故常用于治疗小儿蛔虫病、蛲虫病，可炒香嚼服或研末冲服。同时使君子又能健脾消疳，用治小儿疳积之面色萎黄、形体消瘦、不思饮食或多食善积、腹部胀大、腹疼有虫，常与槟榔、神曲、麦芽同用，如肥儿丸。

使君子做为中药驱虫药的常见常用药当然是物美价廉效果好。但是服用剂量需要注意，煎服，9—12 g；炒香嚼服，小儿每岁每日 1—1.5 粒，一日总量不超过 20 粒。控制使君子内服用量主要是防服后出现不良反应。（1）变态反应：四肢和臀部有多数散在的紫红色皮疹，逐渐增多或成批出现，无痛痒感，双侧足踝部青肿、关节肿胀、疼痛、便血、鼻出血，伴有头昏、心悸、食少、肢体困倦、血尿、蛋白质尿，以及过敏性紫癜和过敏肾炎等。（2）中毒反应：过量服用后可出现胃脘不适、呃逆、呕吐、头昏、腹泻、腹痛，如与热茶、热药同服，则发生剧烈的腹痛、腹泻，严重时出冷汗、四肢发冷、头痛、抽搐、惊厥、呼吸困难、血压下降等，可因呼吸麻痹致死。《本草纲目》曰："忌饮热茶，犯之即泻。"《本草经疏》曰："忌食热物。"《本草汇言》曰："脾胃虚寒之子，又不宜多用，多食则发呃。""苟无虫积，服之必致损人。"不良反应的中药治疗：使君子壳 30 g，煎水当茶饮，可解毒；绿豆 60 g，甘草 30g，水煎内服。

小贩常用自行车载上一些使君子叫卖，每当叫卖时身边很快就会过来几个人在这里假意购买，营造一种热卖的氛围。这时你走过去问询问这是做什么用的，旁边的人就会滔滔不绝的介绍，说可以治疗胃病、增强抵抗力、延缓衰老、排毒养颜等。更会当着你的面进行交易，让你心动。如果你询问价格，卖主只

会说 20 元，等你真正购买时却是 20 元一两，其价格是正规药店价格的 10 倍以上。同时小贩为了多卖故意夸大药用价值，误导人们长期大剂量服用。为此很多来医院看病的人上当受骗。但因其流动性特别大，违法成本比较低，给打击犯罪造成很大的困难，故屡禁不止。所以我们应该时刻擦亮自己的眼睛，同时提醒身边的人有病去医院，买药去药店。

八十四、寒热虚实腹痛病，皆因不通而为痛

医案 从某，男，六十三岁。

主诉：腹部疼痛 3 天余，加重 2 天。刻下症见腹部疼痛，时感脐周疼痛，遇冷加重，既往胃穿孔病史 1 年余，术后粘连。舌暗紫，苔白腻，脉弦。

辨证：寒邪凝滞，中阳被遏，脉络痹阻，则见腹痛；遇冷加重为寒邪表现；苔白腻说明体内有痰湿。辨为寒湿内阻证。

诊断：腹痛（寒湿内阻）。以温中燥湿为治则，给予厚朴温中汤治疗，整方如下：

厚朴 30 g	草豆蔻 15 g	干姜 2 g	木香 15 g
陈皮 30 g	茯苓 15 g	甘草 15 g	生姜 3 片
白芍 30 g	当归 15 g	元胡 20 g	乌药 20 g
百合 15 g	三棱 20 g	莪术 20 g	

7 剂，日 1 剂，水煎服 400 mL，分早晚两次空腹温服。

此处以厚朴温中汤为底方，温中燥湿，另加白芍、元胡缓急止痛，当归活血调经，乌药、百合散寒止痛，三棱、莪术破血通经。

腹痛是指胃脘以下、耻骨毛际以上部位发生以疼痛为主症的病证。腹部分大腹、小腹和少腹。脐以上为大腹，属脾胃，为足太阴、足阳明经脉所主；脐以下为小腹，属肾、大小肠、膀胱、胞宫，为足少阴、手阳明、手足太阳经脉及冲、任、带脉所主；小腹两侧为少腹，属肝、胆，为足厥阴、足少阳经脉所过。

《内经》最早提出腹痛的病名。《素问·气交变大论》说："岁土太过，雨湿流行，肾水受邪，民病腹痛。"并提出腹痛由寒热之邪所致，《金匮要略·腹满寒疝宿食病脉证治》对腹痛的辨证论治作了较为全面的论述，"病者腹满，按之不痛为虚，痛者为实，可下之。舌黄未下者，下之黄自去"，对"腹中寒气，雷鸣切痛，胸胁逆满，呕吐"的脾胃虚寒、水湿内停证及寒邪攻冲证分别提出用附子粳米汤、大建中汤、赤丸治疗等，开创了腹痛证治先河。《仁斋直指方》

对不同腹痛提出分类鉴别，"气血、痰水、食积、风冷诸症之痛，每每停聚而不散，唯虫痛则乍作乍止，来去无定，又有呕吐清沫之可验"。李东垣在《医学发明》强调"痛则不通"的病理学说，并在治疗原则上提出"痛随利减，当通其经络，则疼痛去矣"，对后世产生很大影响。《古今医鉴》针对各种病因提出不同的治疗法则，"是寒则温之，是热则清之，是痰则化之，是血则散之，是虫则杀之，临证不可惑也"。

（一）病机

腹中有肝、胆、脾、肾、大小肠、膀胱、胞宫等脏腑，并为足三阴、足少阳、手足阳明、冲、任、带等经脉循行之处，上述诸病因，皆可导致相关脏腑功能失调，使气血郁滞，脉络痹阻，不通则痛。腹痛发病涉及脏腑与经脉较多，病理因素主要有寒凝、火郁、食积、气滞、血瘀。病理性质不外寒、热、虚、实四端。概而言之，寒证是寒邪凝注或积滞于腹中脏腑经脉，气机阻滞而成；热证是由六淫化热入里，湿热交阻，使气机不和，传导失职而发；实证为邪气郁滞，不通则痛；虚证为中脏虚寒，气血不能温养而痛。四者往往相互错杂，或寒热交错，或虚实夹杂，或为虚寒，或为实热，亦可互为因果，互相转化。如寒痛缠绵发作，可以寒郁化热；热痛日久，治疗不当，可以转化为寒，成为寒热交错之证；素体脾虚不运，再因饮食不节，食滞中阻，可成虚中夹实之证；气滞影响血脉流通可导致血瘀，血瘀可影响气机通畅导致气滞。

总之，本病的基本病机为脏腑气机阻滞，气血运行不畅，经脉痹阻，不通则痛，或脏腑经脉失养，不荣而痛。若急性暴痛，治不及时，或治不得当，气血逆乱，可致厥脱之证；若湿热蕴结肠胃，蛔虫内扰，或术后气滞血瘀，可造成腑气不通，气滞血瘀日久，可变生积聚。

（二）辨证要点

1. 辨腹痛性质

腹痛拘急，疼痛暴作，痛无间断，坚满急痛，遇冷痛剧，得热则减者，为寒痛；痛在脐腹，痛处有热感，时轻时重，或伴有便秘，得凉痛减者，为热痛；腹痛时轻时重，痛处不定，攻冲作痛，伴胸胁不舒，腹胀，嗳气或矢气则胀痛减轻者，属气滞痛；少腹刺痛，痛无休止，痛处不移，痛处拒按，经常夜间加剧，伴面色晦暗者，为血瘀痛；因饮食不慎，脘腹胀痛，嗳气频作，嗳后稍舒，痛甚欲便，便后痛减者，为伤食痛；暴痛多实，伴腹胀，呕逆，拒按等；久痛多虚，痛势绵绵，喜揉喜按。

2. 辨腹痛部位

胁腹、两侧少腹痛多属肝经病证；大腹疼痛，多为脾胃病证；脐腹疼痛多为大小肠病证；脐以下小腹痛多属肾、膀胱、胞宫病证。

（三）治疗原则

治疗腹痛多以"通"字立法，应根据辨证的虚实寒热，在气在血，确立相应治法。如《医学真传》说："夫通则不痛，理也，但通之之法，各有不同。调气以和血，调血以和气，通也；下逆者使之上行，中结者使之旁达，亦通也。虚者，助之使通，寒者，温之使通，无非通之之法也。若必以下泄为通，则妄矣。"在通法的基础上，结合审证求因，标本兼治。属实证者，重在祛邪疏导；对虚痛，应温中补虚，益气养血，不可滥施攻下；对于久痛入络，绵绵不愈之腹痛，可采取辛润活血通络之法。

八十五、气机郁滞乳癖证，升降出入调气机

医案 王某，女，四十五岁。

主诉：乳房不适 1 月余，加重 2 天。刻下症见双侧乳腺疼痛不适，生气时症状加重，脾气急躁，平素怕冷，眠差，既往体检有乳腺增生病史，纳食可，二便正常。舌红，苔黄，脉弱。

辨证：情志不遂，导致肝气郁结，气机阻滞，思虑伤脾，脾失健运，痰浊内生，肝郁痰凝，气血瘀滞，阻于乳络而发。辨为肝气郁结，痰阻经络证。

诊断：乳癖（肝气郁结，痰阻经络）。以行气解郁为治则，给予宁心解郁方加减治疗，整方如下：

黄芪 30 g	麦冬 15 g	五味子 3 g	川芎 15 g
丹参 20 g	郁金 24 g	香附 15 g	玫瑰花 9 g
琥珀粉 2 g[冲服]	炒枣仁 30 g	紫石英 30 g	木香 9 g
生甘草 6 g	皂刺 20 g	生牡蛎 30 g	天花粉 30 g
浙贝 30 g	元胡 15 g		

7 剂，日 1 剂，水煎服 400 mL，分早晚两次空腹温服。

宁心解郁方是老师的自拟方。方中黄芪、麦冬、川芎、郁金为君。黄芪味甘，性微温，归肝、脾、肺、肾经，益气固表，利水消肿。《本经疏证》"黄芪一源三派，浚三焦之根，利营卫之气，故凡营卫间阻滞，无不尽通，所谓源清流自洁者也。"麦冬味甘、微苦，性凉，滋阴生津，润肺止咳，清心除烦。川芎味辛，性温，归肝、胆、心包经，活血祛瘀，行气开郁，祛风止痛。丹参、香附、玫瑰花、紫石英、琥珀粉为臣。丹参味苦，味微寒，入心、肝经。香附味甘，性微寒，入肝、三焦经，理气解郁，调经止痛。玫瑰花性甘、微苦，性温，归肝、脾经，行气解郁，和血，止痛。紫石英味甘，辛，性温，归心、肝、肺、肾经，镇心，安神，降逆气。琥珀粉镇静安神、利尿。五味子、炒枣仁、木香为佐。五味子敛肺，滋肾，生津，收汗，涩精。炒枣仁味甘、酸，性平，养肝，宁心，安

神。木香味辛、苦，性温，归脾、大肠、三焦经，行气，止痛，健脾，消食。甘草味甘，性平，补益中气，调和诸药，为使。另加入加皂刺、生牡蛎软坚散结，天花粉清热泻火，消肿排脓，浙贝清热化痰，元胡开郁散结，行气止痛。

乳癖是以单侧或双侧的乳房疼痛和肿块为主要临床表现的非炎症也非肿瘤的良性增生性疾病，与情志及月经周期有十分密切关系。随着社会的快速发展，女性在社会、工作、家庭生活中扮演的角色越来越重要。他们的精神压力也越来越大，再加上不合理的起居或饮食习惯，导致近年来乳癖发病率迅速上升，严重影响了她们的工作、生活和身心健康。中医药在乳腺增生病的防治中能起到积极作用，已成为乳腺增生病患者治疗的主要选择。隋代巢元方言："用行气愈瘰疬乳痛之法。"清代余听鸿《外科医案汇编》中论述："鄙见治乳症，不出一气字足之矣。"可见"气"对乳癖而言，从病因病机到治法方药，都起着重要作用。

（一）从"肝气"论

肝主疏泄，疏通、畅达全身气机，精血津液在全身的运行输布、脾胃气机升降、情志舒畅，都离不开肝调畅气机的作用，肝气主升、主动，在全身气的升降出入中有重要作用。《外科证治秘要》曰："乳中结核不痛，无寒热，皮色不变，其核随喜怒而消长者，为乳癖。"喜怒为人的情志活动，情志分属五脏，由心所主。心主神志是建立在心主血脉基础上，而血的正常运行与气机关系密切，所以肝调畅情志，从肝气论治乳癖有较好疗效。肝藏血，化生、涵养肝气，使肝气冲和畅达，防止疏泄太过而亢逆，在治疗乳癖时应注重顾护肝血。若情志郁怒或愤怒，肝气郁结于胸中，气血上承受阻，乳房失于滋养，则见胸胁、两乳胀痛不舒、悲忧欲哭等肝气疏泄失职的表现；若疏泄太过，气升太过，血随气逆，瘀于上，乳络不通，乳房亦失所养，或气郁日久化火，则见暴躁易怒、胸胁乳房走窜胀痛等肝气升发太过的表现；若肝气无力，或肝阴血不足，无以涵养肝气，肝气疏泄不及，因虚而郁滞，则见头晕目眩、两胁郁闷、时常太息等症状。

在治疗本病时，以疏肝理气，化痰散结为治则，基础方以柴胡疏肝散、逍遥散、小柴胡汤加减化裁，常用药物有柴胡、香橼、佛手、川楝子、香附、当归、茯苓、白芍、生地、浙贝、元胡、郁金、山栀、合欢皮、墨旱莲、女贞子、山药等。

（二）从"脾气"论

脾胃化生气血，为后天之本。从经络的具体循行上看，《类证治裁·乳证》载："乳症多主肝胃心脾，以乳头属肝经，乳房属阳明胃经。"从津液代谢看，脾气吸收、传输水精，参与调节水液代谢；脾气化生的精、气、血、津液，内养五脏，外养四肢百骸、皮毛筋肉。饮食失节，易致脾胃中阻，脾胃运化失健，津液难以布散，酿生痰湿，日久气滞血瘀。痰、湿、瘀阻于乳络，不通则痛。湿性重着黏滞，若痰湿内聚乳络，则双乳沉重、胀痛。若脾气虚而至气血化生不足，无以濡养乳络，不荣则痛。《脾胃论》提出"百病皆由脾胃衰而生也"。女子以血为本，经血为脾胃所化生。脾胃失健，气血化生不足，冲任二脉失于濡养，月经周期紊乱，进而乳房增生与复旧的平衡状态打破，乳腺过度增生与复旧不全以致本病。脾在志为思，张景岳说："但苦思难释则伤脾"。思虑过度，情志忧郁不解，气机阻滞，乳房胃络壅滞，不通则引起乳房疼痛；气郁日久化热化火，炼液为痰，气滞、痰浊作为新的病理产物，作用于机体，最终气滞、痰凝、血瘀，即可形成乳房肿块。若患者恣食肥甘厚味，日久可致痰湿内生，或因气滞、血瘀、痰湿、食积等郁结化热、化火，而致阳明胃热，阳明之经热盛，气血相搏于乳内，结聚不散，或硬或肿，伴见大便干、小便黄、口渴欲饮等阳明热盛之象。

在治疗上，治以健脾化痰为主，根据具体的病例辨证施治，或醒脾燥湿，或健脾益气，或健脾利湿，方选香砂六君汤、参苓白术散加减化裁，常用药物有黄芪、太子参、茯苓、白术、木香、砂仁、陈皮、半夏、薏苡仁、桔梗、山药。

八十六、双膝关节疼痛症，中药外洗加针推

医案一　刘某，男，四十九岁。

主诉：双膝关节疼痛 1 年余，加重 3 天。刻下症见双侧膝关节疼痛，伴有周身乏力，纳食可，睡眠调，二便正常。舌暗红，苔黄，脉弦细。

辨证：气滞血瘀，经络不通，不能荣养四肢，则出现下肢酸痛；津液不能濡养周身，则见周身乏力。辨为气滞血瘀证。

诊断：痹证（气滞血瘀）。以行气活血为治疗原则，给予宁心通痹方加减治疗，整方如下：

黄芪 30 g	麦冬 15 g	五味子 3 g	川芎 15 g
丹参 20 g	鸡血藤 30 g	苏木 20 g	地龙 15 g
杜仲 9 g	牛膝 15 g	桑寄生 30 g	木香 6 g
生甘草 6 g	白芷 20 g	徐长卿 30 g	威灵仙 30 g
三棱 20 g	莪术 20 g		

7 剂，日 1 剂，水煎服 400 mL，分早晚两次空腹温服。

此方以宁心通痹方为底方，补气活血，行气通痹，另加桂枝温通经络，白芷、徐长卿祛风散寒止痛，威灵仙通络止痛，三棱、莪术破血逐瘀。

医案二　邢某，男，五十二岁。

主诉：膝关节疼痛 3 年余，加重 3 天。刻下症见双侧膝关节疼痛，腰痛，伴有胸闷，乏力，上腹部不适，纳差，睡眠可，二便正常。舌暗红，苔白厚，脉弱。

辨证：肝肾不足，筋脉失于濡养、温煦，则见双侧膝关节疼痛、腰痛；气滞则见胸闷、乏力、上腹部不适。辨为肝肾亏虚，气滞血瘀证，舌暗红、苔白厚、脉弱亦为佐证。

诊断：痹证（肝肾亏虚，气滞血瘀）。以行气活血为治疗原则，给予宁心通痹方加减治疗，整方如下：

黄芪 30 g	麦冬 15 g	五味子 3 g	川芎 15 g
丹参 20 g	鸡血藤 30 g	苏木 20 g	地龙 15 g
杜仲 9 g	牛膝 15 g	桑寄生 30 g	木香 6 g
生甘草 6 g	桔梗 15 g	枳壳 15 g	焦三仙各 20 g
白蔻仁 20 g^(后入)	藿香 12 g	佩兰 12 g	

7 剂，日 1 剂，水煎服 400 mL，分早晚两次空腹温服。

此方以宁心通痹方为底方，补益肝肾，行气通痹，另加桔梗、枳壳升降气机，焦三仙顾护胃气，白蔻仁、藿香、佩兰化湿醒脾和胃。

中老年膝关节疼痛是临床常见病，在北方农村更为多见。该病膝关节疼痛的同时常伴有膝关节不同程度的肿胀、疲软、乏力，气候变化时症状可明显加剧，严重者可出现关节功能障碍。中老年膝关节疼痛是中老年人的多发病。其没有明显的器质性变化，仅为生理性的退行性变，但又影响着人们的生活质量，给生活带来许多的不便和痛苦。中医把其归属于"痹证"。

本文介绍痹证的三种中医治疗手段，分别为中药外洗、中医推拿手法和针灸。

1. 中药膝痛消熏洗方外洗。中药外洗组方为：透骨草、伸筋草各 30 g，荆芥、防风、艾叶各 15 g，红花、入骨丹、五加皮各 10 g，牛入石 8 g，制川乌 5 g。加入 2000 mL 水中，大火熬开，倒入足浴盆，进行熏洗。可促进毛孔扩张，加快药物吸收，至无热感为止，洗后注意观察有无关节皮肤发红、皮疹等过敏症状。

中药外洗是比较常用的中医治疗手段，一方面可补血活血、祛风通络、温经止痛；另一方面，中医外洗可通过热效应使局部血管扩张，促进膝关节局部血液循环，增加病变组织的供血，加强炎性物质的吸收，减少疼痛。而且中医外洗属经皮给药，可避免内服药物肝脏的首过效应及胃肠道破坏，不良反应少。

2. 中医推拿手法。在外洗过程中使用中医手法对患膝关节进行推拿和按摩。在熏蒸过程中采用松髌法：采用左右手拇指和食指推动髌骨上下、左右滑动，约 10—20 次。外洗结束后，用揉法、拿捏法放松患者的患膝部位关节和相关肌肉，力度由轻到重，以不引起患者的不适为度，约 5—6 min。还可对患者的痛点进行按压，在压痛明显处采用拇指强刺激 1 min，之后轻揉 2 min。以上手法结束后指导膝关节伸屈功能受限的患者进行伸膝和屈膝功能锻炼，约 1—2 min。

中医推拿手法是一种物理方法，其目的在于沟通内外，能够起到松解粘连、恢复肌肉弹性、加快局部血液循环、促进关节内软骨和滑膜修复的作用，还能矫正畸形、加快炎性介质的吸收、减轻疼痛等。

3. 针灸。所选穴位为内外膝眼、三阴交、足三里、阳陵泉、鹤顶、阴陵泉。患者取下肢半屈曲位，肌肉放松。使用不锈钢毫针（0.3 mm×40 mm）垂直或斜刺进针，深度 8—10 mm，尽量沿骨间隙进针，避开骨质。轻度提插捻转，针感以酸麻胀为佳。将 2 cm 的艾条放置于针柄上，点燃艾条熏灸，穴位得气后，留针 20—30 min。每天 1 次。针灸前注意观察患者的精神状态，对于饥饿、过于疲劳、精神高度紧张的患者不宜立即给予针刺。

针灸是一种传统中医疗法，具有温经养血通络止痛的功效。针灸治疗时以循经取穴与局部取穴相结合，标本同治，补泻兼施，以滋补肝肾、除寒祛邪及散寒镇痛。而且有研究显示，针灸可加快膝骨关节炎患者的局部血液循环，解除膝关节周围保护性反射而导致的肌肉痉挛。

总之，通过中药外洗与推拿、针灸相结合的方法，可以达到寒去而痛止，气畅而络通的目的。

八十七、头晕头胀不适症，眩晕 2 号平肝阳

医案　魏某，女，四十八岁。

主诉：头晕、头胀半年余，加重 2 天。刻下症见时感心慌，颈椎不适，双下肢水肿，有时双下肢不自主颤动，平日怕冷。舌红，苔薄黄，脉弱。

辨证：肝阳风火，上扰清窍，故见头胀；肝风内动，则见双下肢不自主颤动；脾主升清，肝木克土，升清失司，则见头晕、颈椎不适；脾运化水液不利，则见双下肢水肿。辨为肝阳上亢证。

诊断：眩晕（肝阳上亢）。以平肝潜阳、活血通络为治则，给予眩晕 2 号方加减治疗，整方如下：

钩藤 45 g ^(后入)	川芎 30 g	丹参 20 g	羌活 15 g
野葛根 30 g	鸡血藤 30 g	苏木 20 g	地龙 15 g
桑枝 20 g	木香 9 g	生甘草 6 g	珍珠母 30 g
紫石英 30 g	泽泻 30 g	焦三仙各 30 g	连翘 30 g
乌贼骨 30 g	杜仲 20 g	牛膝 15 g	

7 剂，日 1 剂，水煎服 400 mL，分早晚两次空腹温服。

二诊：心慌已除，头晕、头胀明显减轻，双下肢仍有轻微水肿。上方加茯苓 30 g，继服七剂。

眩晕 2 号方是老师的自拟方，平肝潜阳，活血化瘀。钩藤、川芎、丹参为君药，羌活、野葛根、鸡血藤、苏木、地龙、桑枝为臣药，木香为佐药，生甘草为使药。方中钩藤味甘苦，性微寒，归肝、心经，可清肝热，平肝阳，用治肝火上炎或肝阳上亢之头痛、眩晕等症。川芎，味辛，性温，归肝、胆、心包经，本品辛散温通，既能活血化瘀，又能行气止痛，为"血中之气药"。丹参，味苦，性微寒，归心、心包、肝经，善于通行血脉，祛瘀止痛，广泛用于各种瘀血病证。三者共为君药，既可清热泻火平肝，又可行气活血化瘀。羌活味辛、苦，性温，归膀胱、肾经，可祛风通络。野葛根味甘、平，无毒，具有清热排毒、解

痉镇痛、升阳解肌的功效。鸡血藤味苦、微甘，性温，归肝、肾经，可行血补血，调经，舒筋活络，为治疗血脉不畅，经络不和病症的常用药。苏木为活血疗伤药，味甘、咸、辛，性平，功可活血疗伤，祛瘀通经，为诸多瘀滞病症的常用药，多与川芎、元胡、丹参配伍同用。地龙味咸，性寒，归肝、脾、膀胱经，性走窜，善于通行经络，常与黄芪、当归同用，治疗气血瘀滞诸症。桑枝味微苦，性平，归肝经，可祛风湿而善达四肢经络。以上共为臣药，既可助君药活血化瘀，逐瘀通经，又可温通经脉，使气血达于四肢。木香为佐药，味辛、苦，性温，归脾、胃、胆、大肠、三焦经，功效行气止痛，健脾消食，可辅佐臣药畅通气机。生甘草为使药，可补脾益气，又能缓急止痛，且可调和诸药。

另加入珍珠母、紫石英重镇安神，泽泻利水消肿，焦三仙、连翘、乌贼骨保护胃气，杜仲、牛膝补肝肾，强筋骨。

头胀指头部胀闷不舒，甚至发胀如裂，是临床常见症状。许多疾病都可能导致头胀发生，如肿瘤、脑炎、脑膜炎、脑血管疾病、头部创伤等头部疾病，如颈部肌肉紧张、颈椎病、颈部肌筋膜炎、颈部外伤等颈部疾病，其他如耳道疾病、眼部疾病、鼻部疾病、外感疾病、中毒、贫血、低血压、低血糖等，故该症在临床治疗时应注意鉴别。

八十八、胸痹 1 号经验方，理气活血化瘀调

医案　张某，男，四十六岁。

主诉：胸前区疼痛 3 月余，加重 2 天。刻下症见胸前区疼痛，伴有憋气感，劳累后加重，纳食可，睡眠调，二便正常。舌暗红，苔薄白，脉弱。

辨证：盖气为血之帅，气行则血行。阳气不足，无力推动血液正常运行，久则瘀滞胸中，胸阳不足，阴寒之邪乘虚侵袭，寒凝气滞则痹而疼痛，动则消耗人身之阳气，故劳累后症状加重。辨为气虚血瘀，阴寒侵袭证，舌暗红、苔薄白、脉弱亦为佐证。

诊断：胸痹（气滞血瘀）。以行气活血、温阳散寒为治则，给予胸痹 1 号方加减治疗，整方如下：

柴胡 12 g	枳壳 9 g	香附 15 g	川芎 15 g
丹参 30 g	元胡 15 g	木香 9 g	生甘草 6 g
黄芪 15 g	肉桂 15 g	桔梗 15 g	郁金 15 g

7 剂，日 1 剂，水煎服 400 mL，分早晚两次空腹温服。

胸痹 1 号是老师的自拟方。方中柴胡、丹参为君药，香附、川芎、元胡为臣药，枳壳、木香为使药，生甘草为佐药。柴胡味苦、辛，性微寒，归肝、胆经，性善条达肝气，疏肝解郁，常用于治疗肝失疏泄，气机郁滞所致的腹部胀痛、情志抑郁、月经失调等症。丹参，味苦，性微寒，归心、心包、肝经，善于通行血脉，祛瘀止痛，广泛用于各种瘀血病证，尤其适用于血脉瘀阻之胸痹心痛。两者共为君药，可疏肝解郁，调理气机，活血化瘀，通行血脉。香附味辛、微苦、微甘，性平，归肝、脾、三焦经，其功效为疏肝解郁，调经止痛，理气调中。香附主入肝经气分，芳香辛行，善散肝经之郁结，味苦疏泄以平肝气之横逆，为疏肝解郁，行气止痛之要药。川芎，味辛，性温，归肝、胆、心包经，既能活血化瘀，又能行气止痛，为"血中之气药"，故可治气滞血瘀之胸胁、腹部诸痛。元胡，又叫延胡索，味辛、苦，性温，归心、肝、脾经，为活血行气止痛

之良药，前人谓其能"行血中之气滞，气中血滞，故能专治一身上下诸痛"。故以上三味药共为臣药，既可行气止痛，又可活血化瘀。枳壳味苦、辛、酸，性温，归脾、胃、大肠经，其功效为破气消积，化痰除痞。枳壳与枳实功效相同，但作用相对缓和，长于行气开胸，宽中除胀，常与川芎配伍治疗气滞胸胁疼痛等症。木香味辛、苦，性温，归脾、胃、胆、大肠、三焦经，芳香行散，功效行气止痛，健脾消食。枳壳、木香共为佐药，可助君药行气活血，增强理气畅中、化瘀止痛之功。生甘草为使药，味甘，性平，归脾、胃、心、肺经，气和性缓，既可补脾益气，又能缓急止痛，且可调和诸药。另加黄芪补气，肉桂温阳，郁金行气解郁，凉血破瘀。

胸痹是以"胸"言病位，以"痹"名病机，主要特征是胸部憋闷疼痛，轻者可无明显心痛，仅有胸闷如窒、心悸、怔忡，重者则见胸闷心痛，痛势剧烈，胸痛彻背，背痛彻心，持续不解，伴汗出、肢冷、面白、唇紫、手足青至节，甚至旦发夕死，夕发旦死。病位在心，与肝脾肾有一定的关系。

八十九、抽筋并非皆缺钙，抽血化验易分晓

医案　王某，男，六十四岁。

主诉：睡眠时双下肢抽搐 1 年余，加重 3 天。刻下症见头痛，心悸，周身乏力不适，夜梦多，测血压 140/90 mmHg，纳食可，二便正常。舌暗红，苔白，脉弦滑数。

辨证：肝肾虚衰，气血不足，筋肉失养，瘀血内停，气滞血瘀，经络不通，不能荣养下肢，故出现下肢抽搐；睡眠时，血归于肝，肝主"藏血"则筋脉更易失养。辨为肝肾虚衰，气血不足兼血瘀证，舌暗红、苔白、脉弦滑数亦为佐证。

诊断：痹证（肝肾虚衰，气血不足兼血瘀）。以补肝肾、补气活血为治疗原则，给予宁心通痹方加减治疗，整方如下：

黄芪 30 g	麦冬 15 g	五味子 3 g	川芎 15 g
丹参 20 g	鸡血藤 30 g	苏木 20 g	地龙 15 g
杜仲 9 g	牛膝 15 g	桑寄生 30 g	木香 6 g
生甘草 6 g	钩藤 30 g	白蒺藜 20 g	蔓荆子 20 g
焦三仙各 20 g	连翘 30 g	乌贼骨 30 g	

7 剂，日 1 剂，水煎服 400 mL，分早晚两次空腹温服。

二诊：患者服药 7 剂后，头痛已除，双下肢抽搐频率降低，仍感心悸，舌暗红，苔白，脉弦滑。嘱上方继服 7 剂。

三诊：患者服药 7 剂后，心悸已除，双下肢抽搐降至每夜 1—2 次，舌暗红，苔白，脉弦滑。嘱上方继服 7 剂。

此方以宁心通痹方为底方，补气活血，行气通痹，另加钩藤、白蒺藜平肝祛风，蔓荆子清利头目，焦三仙、连翘、乌贼骨顾护胃气。

受电视广告影响，一提腿抽筋，大家就想到补钙。事实上，多数老年人的腿"抽筋"与缺钙无关。缺钙与否，到医院做一个钙离子测定就知道。"抽筋"

最常见的原因是受凉和疲劳。多数老年人的血管都存在不同程度的硬化、弹性下降和管腔狭窄等问题。这些症状会严重影响其四肢的血液供应，特别是小腿，其离心脏较远，供血受到的影响更为严重。当老年人下肢受凉或运动量过大时，其小腿供血量不足的情况就会加重，从而导致小腿血管收缩痉挛，引起腿"抽筋"。同时，受凉会引起局部肌肉的兴奋性增高，过度疲劳会使肌肉中积聚大量的乳酸，这两种情况也是腿"抽筋"的病机。此外，老年人若患有小脑病变、帕金森病、颈胸脊髓肿瘤、椎管狭窄等，可引起下肢的肌张力增高，也会出现腿"抽筋"。容易腿抽筋的患者，平时坚持服药治疗是非常重要的，在此基础上还需要注意腿部保暖，另外平素可进行合适的运动，每日对小腿肌肉进行按摩，以促进局部血液循环。

按摩手法：选择患侧下肢委中穴（位于膝后区，腘横纹的中点，在腘窝正中）、承筋穴（在小腿后侧，腓肠肌肌腹中央，委中下5寸）、承山穴（在小腿后侧，当伸直小腿和足跟上提时腓肠肌肌腹下出现凹陷处）、昆仑穴（在外踝后方，外踝尖与跟腱之间的凹陷处），先用大拇指按摩法或点揉法按照由轻到重、柔和、均匀的手法按摩，每个穴位要按摩1—2分钟，直至肌肉痉挛症状改善后，再实施肌松手法搓擦小腿到足底。

九十、月经先期需调理，气虚血热为病因

医案　王某，女，四十岁。

主诉：月经不调4月余。月经每次提前10天左右，连续4个月，经量多，色暗，伴有头痛，乳房胀痛，大便干燥，此次月经刚刚结束，饮食可，睡眠调，小便正常。舌红，苔白，脉弦。

辨证：气为血之帅，血为气之母，气血为病，常互为影响，最后导致气血同病。肝气郁结，日久化热，肝火旺盛，灼伤脉络，迫血妄行，且热伤冲任，迫血下行，致使月经提前；肝失疏泄，气机不调，必然导致气血运行障碍，则表现胸胁、两乳、少腹等局部胀满不适。辨为肝郁气滞证，舌红、苔白、脉弦亦为佐证。

诊断：月经先期（肝郁气滞）。以行气解郁为治则，给予宁心解郁方加减治疗，整方如下：

黄芪30 g	麦冬15 g	五味子3 g	川芎15 g
丹参20 g	郁金24 g	香附15 g	玫瑰花9 g
琥珀粉2 g（冲服）	炒枣仁30 g	紫石英30 g	木香9 g
生甘草6 g	白蒺藜30 g	蔓荆子30 g	焦三仙各30 g
连翘15 g	乌贼骨30 g	瓜蒌15 g	

7剂，日1剂，水煎服400 mL，分早晚两次空腹温服。

嘱其注意调节情志，保持心情舒畅，避免忧思郁怒。

二诊：患者服药7剂后，头痛未作，仍感乳房胀痛，大便干燥，舌红，苔白，脉弦。上方去蔓荆子，加佛手15 g，继服7剂。

三诊：患者服药7剂后，乳房胀痛减轻，大便正常，舌红，苔白，脉沉滑。上方去瓜蒌，加女贞子15 g、旱莲草15 g，继服7剂。

四诊：患者再次服药7剂后，乳房胀痛未作，饮食可，大便正常，舌红，苔白，脉沉滑。上方继服7剂。

五诊：患者服药 7 剂后，月经来潮，此次月经量减少，伴有血块，舌红，苔白，脉沉滑。嘱暂停用药。

此方宁心解郁方为底方，行气解郁，另加白蒺藜平肝解郁，蔓荆子清利头目，焦三仙、连翘、乌贼骨顾护胃气，瓜蒌润肠通便。

月经先期为一种常见妇科疾病，是指月经周期提前 7 天以上，甚至 10 余天一行，连续 3 个周期以上者。若调治效果不佳，病情可能会发展为崩漏、易流产或不孕，因此需及早采取措施，改善此症状。现代医学认为该疾病发生主要是因垂体卵巢功能失调导致，常用绒促性素、黄体酮等治疗，虽然暂时能改善患者症状，但停止用药后病情易反复，临床疗效不佳。随着中医学研究发展，中医辨证理念被应用于月经腺体疾病治疗中，且优势显著。

月经，中医又称为月事、月水、月信等。早在《黄帝内经》就对月经及月经病进行了阐述。《素问·上古天真论》云："女子七岁，肾气盛，齿更发长，二七而天癸至，任脉通，太冲脉盛，月事以时下，故有子……七七任脉虚，太冲脉衰少，天癸竭，地道不通，故形坏而无子也。"

（一）病因病机

月经先期的病因病机，主要是气虚和血热。《景岳全书·妇人规》："凡血热者，多有先期而至，然必察其阴气之虚实。若形色多赤，或紫而浓，或去多，其脉洪滑，其脏气、饮食喜冷畏热，皆火之类也。"《傅青主女科·调经》："夫同是先期之来，何以分虚实之异？……先期者火气之冲，多寡者水气之验。故先期而来多者，火热而水有余也；先期而来少者，火热而水不足也。倘一见先期之来，俱以为有余之热，但泄火而不补水，或水火两泄之，有不更增其病者乎！"气虚则统摄无权，冲任不固；血热则热迫血行，血海不宁；也有由于血瘀，瘀阻冲任，新血不安，使月经提前来潮者。

月经先期的辨证重在观察月经量、色、质的变化，并结合全身证候及舌脉，辨其虚、实、热。一般而言，月经先期，伴见量多、色淡、质稀者属气虚，其中兼有神疲肢倦、气短懒言者为脾气虚，兼有腰膝酸软、头晕耳鸣者为肾气虚；伴见量多或少、色红、质稠者属血热，其中兼有面红口干、尿黄便结者为阳盛血热，兼有两颧潮红、手足心热者为阴虚血热，兼有烦躁易怒、口苦咽干者为肝郁血热。具体病因病机如下。

1. 脾气虚

体质素弱或饮食失节，或思虑过度，损伤脾气，脾伤则中气虚弱，冲任不固，经血失统，以致月经先期。脾为心之子，脾气既虚，则赖心气以自救，久之则心气亦伤，致心脾气虚，统摄无权，月经提前。

2. 肾气虚

年少肾气未充，或绝经前肾气渐虚，或生育过多，或房事过勤，或久病伤肾，肾气虚弱，冲任不固，不能制约经血，遂致月经提前而至。

3. 阳盛血热

素体阳盛，或过食辛燥助阳之品，或感受热邪，热扰冲任、胞宫，迫血下行，遂致月经提前。

4. 阴虚血热

素体阴虚，或失血伤阴，或久病阴亏，或多产房劳耗伤精血，以致阴液亏损，虚热内生，热伏冲任，血海不宁，则月经先期而下。

5. 肝郁血热

素体抑郁，或情志内伤，肝气郁结，郁久化热，热扰冲任，迫血下行，遂致月经提前。

（二）治疗

月经先期的治疗，重在调整月经周期，使之恢复正常。故须重视平时的调治，按其证候的属性，或补气，或清热，或化瘀，以调理冲任。人体是一个有机整体，任何一脏出现功能失调，均能引起气血生化不足、运行不畅，经脉遇阻而发病。中医认为"治病必求其本"，临证必当辨证治疗。

1. 阴虚血热证

症状：经来先期，量少或量多，色红，质稠，或伴两颧潮红，手足心热，咽干口燥；舌质红，苔少，脉细数。

治法：养阴清热调经。

代表方：两地汤加减。

常用中药：生地黄、地骨皮、玄参、麦冬、阿胶、白芍。

加减：若正值经期，经血量多色红者，加地榆炭、仙鹤草凉血止血；热灼血瘀，经血有块者，加茜草祛瘀止血。

2. 肝郁血热证

症状：月经提前，量或多或少，经色深红或紫红，质稠，经行不畅，或有块，或少腹胀痛，或胸闷胁胀，或乳房胀痛，或烦躁易怒，口苦咽干；舌红，苔薄黄，脉弦数。

治法：疏肝清热，凉血调经。

代表方：丹栀逍遥散加减。

常用中药：牡丹皮、栀子、当归、白芍、柴胡、白术、茯苓、煨姜、薄荷、炙甘草。

加减：若月经过多者，经时去当归，酌加牡蛎、茜草、炒地榆以固冲止血；经行不畅，夹有血块者，酌加泽兰、益母草以活血化瘀；经行乳房胀痛甚者，酌加瓜蒌、王不留行、郁金以解郁行滞止痛。

3. 阳盛血热证

症状：经来先期，量多，色深红或紫红，质黏稠，或伴心烦，面红口干，小便短黄，大便燥结；舌质红，苔黄，脉数或滑数。

治法：清热凉血调经。

代表方：清经散加减。

常用中药：牡丹皮、地骨皮、白芍、熟地黄、青蒿、黄柏、茯苓。

加减：若兼见倦怠乏力，气短懒言等症，为失血伤气，血热兼气虚，酌加党参、黄芪以健脾益气；若经行腹痛，经血夹瘀块者，为血热而兼有瘀滞，酌加益母草、蒲黄、三七以化瘀止血。

4. 脾气虚证

症状：月经周期提前，或经量多，色淡红，质清稀，神疲肢倦，气短懒言，小腹空坠，纳少便溏；舌淡红，苔薄白，脉细弱。

治法：补脾益气，摄血调经。

代表方：补中益气汤加减。

常用中药：人参、黄芪、甘草、当归、陈皮、升麻、柴胡、白术。

加减：若经血量多者，经期去当归之辛温行血，酌加煅龙骨、煅牡蛎、棕榈炭以固涩止血；若心脾两虚者，症见月经提前，心悸怔忡，失眠多梦，舌淡，苔白，脉细弱，治宜补益心脾，固冲调经，方选归脾汤。

5. 肾气虚证

症状：周期提前，经量或多或少，色淡暗，质清稀，腰膝酸软，头晕耳鸣，面色晦暗或有暗斑；舌淡暗，苔白润，脉沉细。

治法：补益肾气，固冲调经。

代表方：固阴煎。

常用中药：菟丝子、熟地黄、山茱萸、人参、山药、炙甘草、五味子、远志。

加减：若经血量多者，加仙鹤草、血余炭收涩止血；量多色淡者，加艾叶炭、杜仲温经止血；腰腹冷痛，小便频数者，加益智仁、补骨脂以温肾固涩。

另外以疏肝理气、清热调经为治疗原则，可以给予针刺治疗。选穴：关元、血海、三阴交。加减：气虚加足三里、脾俞，气郁加太冲、期门，血热加行间、地机。

九十一、喘证 2 号经验方，益气温阳利水行

医案一　刘某，男，六十九岁。

主诉：憋气 3 年余，加重 3 天。刻下症见憋气不适，时见下肢水肿，腰部自觉发凉，纳食可，睡眠调，大便正常，小便量多。血压偏高，最高达 220/80 mmHg，现服用卡托普利，倍他乐克等药物。舌暗红，苔黄，脉弦细数。

辨证：肾阳不足，则腰部发凉，小便量多，肾虚不能制水，则下肢水肿，肾阳不纳，则憋气不适。辨为阳虚水犯证。

诊断：喘证（阳虚水泛）。以益气温阳、活血利水为治则，给予喘证 2 号方加减治疗，整方如下：

黄芪 45 g	肉桂 12 g	川芎 15 g	丹参 20 g
茯苓 30 g	泽泻 30 g	冬瓜皮 15 g	车前子 30 g^{（包煎）}
葶苈子 30 g^{（包煎）}	黄连 6 g	木香 9 g	炙甘草 6 g
焦三仙各 20 g	连翘 20 g	乌贼骨 30 g	钩藤 30 g^{（后入）}
女贞子 15 g	枳壳 12 g	桔梗 20 g	苏梗 20 g

7 剂，日 1 剂，水煎服 400 mL，分早晚两次空腹温服。

此方以喘证 2 号为底方，益气温阳，活血利水，另加焦三仙、连翘、乌贼骨顾护胃气，钩藤平肝潜阳，女贞子补益肝肾，强腰膝，枳壳、桔梗宣降气机，苏梗行气宽中。

医案二　张某，男，五十五岁。

主诉：憋喘 2 年余，加重 3 天。患者自诉平卧时感憋喘，伴有咳嗽，纳食欠佳，睡眠可，小便正常，大便黏滞不爽，双下肢水肿。舌红，苔白厚腻，脉结。既往有风心病、阵发性房颤病史。

辨证：憋喘日久，累及肾阳，肾阳亏虚，肾不纳气，则见憋喘；阳虚不能制水，则水湿流溢四肢，见下肢水肿；水湿停于体内，则见大便黏滞不爽。辨为阳虚水泛证。

诊断：喘证（阳虚水泛），以益气温阳、活血利水为治则，给予治疗，整方如下：

黄芪 45 g	肉桂 12 g	川芎 15 g	丹参 20 g
茯苓 30 g	泽泻 30 g	冬瓜皮 15 g	车前子 30 g(包煎)
葶苈子 30 g(包煎)	黄连 6 g	木香 9 g	炙甘草 6 g
藿香 20 g	佩兰 20 g	白蔻仁 20 g(后入)	焦三仙各 30 g
连翘 30 g	杏仁 9 g	枇杷叶 30 g	

7 剂，日 1 剂，水煎服 400 mL，分早晚两次空腹温服。

二诊：服药后，憋气减轻，现仍咳嗽，晨起明显，舌暗红，苔黄，脉弱。上方加瓜蒌 30 g、薤白 10 g 宽胸通阳，苏梗 20 g 宽中行气，牛膝 20 g 补肝肾，强筋骨，继服 7 剂。

喘证 2 号方是老师的自拟方。方中黄芪、肉桂、川芎、丹参为君药，茯苓、泽泻、冬瓜皮、车前子、葶苈子为臣药，黄连、木香为佐药，炙甘草为使药。方中黄芪味甘，性微温，归脾、肺经，可补气健脾，升阳举陷，利水消肿，为治气虚水肿之要药；又能补肺气，治疗肺虚喘咳。肉桂味辛、甘，性大热，归肾、脾、心、肝经，有补火助阳，散寒止痛，温经通脉，引火归元作用，能使因下元虚衰所致上浮之虚阳回归故里，多与五味子、人参等配伍，治疗元阳亏虚，虚阳上浮的面赤、虚喘、汗出、心悸等症。川芎，味辛，性温，归肝、胆、心包经，功效既能活血化瘀，又能行气止痛，为"血中之气药"。丹参，味苦，性微寒，归心、心包、肝经，善于通行血脉，祛瘀止痛，广泛用于各种瘀血病证。以上四味共为君药，黄芪、肉桂益气温阳，利水消肿，川芎、丹参活血行气，气行则推动水行。茯苓味甘、淡，性平，归心、肺、脾、肾经，功效为渗湿利水，健脾和胃，宁心安神。泽泻甘、淡，性寒，归肾、膀胱经，功效为利水渗湿，泄热通淋。车前子味甘、淡，性微寒，归肺、肝、肾、膀胱经，功效为清热利尿，渗湿止泻，祛痰。冬瓜皮味甘，性微寒，归肺、脾、小肠经，功效为清热利水，消肿。以上共为臣药，可助君药增强利水消肿之功。黄连味苦，性寒，归心、脾、胃、胆、大肠经，功效为清热燥湿，泻火解毒。木香味辛、苦，性温，归脾、胃、胆、大肠、三焦经，芳香行散，功效为行气止痛，健脾消食。黄连与木香为佐药，理气畅中，气机畅通可助体内水液代谢，达祛湿利水消肿之动。炙甘草味甘，性平，归心、肺、脾、胃经，功效为补脾和胃，益气复脉，调和诸药。综观全方既有益气温阳之品治其本，又有利水祛湿之品治其标，体现了标本兼治的原则。

另加藿香、佩兰、白蔻仁芳香醒脾，焦三仙、连翘顾护胃气，杏仁、枇杷叶宣降肺气。

九十二、宁心止汗经验传，益气固表此方良

医案一　胡某，女，四十五岁。

主诉：汗出频繁2月余，加重3天。刻下症见周身汗出，烦躁，口苦，面部有黄褐斑，肩背不适，大便干燥，纳食可，睡眠调，小便正常。舌暗红，苔薄黄，脉弦数。

辨证：湿热内蕴，迫津外泄，则见汗出；烦躁，说明体内有热邪；口苦为肝病之表现。辨为肝胆湿热证，舌质暗红、苔薄黄、脉弦数亦为佐证。

诊断：自汗（肝胆湿热）。以清泻湿热、敛阴止汗为治则，给予宁心止汗方加减治疗，整方如下：

黄芪45 g	麦冬15 g	五味子3 g	川芎15 g
丹参20 g	黄连12 g	黄芩15 g	黄柏15 g
知母12 g	浮小麦30 g	生牡蛎30 g	木香9 g
生甘草6 g	麻黄根45 g	焦三仙各20 g	连翘20 g
乌贼骨30 g	珍珠母60 g	羌活20 g	桑枝30 g
白芷20 g	白芨15 g	白附子15 g	生地30 g
酒大黄15 g	天花粉30 g		

7剂，日1剂，水煎服400 mL，分早晚两次空腹温服。

宁心止汗方是老师的自拟经验方。方中生地、黄芪为君药。生地入肝肾经，滋肝肾之阴，清肝肾之热；黄芪益气固表止汗。两药合用，阴足则火自消，气足表固则汗自止，共奏滋阴益气固表之效，共为君药。黄连、黄芩、黄柏、丹参、麦冬、知母为臣药。黄连、黄芩、黄柏清热燥湿，泻火解毒，安阴血，丹参养血清热，麦冬养阴生津，知母滋阴清热，血充阴足则心火可制。六药合用泻火以除烦、清热以坚阴，共为臣药。川芎、木香、浮小麦、生牡蛎、五味子为佐药。浮小麦，味甘，性凉，归心经，主治阴虚发热。生牡蛎，味咸，性微寒，有平肝潜阳、收敛固涩之效；五味子，味酸、甘，功效收敛固涩，

益气生津，补肾宁心，且五味子味酸，与方中味甘之药合用，酸甘化阴。川芎、木香，芳香行散，可升可降，两药合用，活全身气机。上五味共为佐药，既助黄芪益气固表之效，又酸敛固涩周身未定之阴，且通郁滞之气。生甘草，味甘，性平，为使药。另加麻黄根固表止汗，焦三仙、连翘、乌贼骨顾护胃气，珍珠母宁心安神，羌活、桑枝疏通经络，白芨、白芷、白附子去面部黄褐斑，生地、酒大黄、天花粉润肠通便。

医案二　董某，女，六十九岁。

主诉：汗出过多1月余。刻下症见汗多，头胀，眠差多梦，纳食可，二便正常。既往有高血压病2级病史。舌红，苔黄，脉弦数。

辨证：湿热内蕴，迫津外泄，则见汗出；湿热上蒸，则见头胀；湿热扰心，则见眠差多梦。辨为肝胆湿热证，舌红、苔黄、脉弦数亦为佐证。

诊断：自汗（肝胆湿热）。以清泻湿热、敛阴止汗为治则，给予宁心止汗方加减治疗，整方如下：

黄芪45 g	麦冬15 g	五味子3 g	川芎15 g
丹参20 g	黄连12 g	黄芩15 g	黄柏15 g
知母12 g	浮小麦30 g	生牡蛎30 g	木香9 g
生甘草6 g	珍珠母30 g	夏枯草15 g	龙胆草6 g
焦三仙各15 g			

5剂，日1剂，水煎服400 mL，分早晚两次空腹温服。

此方以宁心止汗方为底方，益气固表滋阴。方中生地、黄芪为君药。两药合用，共奏滋阴益气固表之效。黄连、黄芩、黄柏、丹参、麦冬、知母为臣药。六药合用泻火以除烦、清热以坚阴。川芎、木香、浮小麦、生牡蛎、五味子为佐药，既助黄芪益气固表之效，又酸敛固涩周身未定之阴，且通行郁滞之气生甘草，味甘，性平，为使药。另加珍珠母宁心安神，夏枯草、龙胆草清泻肝胆湿热，焦三仙固护脾胃。

医案三　陈某，女，八十二岁。

主诉：汗出明显2月余，加重3天。刻下症见汗出明显，纳食可，睡眠调，二便正常。舌红，苔白厚腻，脉数。既往有心肌梗死病史。

辨证：肺气不足，表虚失固，营卫不和，则汗液外泄。"心之所藏，在内者为血，在外者为汗。汗者心之液。"辨为肺卫不固，心阴不足证。

诊断：汗证（肺卫不固，心阴不足），以益气固表为治则，给予宁心止汗方加减治疗，整方如下：

黄芪45 g	麦冬15 g	五味子3 g	川芎15 g

丹参 20 g	黄连 12 g	黄芩 15 g	黄柏 15 g
知母 12 g	浮小麦 30 g	生牡蛎 30 g	木香 9 g
生甘草 6 g	麻黄根 60 g	焦三仙各 30 g	连翘 30 g
乌贼骨 30 g	藿香 20 g	佩兰 20 g	苍术 20 g
白术 20 g	白蔻仁 30 g^(后入)		

7 剂，日 1 剂，水煎服 400 mL，分早晚两次空腹温服。

此以宁心止汗方为底方，益气固表滋阴，另加麻黄根固表止汗，焦三仙、连翘、乌贼骨顾护胃气，藿香、佩兰、白蔻仁芳香醒脾，苍术、白术健脾祛湿。

汗由津液化生而成。汗证的形成主要有以下两方面的原因：一是肺气不足或营卫不和，以致卫外失司而津液外泄；二是阴虚火旺或邪热郁蒸，迫津外泄。病机总属阴阳失调，腠理不固，营卫失和，汗液外泄失常。

汗为心之液，由精气所化，不可过泄。若汗证持续时间较长，常发生精气耗伤的病变，以致出现神情倦怠、肢软乏力、不思饮食等症。

九十三、心悸证有三大类，阴亏阳虚水饮停

医案 吴某，女，四十七岁。

主诉：心悸 1 周余，加重 1 天。刻下症见心前区不适、心悸，伴有恶心，平素工作劳累，睡眠差，饮食可，二便正常。舌红，苔黄，脉弦。

辨证：体虚久病，加之工作劳累，耗伤心脾气阴，致气阴虚损，心脉涩滞，心神失养，且气虚津血运行乏力，变生痰瘀，阻滞心脉，加重心神失养，而发为心悸。辨为气阴两虚，脾胃虚衰证。

诊断：心悸（气阴两虚，脾胃虚衰）。以益气养阴、温中补土为治则，给予心悸 1 号方加减治疗，整方如下：

黄芪 30 g	麦冬 15 g	五味子 30 g	川芎 15 g
丹参 20 g	琥珀粉 2 g（冲服）	炒枣仁 30 g	紫石英 30 g
木香 9 g	生甘草 6 g	珍珠母 45 g	郁金 30 g
香附 15 g	玫瑰花 15 g	白芍 15 g	白术 15 g
茯苓 12 g			

7 剂，日 1 剂，水煎服 400 mL，分早晚两次空腹温服。

此方以心悸 1 号方为基础方益气养阴，镇惊安神，另加入珍珠母重镇安神，郁金、香附、玫瑰花行气解郁，白芍柔肝止痛，白术、茯苓健脾和中。

心悸，早期的记载可见于《诗经·卫风》："容兮遂兮，垂带悸兮"。本是用来形容垂带在风中飘动的样子，后来借指心动不安之状。《伤寒论》中对心悸部位的具体论述有两种：一是"心中悸"，一是"心下悸"。心中和心下的部位不同，治疗的方法也不一样。心中悸多属阳气内虚，治当温阳益气，可用小建中汤，如《伤寒论》第 102 条："伤寒二三日，心中悸而烦者，小建中汤主之"。心下悸则多是水饮内停，治当通阳化饮，可用茯苓甘草汤、真武汤。

心阳虚衰型。病人素体阳虚，又感受外邪，医治不得法，不当汗而汗，或

汗之太过，都可使心阳内虚。汗为心液，汗出多则心气虚弱。又心为阳中之太阳，乃一身阳气之主，病人素体阳虚者，虽不经发汗，若吐下太过，耗伤津液，气随津去，也可导致心阳内虚，故见心悸。治宜温阳益气，可用桂枝甘草汤加减治疗。

水饮凌心型。病人脾胃本虚或误治，导致气机失调，水饮输布不能，停于心下，与心阳相搏，故令心悸。或是因上焦阳气不足，津液不布，停于隔上为饮，饮气相搏，导致心悸。治疗则宜利水化饮，可用小半夏加茯苓汤加减治疗。

九十四、虚证便秘需滋补，莫要乱用番泻叶

医案一 吴某，女，八十五岁。

主诉：便秘多年。刻下症见排便困难，临厕努挣无力，平素大便10天左右行一次，面白神疲，食少，嗳气，睡眠可，小便正常。舌红，苔白，脉弱。

辨证：阴津不足，肠失濡润，脾肺气虚，传送无力，故见便秘；肺气不足，则宣发肃降失调；气机上逆，则见嗳气；阳明胃阴不足，则纳食减少。辨为气阴两虚，肠道失濡证，舌红、苔白、脉弱亦为佐证。

诊断：便秘（气阴两虚，肠道失濡）。以补气滋阴、润肠通便为治则，给予宁心润便方加减治疗，整方如下：

黄芪45g	麦冬15g	五味子3g	川芎15g
丹参20g	当归45g	生地30g	麻仁30g
桃仁15g	瓜蒌30g	枳壳9g	木香9g
生甘草6g	羌活6g	独活6g	桑枝15g
桂枝15g	代赭石30g	旋覆花30g^{（包）}	郁金15g

7剂，日1剂，水煎服400mL，分早晚两次空腹温服。

此方以宁心润便方为底方，补气滋阴，润肠通便，另加入羌活、独活祛风湿，通经络，桑枝、桂枝温通经脉，代赭石、旋覆花降气，郁金行气解郁。

医案二 卢某，女，八十五岁。

主诉：便秘多年，加重2天。刻下症见大便难解，纳差，打嗝，睡眠可，小便正常。舌红，苔白腻，脉弱。

辨证：气虚则大肠传导无力，阳虚则肠道失于温煦，阴寒内结，便下无力，则见大便难解；津血亏虚，血虚则大肠不荣，阴亏则大肠干涩，肠道失润，大便干结，亦可见大便难解。辨为气血亏虚证。

诊断：便秘（气血亏虚）。以补气活血、润肠通便为治则，给予宁心润便方加减治疗，整方如下：

黄芪 45 g	麦冬 15 g	五味子 3 g	川芎 15 g
丹参 20 g	当归 45 g	生地 30 g	麻仁 30 g
桃仁 15 g	瓜蒌 30 g	枳壳 9 g	木香 9 g
生甘草 6 g	羌活 6 g	独活 6 g	桑枝 15 g
桂枝 15 g	代赭石 30 g	旋覆花 30 g(包)	郁金 15 g

7 剂，日 1 剂，水煎服 400 mL，分早晚两次空腹温服。

此方以宁心润便方为底方，加羌活、独活、桑枝、桂枝，疏通经络，代赭石、旋覆花降逆和胃，郁金行气解郁。

医案三　狄某，女，五十岁。

主诉：便秘 1 年余，加重 2 天。刻下症见排便困难，周身乏力，视物模糊，口干、口苦，纳食可，睡眠调，小便正常。血糖偏高。舌暗红，苔少，脉弱。

辨证：阴津不足，肠失濡润，则见排便困难、大便干燥；患者气虚，则见周身乏力；阴虚则内热，则见口干、口苦。辨为气阴两虚证，舌暗红、苔少、脉弱亦为佐证。

诊断：便秘（气阴两虚）。以增液润肠为治则，给予增液汤加减治疗，整方如下：

生地 30 g	玄参 15 g	麦冬 30 g	石斛 30 g
草决明 30 g	青葙子 20 g	菊花 15 g	黄连 15 g
葛根 30 g	天花粉 20 g		

7 剂，日 1 剂，水煎服 400 mL，分早晚两次空腹温服。

此方以增液汤为基础方。方中重用玄参为君药，其性咸寒润下，善滋阴降火，润燥生津。麦冬甘寒滋润，大有滋阴润燥之功；生地黄滋阴壮水，清热润燥，二药共为臣佐。三药合而用之，大补阴津，即以增水，水满则舟自行。全方药少力专，"妙在寓泻于补，以补药之体，作泻药之用，既可攻实，又可防虚"。另加石斛滋养胃阴、生津液，草决明、青葙子疏散风热，清肝明目，菊花平肝明目，黄连清泻火邪，葛根、天花粉生津止渴，润肠通便。

便秘是指粪便在肠内滞留过久，秘结不通，排便周期延长，或周期不长，但粪质干结，排出艰难，或粪质不硬，虽有便意，但便而不畅的病证。

便秘是老年人常见的症状。据统计，65 岁以上的老年人中，至少有 1/5 经常便秘，这不仅影响老年人的生理功能，还影响他们的生活质量，临床上常可见便秘致心、脑疾患的病人病情变化，甚至猝死的情况，因此，重视老年人便秘的防治非常重要。

老年便秘的发生与阴津亏虚密切相关,《素问·阴阳应象大论》有"年四十而阴气自半也"之说,随着年龄的增长,人体阴精逐渐亏虚,阴津亏虚,肠失濡润,则大便干结,便下困难,产生便秘。《景岳全书》认为:"秘结证,凡属老人、虚人……多有病为燥结者,盖此非气血之亏,即津液之耗。"人老气先衰,随着年龄的增长,人体的正气逐渐亏虚,尤以脾、肺、肾之气亏虚为主,气虚大肠传送无力,导致便秘。临床上往往气虚和阴虚并见,正如《兰室秘藏》说"又有年老气虚,津液不足而结燥者"。

(一)便秘的病位及病因病机

1. 大肠

中医认为便秘的发生是因为大肠传导功能失常所致。《素问·灵兰秘典论》云:"大肠者,传导之官,变化出焉"。大肠传导失职引起便秘,其病位在大肠,内应五脏,与肺脾胃肝肾等脏腑关系密切。《诸病源候论·大便难候》指出:"大便难者,由五脏不调,阴阳偏有虚实,谓三焦不和,则冷热并结故也。"

2. 肺

唐宗海《中西汇通医经精义》曰:"大肠之所以能传导者,以其为肺之腑。肺气下达,故能传导。"肺主一身之气,肺主宣发,为全身输布津液,是大肠得以濡润的基础,使大肠不致燥气太过;肺主肃降,是大肠传导功能的动力。肺气宣发肃降功能正常,则大肠润泽,传导有力,出入有常。肺气上逆,则大肠腑气壅滞,传导不利,而成便秘;肺失宣发,水液不能正常输布,则肠道津液亏少,则大便涩滞而成便秘。

3. 脾胃

脾胃居于中焦,为气机升降之枢纽。脾为气血生化之源,为后天之本,脾主运化,升清降浊;胃主受纳,腐熟水谷。脾胃健运,气旺血生,推动有力,则肠道濡润;清气升,浊气降,气机条顺,则大便正常。若脾胃虚弱,不能运化水谷精微,气血生化乏源,气虚则动力不足,无力推便下行;阴血不足则肠道失润,大便艰涩难行。朱丹溪《局方发挥》曰:"脾土之阴受伤,传输之官失职。"脾气亏虚影响及肺,肺脾两虚则肠道传导无力,糟粕难以下行,形成便秘;中气不足则津血生化乏源,肠道津枯血燥,无水行舟而津液亏虚,形成便秘。

4. 肝

肝主疏泄,肝疏泄调畅,则脾胃功能协调,升降出入平衡,水谷得以运化,糟粕下降,故大便有常。若肝气郁结,疏泄不及,导致脾胃升降失常,升者不升,降者不降,气机不能推动水谷糟粕在肠胃中运行,水谷精微及糟粕郁滞肠腑，停留过久而为便秘。《丹溪心法·六郁》指出："气血冲和，百病不生，一有怫郁，诸病生焉。"

5. 肾

肾主五液，开窍于二阴，肾乃是人体阴阳之本，直接影响大便的形成和排泄。《黄帝内经》曰："大便难，刺足少阴。"《杂病源流犀烛》强调"大便秘结，肾病也"。肾精不足则肠道津枯，传导失职；肾阳虚不能蒸气化津，津液不布，不能濡润大肠，形成便秘。清代陈士铎《辨证录》曰："故肾虚而大肠不通"，"倘肾中无火，则大肠何以传化水谷哉"。《诸病源候论》："肾脏受邪，虚而不能制小便，则小便利，津液枯燥，肠胃干涩，故大便难。"

（二）养成良好习惯

1. 生活起居

患者生活要有规律，特别是要养成定时排便的好习惯，即使无便意，也应坚持每日晨起或早餐后蹲厕，建立条件反射；应保持心情舒畅，因长期精神紧张可导致自主神经功能紊乱，肠蠕动缓慢；每日坚持锻炼腹肌和提肛肌，对过度肥胖者，应适当减肥和控制体重；改正影响排便的不良习惯，如长期有意识的控制排便、排便时读书看报或精神不集中等都会影响正常的排便；鼓励老年便秘患者多饮白开水，因为老年人会在没有意识到的情况下发生失水，而失水就会导致便秘的发生。

2. 饮食

老年便秘患者饮食中增加富含膳食纤维的蔬菜水果及润肠通便的食物，如菠菜、芹菜、丝瓜、藕等；水果可食葡萄、杏、鸭梨、苹果、香蕉等；宜增加粗粮、杂豆类的摄入；禁忌酒、浓茶、咖啡及辛辣刺激性食物，少吃肥甘厚味的食物。

3. 运动

运动疗法包括①全身性运动：每天早晨起后让老人们户外散步或室内慢走，每次 20—30 min；下午 4 点去户外器材自由活动 20—30 min。②呼吸肌及盆底肌群锻炼，每天平卧或坐位时，进行腹式呼吸运动；即吸气时鼓腹并放松肛门、会阴；呼气时收腹并缩紧肛门、会阴，呼气尽量略加停顿再呼吸，如此反复 6—8 次。③行腹部按摩：患者半卧位或仰卧位，患者要自然放松，让病人用手掌的大小鱼际肌在脐周 10 cm 范围内用顺时针的方向来按摩，手指施加力量以轻推、揉捏为主，力量速度较轻慢，每次 10—15 min，每日早晚各 1 次，也可便前 20 min 或餐后 2 h 进行，增加小肠及大肠推进性收缩节奏，减少肠道水分的重吸收，使粪便软化排出。④脚底按摩：每晚睡前用热水给予足浴，联合足底按摩泡足 30 min，指导患者用拇指指腹按摩足底中下部即结肠反射区，刺激肠蠕动。

九十五、下肢后背均怕冷，祛风散寒温元阳

医案 释某，女，三十二岁。

主诉：双下肢遇冷感不适 1 年余，加重 5 天。刻下症见双下肢冷痛不适，后背发凉，睡眠差，时有头晕，眼部干涩，情绪低落，饮食可，二便正常。舌暗红，苔薄白，脉紧。

辨证：寒湿侵袭，营卫行涩，经络不通，气滞血瘀，故见双下肢疼痛、后背发凉；湿邪缠绵难愈，营阴行涩，不能上濡头部，则时见头晕、眼部干涩。辨为寒湿侵袭，气滞血瘀证，舌暗红、苔薄白、脉紧亦为佐证。

诊断：痹证（寒湿侵袭，气滞血瘀）。以散寒祛湿、行气活血为治则，给予宁心通痹方加减治疗，整方如下：

黄芪 30 g	麦冬 15 g	五味子 3 g	川芎 15 g
丹参 20 g	鸡血藤 30 g	苏木 20 g	地龙 15 g
杜仲 9 g	牛膝 15 g	桑寄生 30 g	木香 6 g
生甘草 6 g	珍珠母 45 g	合欢皮 15 g	合欢花 15 g
白蒺藜 15 g	蔓荆子 15 g	石菖蒲 15 g	远志 12 g

7 剂，日 1 剂，水煎服 400 mL，分早晚两次空腹温服。

二诊：患者经服上方 7 剂后，自觉腰以上有暖流涌出，背部凉冷感、眼干减轻，双下肢下仍有冷感，舌脉同前。原方加怀牛膝 15 g，继服 7 剂。

三诊：患者服药 7 剂后，仅左下肢怕冷，舌脉同上。上方加独活 10 g、泽兰 10 g、益母草 15 g，活血通络，继服 7 剂。

四诊：患者服药 7 剂后，左下肢怕冷减轻，舌淡红，舌边有齿痕，脉沉细弦。上方加茯苓 30 g、白术 15 g，益气健脾，继服 7 剂。

此方以宁心通痹方为底方，补气活血，行气通痹，另加入珍珠母重镇安神，合欢皮、合欢花解郁安神，白蒺藜、蔓荆子清利头目，石菖蒲、远志交通心肾。

痹证是由于风、寒、湿、热等邪气闭阻经络，影响气血运行，导致肢体筋骨、关节、肌肉等处发生疼痛、重着、酸楚、麻木，或关节屈伸不利、僵硬、肿大、变形等症状的一种疾病。轻者病在四肢关节肌肉，重者可内舍于脏。《内经》不仅提出了痹之病名，而且对其病因病机、证候分类以及转归、预后等均作了较详细的论述。如《素问·痹论》指出："风、寒、湿三气杂至，合而为痹。其风气胜者为行痹，寒气胜者为痛痹，湿气胜者为着痹也。"

历代医家根据疾病的不同症状特点，赋予不同的病名，在治法方药上亦渐趋丰富。张仲景《金匮要略》有湿痹、血痹、历节之名，其中历节病的特点是遍历关节疼痛，所创桂枝芍药知母汤、乌头汤等方，至今仍为临床常用。巢元方《诸病源候论》又称为"历节风"；王焘《外台秘要》述其症状痛如虎咬，昼轻夜重，而称"白虎病"；严用和《济生方》则称"白虎历节"；朱丹溪《格致余论》又称"痛风"；王肯堂《证治准绳》对膝关节肿大者称为"鹤膝风"，手指关节肿大者称为"鼓槌风"；李中梓《医宗必读·痹》阐明"治风先治血，血行风自灭"的治则；叶天士对痹久不愈，邪入于络，用活血化瘀法治疗，并重用虫类药剔络搜风，对临床均有较大指导意义。

九十六、足部疾病莫忽视，分清部位细诊疗

医案 吴某，女，四十二岁。

主诉：足底发凉 1 年余。刻下症见双侧足底发凉，双下肢肿胀，感周身发紧，饮食可，二便正常。舌淡红，苔白，脉弦紧。

辨证：脾肾阳虚，故见足底发凉；阳虚则寒，寒主收引，故见周身发紧；脾阳虚，运化水液不利，则见双下肢肿胀。辨为脾肾阳虚，瘀阻经络证，舌淡红、苔白、脉弦紧亦为佐证。

诊断：痹证（脾肾阳虚，瘀阻经络），以温补脾肾、活血通络为治则，给予宁心通痹方加减治疗，整方如下：

黄芪 30 g	麦冬 15 g	五味子 3 g	川芎 15 g
丹参 20 g	鸡血藤 30 g	苏木 20 g	地龙 15 g
杜仲 9 g	牛膝 15 g	桑寄生 30 g	木香 6 g
生甘草 6 g	肉桂 20 g	制附子 30 g^{（先煎）}	威灵仙 30 g
连翘 6 g			

7 剂，日 1 剂，水煎服 400 mL，分早晚两次空腹温服。

此方以宁心通痹方为底方，补气活血，行气通痹，另加入肉桂、附子温补下元，威灵仙祛风除湿，通络止痛，连翘清热消肿。

足痛是临床常见的病症之一，可见于不同年龄层次的患者，发病部位各异。足部病变不可小视，如糖尿病足，一旦其破溃，会发生严重病变，将导致整个足坏死，最后只能截肢。统计发现，相当一部分足痛患者痛疼持续几个月，实在扛不住了才来就医。健康的足是不应该有疼痛感的，即便走一整天路，短时间疼痛也不会超过 72 小时，经过休整疼痛就会消除。人们的护足意识不足，与对足痛认识存在误区有关，一是很多人认为只要骨头没折，足痛就能自愈，临床中大约有 20%—30% 的患者为此长期忍受足痛的折磨；二是依

赖打封闭消除足痛，打封闭主要靠局部止疼或激素消炎，但其多数情况下并没有对足疼的根本病因进行有效治疗。

中医认为本病多是肝肾不足所致，肝主筋，肾主骨，筋骨失养，则气血失调，局部中药熏洗可疏通经络、调气活血，结合拍打可促进局部血液循环，二者相辅相成，"通则不痛"，故具有止痛作用。该方法简单，疗效佳。另提供几个简单小方，供参考。

1. 足跟痛涉骨，温补益肾首要

足跟痛多见于中老年患者，行走过劳则甚，常伴见腰酸膝软，不耐风寒；舌淡苔薄，脉沉细。拍片可见骨质增生、骨刺生长等骨退行性改变。治宜温肾壮骨，佐以活血舒筋。药用独活、桑寄生、川续断、炒当归、川牛膝、煅龙骨、煅牡蛎、炙甘草等。此外尚应注意：①每晚以第三煎药汁温熨、浸泡患处15分钟；②在鞋垫上与痛点对应处剪除、挖空，以消除刺激，减轻疼痛。

2. 足背痛属筋，活血疏理为主

足背痛多有外伤史可询，或跌仆或扭伤或鞋具不适，种种不一。特点在于行走时痛甚，静息时减轻，一般表皮无明显异常，可扪及粗筋并有压痛。治宜活血疏筋，佐以外治疗法。药用桃仁、红花、赤芍、当归、落得打、伸筋草、土鳖虫等味；外敷金黄膏。并可用第三煎药汁熏洗患处，着鞋以平底、坡跟为佳。

3. 足底痛归脂，清热利湿并重

足底痛多发于跖趾关节处，位在脂膜，亦云胕胑。痛势较甚，足不任地，身伴寒热，口干且苦，小溲黄赤；舌红，苔薄黄腻，脉多滑数。治宜清热利湿。药用黄柏、茯苓、车前子、川牛膝、虎杖、薏苡仁、紫地丁、碧玉散等；外用马氏青敷膏。若见痛无休止，势如鸡啄，患处皮色转红，按之应指则有成脓之虞，必要时当施以刀针之术。

4. 足趾痛隶脉，寒热论治当殊

足趾痛多见于青壮年患者。男性以血栓闭塞性脉管炎为常；女性则雷诺氏症为多。红斑性肢痛症偶或见之。活血通脉治则虽同，施寒施热辨治却殊。症见肤色潮红、猩红、灼热、燎痛者，治当清热凉血，活血通脉，药用玄参、石斛、赤芍、丹皮、生地、水牛角、丹参、生甘草等，且用量宜大。若见肤色苍白、紫暗，拍之觉冷、冰凉，痛且麻木，趺阳脉变弱者，治宜温经散寒，活血通脉，药用桂枝、川芎、细辛、当归、鹿角片、干姜、丹参、炙甘草等味。此外，前者饮食当忌辛辣刺激之品，择清凉淡味者为上，并须避免情绪过度波动；后者宜宽鞋厚袜，保暖御寒，尤其要预防外来伤害，否则，一旦破溃，则终难收口。

九十七、清阳之府晕痛症，治疗先分内外因

医案 辛某，女，六十一岁。

主诉：头晕、头痛半年余，加重3天。刻下症见头晕、头痛，时有心悸，周身乏力，言语不利，纳差，夜梦多，二便正常，测血压160/60 mmHg，既往有脑血栓病史2年余。舌暗红，苔腻微黄，脉弱。

辨证：气滞血瘀，经络不通，不能荣养头脑清窍，则见头痛；经络不通，津液运行不畅，则见下肢水肿。辨为瘀阻经络证。

诊断：痹证（瘀阻经络）。以行气活血为治疗原则，给予宁心通痹方加减治疗，整方如下：

黄芪30 g	麦冬15 g	五味子3 g	川芎15 g
丹参20 g	鸡血藤30 g	苏木20 g	地龙15 g
杜仲9 g	牛膝15 g	桑寄生30 g	木香6 g
生甘草6 g	珍珠母60 g	钩藤30 g（后入）	蔓荆子20 g
白蒺藜20 g	石菖蒲15 g	远志12 g	焦三仙各30 g
连翘30 g	乌贼骨30 g	厚朴15 g	

7剂，日1剂，水煎服400 mL，分早晚两次空腹温服。

二诊：服用汤药后，头痛减轻，乏力改善，双下肢水肿减轻，舌暗红，苔薄黄，脉弦滑。上方加肉桂20 g，温补下元，继服7剂。

此方以宁心通痹方为底方，补气活血，行气通痹，另加珍珠母重镇安神，钩藤平肝潜阳，蔓荆子、白蒺藜清利头目，石菖蒲、远志交通心肾，焦三仙、连翘、乌贼骨顾护胃气，厚朴燥湿温中。

头痛一病首载于《黄帝内经》，在《素问·风论》中称之为"首风""脑风"，并描述了"首风"与"脑风"的临床特点，并指出外感与内伤是导致头痛发生的主要病因。《东垣十书》将头痛分为外感头痛和内伤头痛，根据症状和

病机的不同而有伤寒头痛、湿热头痛、偏头痛、真头痛、气虚头痛、血虚头痛、气血俱虚头痛、厥逆头痛等，并补充了太阴头痛和少阴头痛。头为"诸阳之会""清阳之府"，又为髓海之所在，居于人体之最高位，五脏精华之血、六腑清阳之气皆上注于头，手足三阳经亦上会于头。若六淫之邪上犯清窍，阻遏清阳，或痰浊、瘀血痹阻经络，壅遏经气，或肝阴不足，肝阳偏亢，或气虚清阳不升，或血虚头窍失养，或肾精不足，髓海空虚，均可导致头痛的发生。

（一）病因

外感多因六淫邪气侵袭，内伤多与情志不遂、饮食劳倦、跌仆损伤、体虚久病、禀赋不足、房劳过度等因素有关，分述如下。

1. 感受外邪

起居不慎，感受风、寒、湿、热之邪，邪气上犯巅顶，清阳之气受阻，气血凝滞，而发为头痛。因风为百病之长，故六淫之中，以风邪为主要病因，多夹寒、湿、热邪而发病。

2. 情志失调

忧郁恼怒，情志不遂，肝失条达，气郁阳亢，或肝郁化火，阳亢火生，上扰清窍，可发为头痛。若肝火郁久，耗伤阴血，肝肾亏虚，精血不承，亦可引发头痛。

3. 先天不足或房事不节

禀赋不足，或房劳过度，使肾精久亏。肾主骨生髓，髓上通于脑，脑髓有赖于肾精的不断化生。若肾精久亏，脑髓空虚，则会发生头痛。若阴损及阳，肾阳虚弱，清阳不展，亦可发为头痛，此类头痛临床较为少见。

4. 饮食劳倦及体虚久病

脾胃为后天之本，气血生化之源。若脾胃虚弱，气血化源不足，或病后正气受损，营血亏虚，不能上荣于脑髓脉络，可致头痛的发生。若因饮食不节，嗜酒太过，或过食辛辣肥甘，脾失健运，痰湿内生，阻遏清阳，上蒙清窍而为痰浊头痛。

5. 头部外伤或久病入络

跌仆闪挫，头部外伤，或久病入络，气血滞涩，瘀血阻于脑络，不通则痛，发为头痛。

（二）病机

头痛可分为外感和内伤两大类。外感头痛多为外邪上扰清窍，壅滞经络，络脉不通。头为诸阳之会，手足三阳经皆上循头面，所谓"伤于风者，上先受之"，"高巅之上，唯风可到"，外感头痛以风邪为主，且多兼夹他邪，如寒、湿、热等。若风邪夹寒，凝滞血脉，络道不通，不通则痛。若风邪夹热，风热炎上，清窍被扰，而发头痛。若风夹湿邪，阻遏阳气，蒙蔽清窍，可致头痛。

脑为髓海，依赖于肝肾精血和脾胃精微物质的充养，故内伤头痛之病机多与肝、脾、肾三脏的功能失调有关。肝主疏泄，性喜条达。头痛因于肝者，或因肝失疏泄，气郁化火，阳亢火升，上扰头窍而致；或因肝肾阴虚，肝阳偏亢而致。肾主骨生髓，脑为髓海。头痛因于肾者，多因房劳过度，或禀赋不足，使肾精久亏，无以生髓，髓海空虚，发为头痛。脾为后天之本，气血生化之源，头窍有赖于精微物质的滋养。头痛因于脾者，或因脾虚化源不足，气血亏虚，清阳不升，头窍失养而致头痛；或因脾失健运，痰浊内生，阻塞气机，浊阴不降，清窍被蒙而致头痛。若因头部外伤，或久病入络，气血凝滞，脉络不通，亦可发为瘀血头痛。

外感头痛之病性属表属实，病因是以风邪为主的六淫邪气，一般病程较短，预后较好。内伤头痛大多起病较缓，病程较长，病性较为复杂，一般来说，气血亏虚、肾精不足之头痛属虚证，肝阳、痰浊、瘀血所致之头痛多属实证。虚实在一定条件下可以相互转化。例如痰浊中阻日久，脾胃受损，气血生化不足，营血亏虚，不荣头窍，可转为气血亏虚之头痛。肝阳、肝火日久，阳热伤阴，肾虚阴亏，可转为肾精亏虚的头痛，或阴虚阳亢，虚实夹杂之头痛。各种头痛迁延不愈，病久入络，又可转变为瘀血头痛。

九十八、下肢无力属痿证，分清阶段对症疗

医案一　严某，女，七十二岁。

主诉：双下肢无力 2 月余，加重 2 天。刻下症见双下肢无力，周身乏力，纳差，胃部反酸，小便频数，睡眠可，平素怕冷，活动较少。舌红，苔薄白，脉沉。

辨证：气虚血瘀，阻滞经络，筋脉失养，则见双下肢无力、周身乏力；气滞，则胃失和降，见胃部反酸。辨为气滞血瘀，阳气亏虚证。

诊断：痹证（气滞血瘀，阳气亏虚）。以行气活血、温补肾阳为治则，给予宁心通痹方加减治疗，整方如下：

黄芪 30 g	麦冬 15 g	五味子 3 g	川芎 15 g
丹参 20 g	鸡血藤 30 g	苏木 20 g	地龙 15 g
杜仲 9 g	牛膝 15 g	桑寄生 30 g	木香 6 g
生甘草 6 g	焦三仙各 30 g	连翘 30 g	乌贼骨 20 g
制附子 30 g^{（先煎）}	肉桂 20 g		

　　　　　　　　7 剂，日 1 剂，水煎服 400 mL，分早晚两次空腹温服。

此方以宁心通痹方为底方，补气活血，行气通痹，另加焦三仙、连翘、乌贼骨顾护胃气，制附子、肉桂温补下元。

医案二　朱某，男，七十九岁。

主诉：下肢不适半年余，加重 2 天。刻下症见右下肢无力，酸胀不适，纳食欠佳，睡眠调，大便黏滞，小便正常，既往脑出血病史 2 年余。舌暗红，苔腻微黄，脉弱。

辨证：气虚血瘀，阻滞经络，筋脉失养，则见下肢无力，纳食欠佳，大便黏滞，故辨为气滞血瘀，脾虚湿滞证。

诊断：痿证（气滞血瘀兼脾虚湿滞）。以行气活血为治则，给予宁心通痹方加减治疗，整方如下：

黄芪 30 g	麦冬 15 g	五味子 3 g	川芎 15 g
丹参 20 g	鸡血藤 30 g	苏木 20 g	地龙 15 g
杜仲 9 g	牛膝 15 g	桑寄生 30 g	木香 6 g
生甘草 6 g	桂枝 20 g	泽泻 20 g	苍术 15 g
白术 15 g	藿香 20 g	佩兰 20 g	焦三仙各 20 g
连翘 30 g	乌贼骨 30 g		

7剂，日1剂，水煎服400 mL，分早晚两次空腹温服。

此方以宁心通痹方为底方，补气活血，行气通痹，另加桂枝温通经络，泽泻、苍术、白术健脾祛湿，藿香、佩兰芳香化湿，焦三仙、连翘、乌贼骨顾护胃气。

痿证是指肢体筋脉弛缓、软弱无力，无法随意运动，伴或不伴有肌肉萎缩的一种病证。临床上以下肢痿软无力较为多见。痿证是神经内科的常见病、多发病，该病具有病势缠绵、病理性质复杂多变的特征，临床疗效欠佳，严重影响患者的生活质量，给个人、家庭及社会带来沉重的负担。现代医学的多种疾病，如肌营养不良症、多发性神经炎、重症肌无力、运动神经元病等均属于该病范畴。目前，现代医学界对该类疾病的病因病机及发病机制尚不完全明确，缺乏特效治疗手段，临床上多以糖皮质激素、丙种球蛋白等对症支持治疗为主，疗效欠佳。

中医对痿证的论述由来已久。《黄帝内经》中便设有痿证专篇，对痿证病因病机的论述极为系统详细，创造性地提出了"肺热叶焦为其主要病机"的观点和"治痿独取阳明"的基本治疗大法，认为痿证的发生与肺、胃、脾、肾四脏密切相关。后世医家在此基础上继承发展。

痿证病因有外感与内伤两类。外感多由温热毒邪或湿热浸淫，耗伤肺胃津液而成。内伤多为饮食或久病劳倦等因素，损及脏腑，导致脾胃虚弱、肝肾亏损。本病以虚为本，或虚实错杂。临床虽以肺热津伤、湿热浸淫、脾胃虚弱、肝肾亏损、瘀阻络脉等证型为常见，但各种证型之间常相互关联，治疗时要结合标本虚实传变规律。扶正主要是调养脏腑，补益气血阴阳，祛邪重在清利湿热与温热毒邪。在治疗过程中还要兼顾运行气血，以通利经脉，濡养筋脉。

陈无择曰："痿躄证属内脏精气不足所为也。"其中尤以脾胃为要。李东垣强调湿热与脾胃的重要性，云："湿热相合，阳气日以虚，阳气虚则不能上升，而脾胃之气下流，并于肝肾"。清代医家张璐亦认为痿证"大都起于阳明湿热，内蕴不清，则肺受热乘而日槁，脾受湿淫而日溢，遂成上枯下湿之候"。起病初期多湿热困于肌表，肺热津伤，中期湿中伏热，沉着中焦，耗气伤阴，后期脾肾耗竭，损及阴阳。

（一）病机

1. 湿热津伤

《素问·生气通天论》所言："因于湿，首如裹，湿热不攘，大筋软短，小筋弛长。软短为拘，弛长为痿。"嗜食甘甜滋腻厚味，烟酒侵淫、彻夜不寐、情志不舒等均致气机失疏，痰湿不运，郁遏生火，化热酿毒，使营卫运行受阻。且湿为有形之邪，热为无形之邪，热附于湿，湿热互结如油入面，胶着难祛，致使筋脉失气血阴精濡养，肌肉弛纵不收，终成痿证。正如《医林绳墨》所言："痿之一症，全在湿热。由乎酒色太过，气血空虚，反加劳碌，筋骨有损，由是湿热乘之。热伤于气，在气不能舒畅其筋，故大筋短而为拘挛者矣。湿伤其血，则血不养筋而筋不束骨，故小筋弛长而为痿弱者矣。"此证型多伴有身体困重、口干口苦口黏、大便黏滞不爽、小便短赤等湿热之症。

2. 脾胃失健

脾在体合肌肉，主四肢，肾主骨生精，痿证病变部位主要在筋脉肌肉，故与脾肾二脏密切相关。《素问·痿论》云："阳明者，五脏六腑之海，主润宗筋，宗筋主束骨而利机关也。"脾胃为水谷之海，养五脏之气，化六腑之源。脾胃健运，气血充盈，清阳滋养肌肉及宗筋，十二经筋才能束骨利关节；反之，阳明脉空，气血生化乏源，清阳无以散布，则皮肉筋骨枯萎。正如叶天士《临证指南医案》所言："阳明脉络空乏，不司束筋骨以流利机关，肩痛肢麻头目如蒙，行动痿弱无力。"

3. 肾精亏耗

肾藏精，主骨生髓。肾中元阴元阳可营养四肢百骸，本固则精可以化生，精化则髓充，髓充则足履步。肾水若少，无以滋养心火，收纳少权，阴竭于下，火炎于上，输布无权，反传于四脏，致使阴竭阳伤，精血乏源，肾髓不足，骨肉尽废，督脉失于约束，则腰脊酸痛不举，终致痿证。脾为先天，肾为后天，两者相互资助，相互促进，共同维持人体的生命活动。脾虚日久，先天无以充养，必有灶冷火衰之苦，最终累及于肾。正如《脾胃明理论》所言："脾病则下流乘肾，土克水则骨乏无力。"肾脏命门火衰，不能温养脾阳，终致脾肾阳虚，阴精难以化生，气血难以充养。正如张景岳所言："元气败伤，则精虚不能灌溉，血虚不能营养。"

（二）治疗

1. 利湿清热，加味四妙

湿为阴性，重着黏滞，易阻滞气机；火热为阳邪，燔灼向上，易耗气伤津。湿热胶着难化，阻滞气血运行，熏蒸督络，致使筋脉失养、肌肤失润，故体倦乏力，筋骨痿软，发为痿证。以苦寒清热、淡渗利湿、强筋健骨为其治疗大法，方选四妙丸为底方临证加减。四妙方中黄柏为君，苦寒清热燥湿，尤善清下焦湿热；苍术苦温燥湿，苡仁甘淡渗湿，兼以健脾清热除痹，共为臣药；牛膝强筋健骨，活血通络，畅达血脉，引药直达下焦，为佐药。诸药相伍，共奏清热燥湿、强筋健骨之效。若湿象偏重，则加焦白术、木防己、萆薢、益母草等；若热象为著，则加黄连、知母、石楠藤、豨莶草等；若兼夹风邪，则加防风、独活、木瓜、秦艽、伸筋草等祛风除湿通络药。

2. 补脾益气，黄芪为先

临床以双上肢、眼睑无力等上半身肌软痿废不用症状为主，伴有咀嚼无力、乏力气短、纳呆消瘦，舌淡暗，边有齿痕，脉细等。辨证属脾气亏虚、清阳不升。以甘温益气、升阳举陷、顾护脾胃为其基本治疗大法，常用补中益气汤为基础方临证加减。方中重用黄芪，且生、炙黄芪并用，用量在 30—90 g。黄芪味甘性温，擅补益中气，温助脾阳。张景岳曾言："因其味轻，故专于气分而达表，所以能补元阳、充腠理、治劳伤、长肌肉。"

3. 温肾填精，地黄饮子

痿证患者若以双下肢无力、肌肉萎缩失用等下半身症状显著，伴见畏寒肢冷、腰膝酸软、头晕耳鸣，舌淡苔白，脉细滑等症者。此时多处于疾病晚期，脏腑之气渐衰，无力抗争，元阳虚衰，阴阳两亏。以辛甘助阳、温肾填精为其基本治疗大法，方选地黄饮子临证加减。方中肉苁蓉、巴戟天温壮肾阳，熟地黄、山萸肉滋补肾阴，四味共为君药。配伍制附子、肉桂之辛热，以助温养下元，摄纳浮阳，引火归元；石斛、麦冬、五味子滋养肺肾，金水相生，壮火以济水，均为臣药。石菖蒲、远志、茯苓合用，以开窍化痰、交通心肾为主。此方上下兼治，阴阳双补，既可温补下元以强壮筋骨肌肉，缓解肌肉萎缩，又可益肺肾、通心窍治疗吞咽困难、饮水呛咳等上焦症状。晚期患者除常见脾肾阴阳两虚证候之外，还可见沉默少言、精神呆滞等症。此因肝乘脾土，情志不遂，气滞血瘀，且诸脏腑衰弱，水运不畅，痰浊内停，痰瘀阻滞脑窍而成，治疗需适量应用血肉有情之品如蜈蚣、全蝎、僵蚕等，破血逐瘀化痰。

九十九、关节疼痛中医疗，火针拔罐加艾灸

医案　释某，女，六十岁。

主诉：膝关节疼痛半月余，加重 1 天。刻下症见双膝关节隐痛，伴有腰部疼痛，周身乏力，饮食调，睡眠可，二便正常。舌淡白胖大，苔白，脉弱。

辨证：痹证日久，气血运行不畅，瘀血痹阻经络，可出现膝关节疼痛，活动不利，腰痛。辨为肝肾亏虚，气滞血瘀证。

诊断：痹证（肝肾亏虚，气滞血瘀）。以行气活血、培补肝肾为治疗原则，给予宁心通痹方加减治疗，整方如下：

黄芪 30 g	麦冬 15 g	五味子 3 g	川芎 15 g
丹参 20 g	鸡血藤 30 g	苏木 20 g	地龙 15 g
杜仲 9 g	牛膝 15 g	桑寄生 30 g	木香 6 g
生甘草 6 g	桂枝 20 g	石斛 30 g	天花粉 15 g
郁金 15 g			

7 剂，日 1 剂，水煎服 400 mL，分早晚两次空腹温服。

此方以宁心通痹方为底方，补气活血，行气通痹，另加入桂枝温通经脉，石斛、天花粉益胃滋阴，郁金行气解郁，活血止痛。

在中医上，膝关节疼痛属"骨痹""筋痹""膝痹""鹤膝风"等范畴。"骨痹"病名最早记载于《黄帝内经·素问》。《素问·痹论》载："风寒湿三气杂至，合而为痹。其风气胜者为行痹，寒气胜者为痛痹，湿气胜者为着痹也"，"以冬遇此者为骨痹"。《素问·长刺节论》："病在骨，骨重不可举，骨髓酸痛，寒气至，名曰骨痹。"《素问·气穴论》"积寒留舍，荣卫不居，卷肉缩筋，肋肘不得伸，内为骨痹。"《素问·脉要精微论篇》"膝者筋之府，屈伸不能，行则偻附，筋将惫矣。"《素问·痹论》："痹在于骨则重，在于脉则血凝而不流，在于筋则屈不伸，在于肉则不仁，在于皮则寒。"《景岳全书》从其症状和病因上进行了

详细的描述："凡肘膝肿痛，臂细小者，名为鹤膝风，以其像鹤膝之形而名之也。或止以两膝肿大，腿枯细，不能屈伸，俗又谓之鼓槌风，总不过风寒湿三气流注之为病也。"

在治疗方面，《素问·调经论》："病在筋，调之筋；病在骨，调之骨"。《素问·骨空论》："寒膝伸不屈，治其楗。坐而膝痛，治其机……膝痛，痛及拇指，治其腘。坐而膝痛如物隐者，治其关。膝痛不可屈伸，治其背内。"《灵枢·终始》："在骨守骨，在筋守筋。"《灵枢·杂病》："膝中痛，取犊鼻。"金元时期，罗天益《卫生宝鉴》："老年腰膝久痛，牵引少腹两足，不堪步履，奇经之脉，隶于肝肾为多。"明确提出老年人久患腰膝疼痛是肝肾两虚的表现。明代徐凤的《针灸大全》指出了膝关节疼痛的针灸穴位治疗，如"肘膝疼时刺曲池，进针一寸是相宜。左病针右右针左，依此三分泻气奇。膝痛三分针犊鼻，三里阴交要七次。但能仔细寻其理，劫病之功在片时"。

1. 三金穴疗法

三金穴（金斗，金吉，金陵）是董氏奇穴名称，分别对应膀胱经的魄户（位于第3胸椎棘突下，旁开3寸）、膏肓（位于第4胸椎棘突下，旁开3寸）、神堂穴（位于第5胸椎棘突下，旁开3寸）。皮肤常规消毒，用三棱针点刺出血，挤压出血点，直至不再出血为止，再用干棉球把血擦净。嘱患者当晚不能洗澡，1周2次，4次为1个疗程。刺络放血以远处施术作用较大，上病下治，下病上治，治疗下肢病痛，在背上刺络放血疗效较好。而三金穴正好符合上述标准，故治疗膝关节疼痛疗效显著。

2. 火针、拔罐配合灸法

火针刺骨法，取穴膝眼、阿是穴、足三里，以阿是穴为主，患者仰卧位，患膝屈曲70—80度，常规消毒后，采用规格为0.50 mm×50 mm的中号火针进行点刺，针刺之前必须将火针针尖部加热至通红发白，针刺深度约为0.7—1.0 cm，快速出针后，必须马上用消毒干棉按压针孔，每隔1天治疗1次。

拔罐治疗，患膝伸直，首先用闪火法对膝关节上下周围进行拔罐，然后在血海、委中、风市、梁丘、阿是穴等处留罐12分钟，1天1次。

悬灸法，对准膝关节疼痛处，距离以患者膝关节能承受的温度为宜，1次25分钟，每天1次，10天一疗程。

一百、颈椎腰椎问题多，蛙泳健走八段锦

医案 释某，女，五十七岁。

主诉：颈椎不适 1 年余，加重 2 天。刻下症见颈部僵硬不适，伴有手麻，另有腰部疼痛，足外侧疼痛，口中发干，饮食调，睡眠可，二便正常。舌暗红，苔白，脉涩。

辨证：患者平素体虚，阳气不足，卫外不固，腠理空虚，风寒之邪乘虚侵袭，痹阻筋脉、肌肉、骨节，而致营卫行涩，经络不通，则见颈部疼痛；日久气血不畅，闭阻腰部，则见腰部疼痛。辨为卫阳不足，气滞血瘀证，舌暗红、苔白、脉涩亦为佐证。

诊断：痹证（卫阳不足，气滞血瘀）。以增强卫阳、行气活血为治疗原则，给予宁心通痹方加减治疗，整方如下：

黄芪 30 g	麦冬 15 g	五味子 3 g	川芎 15 g
丹参 20 g	鸡血藤 30 g	苏木 20 g	地龙 15 g
杜仲 9 g	牛膝 15 g	桑寄生 30 g	木香 6 g
生甘草 6 g	桑枝 30 g	桂枝 20 g	石斛 30 g
天花粉 20 g	苏梗 15 g	白芍 30 g	

7 剂，日 1 剂，水煎服 400 mL，分早晚两次空腹温服。

此方以宁心通痹方为底方，补气活血，行气通痹，另加入桑枝、桂枝疏通经络，石斛、天花粉益胃滋阴，苏梗宽中理气，白芍缓急止痛。

颈椎、腰椎疾病在当今社会的发病率极高，中医在此类疾病治疗中，有独特的优势。推拿、拔罐、针灸对颈椎、腰椎疾病有较好疗效。

（一）中医辨证论治

不论是脏腑、经络，还是皮内、筋骨都离不开气血，气血之于形体，无处不

到。"血行失度，随损伤之处而停积"，所以"时损痛也"，"积劳受损，经脉之气不及贯串"，引起气虚血瘀，是劳损内伤本虚标实证候的原因。瘀血阻脉，不通则痛，气虚无援，血运不畅，荣养失职，引起了不荣则痛和肢麻等症状。中医讲整体观，认为人是一个有机的整体，对颈椎病的治疗，并不能单纯地着眼于颈项肩背之局部，而要将脏腑、经络、气血等整体联系起来，注重相互调节，辨证论治，这就决定在治疗颈椎病时不仅注重局部的松弛肌肉、整复错位、伸展筋脉，而且要疏通经络、调节脏腑功能。这也体现了在颈椎病的中医治疗中，针对病人的个体情况，采用不同的治疗原则、不同的药物和不同的治疗手段，内外兼治，方药手法并用。临床证型主要有以下几点。

1. 气虚血瘀证

症见眩晕，劳累即发，动则加剧，颈项胀痛沉重，头晕，神疲懒言，心悸失眠，气短声低，面白或萎黄，常伴有耳鸣、心悸、气短、夜尿频；舌淡，苔白，脉沉细弱。治以补益气血，健运脾胃。方以八珍汤、十大补汤、归脾汤等为主，可加鸡血藤、五爪龙等补血益气通络之品。

2. 先天不足

肾阳不足者多见眩晕而伴精神萎靡，畏寒肢冷，腰膝酸软，动则气促，发枯齿摇，下肢浮肿，夜尿频多，性欲减退；舌质淡、苔白，脉沉迟，尺脉沉而无力。治以温阳益气，化痰利水。方以真武汤加减。肾阴不足者多见眩晕而精神萎靡，腰膝酸软，五心烦热，常伴有耳鸣，或耳聋，口燥咽干，潮热盗汗，或骨蒸发热，形体消瘦，失眠健忘，齿松发脱，遗精，早泄，经少，经闭；舌质红，少津，少苔或无苔，脉细数。治以滋养肝肾，养阴填精。方以左归丸加减。

3. 瘀血阻窍型

症见头晕，头痛或头刺痛，项痛，肩臂麻痛；舌质紫黯或有瘀斑，脉涩。治以祛瘀生新，活血通络。方用血府逐瘀汤或通窍活血汤加减为基础，可适当加用全蝎、蜈蚣、土鳖虫、地龙等攻窜通络之物，另外寒凝者加桂枝、羌活，化热者加银花藤、丝瓜络。

4. 痰湿中阻型

症见眩晕而头重如蒙，胸闷身困，食少多寐，恶心欲呕或时吐痰涎；舌质淡苔白腻，脉弦滑。治以燥湿化痰，健脾和胃。方用半夏白术天麻汤加减；口吐清涎、四肢不温、面色白者为寒饮内盛，宜用苓桂术甘汤以温阳化饮；口气臭秽、舌苔黄腻者为痰郁化火，宜用温胆汤以化痰泄热。

5. 肝阳上亢型

症见眩晕耳鸣，头胀，头痛，失眠多梦，面红目赤，口干口苦，便秘，溲赤，每因烦躁恼怒而加重；舌红，苔黄，脉弦数等。治以平肝潜阳，清肝熄风。方以天麻钩藤饮或羚角钩藤汤加减。因这类患者易怒，睡眠差，多合用合欢花、郁金、柴胡之类以疏肝安神。

（二）几种对颈椎、腰椎均有益的运动

1. 八段锦

八段锦是一种优秀的中国传统保健功法，形成于 12 世纪，后在历代流传中形成许多练法和风格各具特色的流派。它动作简单易行，功效显著。主要包括八势："双手托天理三焦"；"左右开弓似射雕"；"调理脾胃臂单举"；"五劳七伤往后瞧"；"摇头摆尾去心火"；"两手攀足固肾腰"；"攒拳怒目增气力"；"背后七颠百病消"。古人把这套动作比喻为"锦"，意为动作舒展优美，如锦缎般优美、柔顺，又因为功法共为八段，每段一个动作，故名为"八段锦"。整套动作柔和连绵，滑利流畅；有松有紧，动静相兼；气机流畅，骨正筋柔。

2. 健走

健走运动在全球范围内有着悠久的历史。希波克拉底曾说："健走，人类最好的医药"。中医也曾有过"走路是百炼之祖"的论述。颈椎病、肩周炎等均伴有不同程度的肌肉劳损，而肌肉劳损是一种慢性的反复积累的微细损伤，多由肌肉活动过多或静态姿势下肌肉持久紧张所造成，发生部位常见于颈、肩、腰、腿部肌肉。由于现代人生活和工作常常处于长时间静息状态，所以容易造成肌肉劳损，进而引起颈肩部和腰腿部的病变。健走可打破肌肉僵直劳损紧张的状态。健走时双臂的摆动充分活动了菱形肌、斜方肌等颈肩部肌肉，迈开的双腿使髂腰肌、股四头肌等腰腿部肌肉得到有效的活动，肌肉有节律的拉伸收缩活动能有效地改善局部血运循环代谢，促使局部炎症吸收，从而缓解症状。健走可以根据自身的特点来设计健走的路程和时间，年龄大的人可以放松走，路程约 2 公里，步频约 50—100 步每分钟；青年人可以快步走，路程约 3—5 公里，步频较快约 150 步每分钟。行走时要求挺胸收腹，下颌微收，肘部弯曲呈 85—90 度，手掌自然握空拳，手臂前后摆动约 45 度，全身呈放松状态，步子迈开，锻炼至微微汗出为佳，推荐每次时间在 30 分钟左右。

3. 蛙泳

游泳运动是随着人类的起源而产生的。史书记载，早在战国时期，大教育家孔子已经将游泳和登山作为自己最喜爱的两种运动方式。自从人类学会直立行走后，全身肌肉基本围绕以大脑和脊椎骨垂直为轴心的正向运动，而缺乏多轴心、多方位的逆向运动，脊椎间隙相互折叠加重，颈椎病和腰椎病丛生，

游泳则可将垂直轴运动改为横轴运动，从而减少脊柱病的发生。在众多游泳姿势中，首推蛙泳，因为蛙泳过程中腰部及腹部肌肉能保持恰到好处的紧张度，并在维持正常生理曲度的基础上得到充分的伸展，这对于长期久坐引起的腰背疼痛有明显的缓解作用。游泳不仅可预防腰肌劳损、腰椎间盘突出症的发生，还适合已患病及腰椎间盘突出症患者术后的康复治疗，而蛙泳动作温和，最有助于患者康复。研究也发现，在蛙泳的过程中，由于大腿的规律屈伸运动，受损的神经可得到适度的牵拉刺激从而缓慢修复，这对治疗腰椎间盘突出卡压神经引起的下肢牵拉痹痛具有重要修复作用。游泳时需要以不累为原则，每周运动频率以2—3次为佳，每次时间在30—60分钟之间即可。

4. 俯卧撑锻炼

俯卧撑是随时随地可以进行的运动项目之一。它除了锻炼胸肌以外，肩部的斜方肌、胸锁乳突肌、三角肌等均能获得良好的锻炼。这对纠正颈椎的动力性失衡有明显帮助，在治疗颈型颈椎病、颈肌劳损等方面具有显著疗效；此外，对腹肌及腰背部肌肉也能起到很好的锻炼作用。临床上俯卧撑可用于治疗腰椎间盘突出或腰肌劳损引起的腰背痛及脊柱内固定术后的康复锻炼。双手分开比肩略宽，双腿绷直并拢，一起一伏与呼吸配合，用力起时吸气，伏时呼气。每次3组，每组所做个数量力而行，组间休息1—2分钟为宜，此方法适合大部分人群，女性或老年人可用改良方案，女性行跪卧撑，而老年人则可手撑较低的栏杆或桌椅等平台做，这样上身抬得较高，动作也相对比较省力，锻炼效果也满意。

一百零一、湿滞脾胃不思食，燥湿运脾平胃散

医案　施某，男，四十三岁。

主诉：胃部不适 1 周余，加重 1 天。刻下症见胃部疼痛，胀满不适，不思饮食，口淡无味，肢体沉重，怠惰嗜卧，浑身乏力，头昏沉，纳食减少，腰部不适，睡眠可，二便正常。舌淡，苔黄厚，脉滑。

辨证：湿滞脾胃证，脾胃升降失司，则见胃部胀满、疼痛，不思饮食，口淡无味；脾主四肢，脾不运化水谷精微，则肢体沉重、怠惰嗜卧。辨为湿滞脾胃证，舌淡、苔黄厚、脉滑亦为佐证。

诊断：胃痛（湿滞脾胃）。以燥湿运脾、行气和胃为治则，给予平胃散治疗，整方如下：

苍术 30 g	厚朴 15 g	陈皮 12 g	半夏 9 g
白蒺藜 15 g	蔓荆子 15 g	独活 20 g	元胡 15 g

7 剂，日 1 剂，水煎服 400 mL，分早晚两次空腹温服。

此方以平胃散为底方，另加半夏燥湿化痰，白蒺藜、蔓荆子清利头目，独活疏通经络，元胡行气止痛。

平胃散：炒苍术 120 g，厚朴 90 g，陈橘皮 60 g，炙甘草 30 g。煎药的时候加入生姜和大枣。歌诀：平胃散证湿中阻，苍朴陈草姜枣煮。

平胃散为祛湿剂，具有燥湿运脾，行气和胃的功效，主治湿滞脾胃证。证见脘腹胀满，不思饮食，口淡无味，恶心呕吐，嗳气吞酸，肢体沉重，怠惰嗜卧，常多自利；舌苔白腻而厚，脉缓。临床常用于治疗慢性胃炎、消化道功能紊乱、胃及十二指肠溃疡等属湿滞脾胃者。

方中以苍术为君药，其辛香苦温，入中焦能燥湿健脾，使湿去则脾运有权，脾健则湿邪得化。湿邪阻碍气机，且气行则湿化，故方中臣以厚朴。本品芳化苦燥，长于行气除满，且可化湿，与苍术相伍，行气以除湿，燥湿以运脾，使滞气得行，湿浊得去。陈皮为佐，理气和胃，燥湿醒脾，以助苍术、厚朴之

力。使以甘草,调和诸药,且能益气健脾和中。煎加姜、枣,以生姜温散水湿且能和胃降逆,大枣补脾益气以襄助甘草培土制水之功,姜、枣相合尚能调和脾胃。

一百零二、神疲倦怠懒洋洋，益气健脾君子汤

医案 王某，男，五十岁。

主诉：胃部不适 1 年余，加重 2 天。刻下症见胃部疼痛，泛吐清水，面色萎黄，神疲纳呆，四肢倦怠，大便偏干，呼吸道易过敏，纳食减少，睡眠调，二便正常。舌红，苔白，脉沉。

辨证：胃为后天之本，气血生化之源，脾胃气虚，受纳与健运乏力，则饮食减少；湿浊内生，脾胃运化不利，故大便排泄不畅；脾主肌肉，脾胃气虚，四肢肌肉无所禀受，故四肢乏力；气血生化不足，不能荣于面，故见面色萎黄。辨为脾胃气虚，气滞痰湿证，舌红、苔白、脉沉亦为佐证。

诊断：胃痛（脾胃气虚，气滞痰湿）。以健脾行气为治则，给予四君子汤加减治疗，整方如下：

木香 6 g	砂仁 3 g	陈皮 6 g	半夏 9 g
茯苓 3 g	党参 15 g	焦三仙各 30 g	山药 30 g
白术 3 g	白蔻仁 10 g（后入）	生甘草 3 g	佩兰 6 g
藿香 6 g			

15 剂，日 1 剂，水煎服 400 mL，分早晚两次空腹温服。

此方以四君子汤为底方。方中党参为君，甘温益气，健脾养胃；臣以苦温之白术，健脾燥湿，加强益气助运之力；佐以甘淡茯苓，健脾渗湿，苓术相配，则健脾祛湿之功益著；使以炙甘草，益气和中，调和诸药。四药配伍，共奏益气健脾之功。另加半夏、陈皮、木香、砂仁，益气和胃，行气化痰，加白蔻仁利气宽中，藿香、佩兰芳香醒脾化湿。

异功散、六君子汤、香砂六君子汤均由四君子汤加味而成，都有益气健脾之功，配伍的共同点均是补气药与行气化痰药相配，使气补而不滞，适用于脾胃气虚兼有气滞痰湿中阻之证。但这几方也有区别，异功散中加陈皮，功兼行

气化滞，适用于脾胃气虚兼气滞证；六君子汤配半夏、陈皮，功兼和胃燥湿，适用于脾胃气虚兼有痰湿证；香砂六君子汤伍半夏、陈皮、木香、砂仁，功在益气和胃，行气化痰，适用于脾胃气虚，痰阻气滞证。

后 记

我有幸跟随导师到基层，收集病例，整理出书。基层是和群众联系最紧密的地方，工作实施的最前端，在这里能了解到居民的不同生活习惯及多种病情。整理病案的过程，亦是学习的过程，仿佛患者即在眼前，应怎样诊断、怎样处方、怎样用药，实为一个思辨过程。不甚明了的地方，查阅资料，再次学习，更有进步。

基层人民健康问题繁多，常见的有腰膝关节疼痛、胃痛、胃胀、失眠、咳嗽、抑郁等。对诸多疾病而言，中医中药调理具有一定的优势。例如失眠，西医可能用地西泮之类药物治疗，这种药物的应用，易导致内分泌紊乱，且患者易产生依赖性。中医则从整体观念出发，调整阴阳，使其达到阴平阳秘，则失眠症状自消。

作为一名中医医师，个人认为当前非常有必要发挥中医的特色与优势，让中医更好地服务于广大百姓，使其获得更健康的体魄，去拥抱更美好的明天。基层医院要完善基层医疗中医管理，在提高医疗人员自身素质的同时，鼓励基层医师运用中医、宣传中医，将专业的医学知识用浅显易懂的语言传授给百姓。

立足于基层，以预防为首要任务，发挥中医特色与优势，建设完善基层乡镇卫生院中医科，是国家基层医疗体系的一个重要部分，是现代基层乡镇医院的重要职责。加强建设中医健康管理医疗服务模式，是对现代单一的综合医院诊疗制度外的一个重要补充形式。

愿祖国医学在基层得到继承与发展。通过开展中医药文化宣传与普及活动，营造尊重和保护中医药传统知识，重视和促进健康的社会风气，提高居民的中医药健康素养，推动百姓信任中医、热爱中医，使居民能够运用中医理论，简单地进行自我诊断，学会应用刮痧、艾灸进行疾病的预防等，养成顺应自然、热爱养生的健康生活方式。